实施健康中国行动指导手册

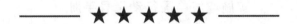

国家卫生健康委干部培训中心（国家卫生健康委党校） 编

U0278133

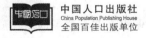

中国人口出版社
China Population Publishing House
全国百佳出版单位

图书在版编目（CIP）数据

实施健康中国行动指导手册/国家卫生健康委干部
培训中心（国家卫生健康委党校）编 . -- 北京：中国人
口出版社，2021.9
　　ISBN 978 - 7 - 5101 - 7977 - 8

　　Ⅰ . ①实… Ⅱ . ①国… Ⅲ . ①医疗保健事业 - 中国 -
手册 Ⅳ . ①R199. 2 - 62

中国版本图书馆 CIP 数据核字（2021）第 171581 号

实施健康中国行动指导手册
SHISHI JIANKANG ZHONGGUO XINGDONG ZHIDAO SHOUCE
国家卫生健康委干部培训中心（国家卫生健康委党校）编

责 任 编 辑	张宏文　杨际航
美 术 编 辑	夏晓辉
责 任 印 制	林　鑫　王艳如
出 版 发 行	中国人口出版社
印　　　刷	北京柏力行彩印有限公司
开　　　本	710 毫米 × 1 000 毫米　1/16
印　　　张	19.5
字　　　数	307 千字
版　　　次	2021 年 9 月第 1 版
印　　　次	2021 年 9 月第 1 次印刷
书　　　号	ISBN 978 - 7 - 5101 - 7977 - 8
定　　　价	58.00 元

网　　　址	www. rkcbs. com. cn
电 子 信 箱	rkcbs@126. com
总编室电话	（010）83519392
发行部电话	（010）83510481
传　　　真	（010）83538190
地　　　址	北京市西城区广安门南街 80 号中加大厦
邮 政 编 码	100054

编写委员会名单

主　编：许培海　李长宁　张建兵

副主编：努兰别克·哈森别克　解瑞谦　王秀峰

编　者：（以姓氏笔画为序）

马　军　北京大学儿童青少年卫生研究所

王志宏　中国疾控中心营养与健康所国民营养计划行动办公室主任

王秀峰　卫生发展研究中心研究员

王柳森　中国疾控中心营养与健康所国民营养计划行动办公室研究
　　　　实习员

王增武　国家心血管病中心社区防治中心主任

朱　军　全国妇幼卫生监测办公室教授

朱晓俊　北京化工职防院副研究员

孙成玺　山东省疾控中心业务管理部主任

孙　波　中国疾控中心环境与健康所研究员

苏晓辉　中国疾控中心地方病控制中心健康教育处副处长、研究员

李英华　中国健康教育中心监测与评估部主任

李　珏　北京化工职防院院长

李敏娟　国家癌症中心博士

杨　汀　中日友好医院呼吸及危害症医学科主任医师

杨　宠　中国健康教育中心副研究员

肖　琳　中国疾控中心控烟办公室研究员

吴　伟　国家卫生健康委干部培训中心（国家卫生健康委党校）副研
　　　　究员

张一民　北京体育大学中国运动与健康研究院副院长，运动与体质
　　　　健康教育部重点实验室主任、教授、博士生导师

前　言

党的十八大以来，以习近平同志为核心的党中央高度重视维护人民健康，健康中国建设驶上"快车道"。党的十八届五中全会作出推进健康中国建设的决策部署。2016 年 8 月，党中央、国务院召开新世纪第一次全国卫生与健康大会，明确了建设健康中国的大政方针。同年 10 月，发布实施《"健康中国2030"规划纲要》，明确了健康中国建设的宏伟蓝图和行动纲领。党的十九大将"实施健康中国战略"提升到国家整体战略层面统筹谋划①。2019 年 6 月25 日，国务院印发《关于实施健康中国行动的意见》（国发〔2019〕13 号，以下简称《意见》），明确了推进健康中国建设的"路线图"和"施工图"。为贯彻落实《意见》，国务院成立健康中国行动推进委员会（以下简称"推进委"），并发布《健康中国行动（2019—2030 年）》。国务院办公厅同步印发了《健康中国行动组织实施和考核方案》（国办发〔2019〕32 号）。健康中国行动作为实施健康中国战略的一项重要举措，是转变卫生健康理念的一场历史性变革，是推动从以疾病治疗为中心转变到以健康为中心的重要抓手，也是从源头上缓解"看病难、看病贵"问题、增进人民健康福祉的重大举措，充分体现了人民健康优先发展的战略思想，对于全面建成小康社会、加快推进社会主义现代化建设具有重要意义。

目前，推进委负责统筹推进行动实施、监测和考核等相关工作。国家卫生健康委作为健康中国行动推进委员会办公室（以下简称"推进办"）单位，已牵头组建工作专班，建立完善工作机制。各地党委、政府认真贯彻落实全国推进健康中国行动电视电话会议精神，按照《意见》要求，将实施健康中国行动纳入重要议事日程，针对本地区主要疾病和重点人群健康问题，抓紧研究制定具体的行动方案，健全领导体制和工作机制，确保各项工作目标实现。

健康中国行动是一项全局性、综合性、跨领域、跨部门的系统工程，涉

---

① 李斌. 全面深入实施健康中国战略［J］. 求是，2018（6）.

及主体多，实施周期长，政策性和业务性强。为更好地引导各级政府、各相关部门、社会各界和群众全面参与到行动中来，根据推进办工作安排，国家卫生健康委干部培训中心（党校）牵头组织专家编写了《实施健康中国行动指导手册》。该书主要面向各地党委、政府和各有关部门、有关社会组织、企事业单位和相关专家学者，旨在帮助各方深入学习党中央、国务院关于健康中国战略的决策部署和要求，准确理解健康中国行动的政策要求，全面掌握相关知识与技术方法（特别是监测评估和考核评价要求），促进经验交流，为健康中国行动落地提供指导与帮助。

编　者
2021 年 8 月

目　　录

第一章 实施健康中国行动的背景和意义

第一节 党中央始终高度重视卫生健康工作

中国共产党始终将卫生健康工作摆在经济社会发展全局的重要位置，从全心全意为人民服务的宗旨、发动群众并依靠群众的路线出发，随着中国革命和社会主义建设的实践历程，不断完善卫生健康工作方针，指导卫生健康工作的通盘布局和重点安排，为广大人民群众的健康保驾护航。

在土地革命战争时期，我们党强调卫生工作为革命战争服务，把医疗卫生工作作为党、红军和革命根据地的重要工作，提出"以后各种会议，应该充分讨论卫生问题""卫生机关的组织应特别使之健全，办事人要找有能力的""医生少和药少的问题，要尽可能设法解决"。①强调"减少疾病以至消灭疾病，是每个乡苏维埃的责任"。②

抗日战争和解放战争时期，我们党进一步加强医疗卫生工作，强调"卫生问题是边区群众生活中一个极严重的问题"，要求"在五年到十年之内，我们要求得在科学知识普及方面的进步，医药卫生应该放在我们的计划里，和生产计划同时并进"③，指出"近来延安疫病流行，我们共产党在这里管事，就应当看得见，想办法加以解决"。④ 1945 年 4 月中国共产党第七次全国代表大会的报告指出："应当积极地预防和医治人民的疾病，推广人民的医药卫生事业"。⑤ 通过制定和实施正确的卫生方针政策，减少了大量的根据地军民伤

① 中共中央文献研究室. 毛泽东文集：第一卷 [M]. 北京：人民出版社，1993：112.
② 中共中央文献研究室. 毛泽东文集：第一卷 [M]. 北京：人民出版社，1993：310.
③ 中共中央文献研究室. 毛泽东文集：第三卷 [M]. 北京：人民出版社，1996：119＋154.
④ 中共中央文献研究室. 毛泽东文集：第三卷 [M]. 北京：人民出版社，1996：119＋154.
⑤ 中共中央文献研究室. 毛泽东选集：第三卷 [M]. 北京：人民出版社，1991.

亡，从而建立了最广泛的爱国统一战线，有力保障了抗日战争和解放战争的胜利。①

社会主义革命和建设时期，党中央充分认识到卫生工作是关系到移风易俗，改造国家的大事，是关系到人们的生产、工作、学习和身心健康的大事。提出必须重视医疗卫生工作，采取适合我国国情的措施，发展我国的医疗卫生事业。党中央反复强调要把医疗卫生工作作为党的一项重大政治任务来抓，认为卫生工作之所以重要，是因为有利于生产，有利于工作，有利于学习，有利于改造我国人民低弱的体质，使身体康强②。解决卫生问题必须和中国的实际相结合，以发展卫生防疫和农村卫生工作为重点，团结新老中西医各部分医药卫生人员，组成巩固的统一战线，为开展伟大的人民卫生工作而奋斗。1952 年，第二届全国卫生会议在 1950 年第一届全国卫生会议的基础上，增加"卫生工作与群众运动相结合"一条，确立卫生工作方针为"面向工农兵、预防为主、团结中西医、卫生工作与群众运动相结合"。1996 年，全国卫生工作会议明确了新时期卫生工作的方针是，"以农村为重点，预防为主，中西医并重，依靠科技与教育，动员全社会参与，为人民健康服务，为社会主义现代化建设服务"。2016 年，全国卫生与健康大会提出，新形势下我国卫生与健康工作方针是，"以基层为重点，以改革创新为动力，预防为主，中西医并重，把健康融入所有政策，人民共建共享"。

改革开放以来，我们党把发展生产力，提高人民群众的生活，改善群众卫生条件放在十分重要的位置，要求全党和全国各族人民必须重视卫生工作，各级组织要把卫生事业作为一项重要任务来抓。党的十四大以后，随着社会主义市场经济体制的逐步确立，人民生活水平不断提高，广大人民群众对健康保健提出了新的要求。为促进我国卫生事业又快又好地发展，满足广大人民群众的基本医疗卫生服务需求，1996 年，党中央、国务院召开全国卫生工作会议，对建设中国特色社会主义卫生事业做了全面的规划，提出适合新形势新要求的卫生工作方针——"以农村为重点，预防为主，中西医并重，依靠科技教育，动员全社会参与，为人民健康服务，为社会主义建设服务"。

---

① 尹俊芳. 毛泽东医疗卫生思想论析 [J]. 理论界，2012 (10)：8 – 11.

② 中共中央文献研究室. 建国以来重要文献选编：第 13 册 [M]. 北京：中央文献出版社，1996.

党的十六大以后，我们党从构建社会主义和谐社会、全面建设小康社会的要求出发，认为医疗卫生事业是造福于人民的一项伟大事业，其发展状况直接关系到人民群众身体健康水平提高的程度，关系到民族复兴和国家的繁荣富强。同时，医疗卫生事业也是社会建设的一个重要方面，是一项重要的民生工作，与人们的生老病死直接相关联，其发展状况也直接关系到广大人民群众切身利益的实现。为此，党中央要求各级党委和各级人民政府必须高度重视卫生事业，采取有效措施，加快卫生事业发展步伐，努力满足人民群众日益增长的基本医疗卫生服务需求。2006 年 10 月 23 日，胡锦涛总书记在中共中央政治局第三十五次集体学习时强调："人人享有基本卫生保健服务，人民群众健康水平不断提高，是人民生活质量改善的重要标志，是全面建设小康社会、推进社会主义现代化建设的重要目标。在经济发展的基础上不断提高人民群众健康水平，是广大人民群众的迫切愿望，是实现人民共享改革发展成果的重要体现。"因此，"各级党委和政府都要把医疗卫生工作作为关心群众、促进社会和谐的大事，摆上重要议事日程，不断加强和改善领导。各级政府要把医疗卫生事业发展列入经济社会发展规划，确定发展目标和重点，并采取切实有效的措施保证规划的落实"。

党的十八大以来，以习近平同志为核心的党中央提出健康是促进人的全面发展的必然要求，是经济社会发展的基础条件，是民族昌盛和国家富强的重要标志，也是广大人民群众的共同追求，把维护人民健康同我们党全心全意为人民服务的根本宗旨、实现国家昌盛和民族复兴的宏伟目标和加强党的长期执政基础紧密联系在一起，标志着我们党对卫生和健康事业重视的认识达到了前所未有的新高度。

第二节　习近平总书记健康中国重要论述的精神实质

党的十八大以来，习近平总书记创造性地把马克思主义基本原理同我国卫生健康工作实际相结合，提出一系列新理念、新思想、新论断，作出一系列新部署、新要求，成为习近平新时代中国特色社会主义思想的重要组成部分。习近平新时代中国特色社会主义卫生健康思想是中国经济社会发展进入新时代的产物，也是新时代全面加强和改善我国卫生健康工作的现实需要。全面系统准确地把握习近平新时代中国特色社会主义卫生健康思想的丰富内涵和精神实质，对于推进健康中国行动具有十分重要的意义。

坚持党对卫生与健康工作的领导。党的十九大报告明确提出，坚持党对一切工作的领导。党政军民学，东西南北中，党是领导一切的。在全国卫生与健康大会上，习近平总书记指出，推进健康中国建设，是我们党对人民的郑重承诺。各级党委和政府要把这项重大民心工程摆上重要日程，强化责任担当，狠抓推动落实。《国务院深化医药卫生体制改革领导小组关于进一步推广深化医药卫生体制改革经验的若干意见》中提出要加强党委和政府对医改工作的领导，地方各级党政一把手亲自挂帅，聚焦体制机制难题，科学安排医改路径和时序，把握好体制变革和利益调整的速度和力度，推动各领域、各环节改革举措统筹协调，形成强大的政策合力。

坚持中国特色社会主义卫生与健康发展道路。习近平总书记指出，在推进健康中国建设的过程中，我们要坚持中国特色卫生与健康发展道路，把握好一些重大问题。要坚持正确的卫生与健康工作方针，以基层为重点，以改革创新为动力，预防为主，中西医并重，将健康融入所有政策，人民共建共享。要坚持基本医疗卫生事业的公益性，不断完善制度、扩展服务、提高质量，让广大人民群众享有公平可及、系统连续的预防、治疗、康复、健康促进等健康服务。要坚持提高医疗卫生服务质量和水平，让全体人民公平获得。要坚持正确处理政府和市场关系，在基本医疗卫生服务领域政府要有所为，在非基本医疗卫生服务领域市场要有活力。

坚持以人民为中心的发展思想。习近平总书记说"没有全民健康，就没有全面小康"。始终恪守为人民健康服务的宗旨，让卫生健康事业改革发展成果更多更公平惠及全体人民，保证全体人民在共建共享发展中有更多获得感。2018年4月11日，习近平总书记又进一步指出，实现"两个一百年"奋斗目标，要坚持以人民为中心的发展思想，经济要发展，健康要上去，人民的获得感、幸福感、安全感都离不开健康，要大力发展健康事业，要做身体健康的民族。

坚持人民健康优先发展的战略地位。习近平总书记指出，要把人民健康放在优先发展的战略地位，以普及健康生活、优化健康服务、完善健康保障、建设健康环境、发展健康产业为重点，加快推进健康中国建设，努力全方位、全周期保障人民健康，为实现"两个一百年"奋斗目标、实现中华民族伟大复兴的中国梦打下坚实的健康基础。要求各级党委和政府要把发展卫生健康事业纳入"五位一体"总体布局和"四个全面"战略布局之中去谋划。

坚持新时代党的卫生与健康工作方针。2016年8月召开的全国卫生与健康大会上，习近平总书记提出在推进健康中国建设的过程中，我们要坚持中国特色卫生与健康发展道路，把握一些重大问题。要坚持正确的卫生与健康工作新方针，以基层为重点，以改革创新为动力，预防为主，中西医并重，把健康融入所有政策，人民共建共享。新时代党的卫生与健康工作方针继承了我党重视基层卫生、预防为主和中西医结合的优良传统，并创新性地提出了"以改革创新为动力""把健康融入所有政策""人民共建共享"等新思想。

坚持"大卫生、大健康"的发展理念。习近平总书记指出，要倡导健康文明的生活方式，树立大卫生、大健康的观念，把以治病为中心转变为以人民健康为中心，建立健全健康教育体系，提升全民健康素养，推动全民健身和全民健康深度融合。习近平总书记强调，健康既是一种权利，也是一种责任。建设健康中国，既要靠医疗卫生服务的"小处方"，更要靠社会整体联动的"大处方"，树立大卫生、大健康的观念，把以治病为中心转变为以人民健康为中心，关注生命周期、健康与过程。

坚持基本医疗卫生事业的公益性质。习近平总书记指出，要坚持基本医疗卫生事业的公益性，不断完善制度、扩展服务、提高质量，让广大人民群众享有公平可及、系统连续的预防、治疗、康复、健康促进等健康服务。强调"无论社会发展到什么程度，我们都要毫不动摇把公益性写在医疗卫生事业的旗帜上，不能走全盘市场化、商业化的路子"。

坚持正确处理政府和市场关系。习近平总书记指出，要坚持正确处理政府和市场的关系，在基本医疗卫生服务领域政府要有所为，在非基本医疗卫生服务领域市场要有活力。同时，我们也要认识到，发展基本医疗卫生服务要同我国国情和发展阶段相适应，重点是保障人民群众得到基本医疗卫生服务的机会，而不是简单地进行平均化。

坚持不断提升医疗卫生服务质量安全水平。习近平总书记在全国卫生和健康大会上指出，要坚持提高医疗卫生服务质量和水平，让全体人民公平获得。不断完善制度、扩展服务、提高质量，加快建立优质高效的医疗卫生服务体系，对各类损害人民群众身体健康和生命安全的违法行为依法惩治，保证医疗服务安全可靠，保障人民健康权益。2015 年 11 月，习近平总书记在埃博拉出血热疫情防控工作表彰大会上作出重要指示"始终把广大人民群众健康安全摆在首要位置"。

坚持发挥广大医务人员主力军作用。习近平总书记指出，要着力发挥广大医务人员积极性，从提升薪酬待遇、发展空间、执业环境、社会地位等方面入手，关心爱护医务人员身心健康，通过多种形式增强医务人员职业荣誉感，营造全社会尊医重卫的良好风气。在 2017 年 8 月全国卫生计生系统表彰大会上，习近平总书记再次讲到希望广大卫生计生工作者恪守宗旨、辛勤工作，以实际行动培育"敬佑生命，救死扶伤，甘于奉献，大爱无疆"的崇高精神，继续满腔热情为人民服务，钻研医术，弘扬医德，为人民群众提供更高水平、更加满意的卫生和健康服务。

坚持医疗卫生国际合作促进建设人类命运共同体。习近平总书记在瑞士会见世界卫生组织总干事陈冯富珍时指出，卫生问题是全球性挑战。推进全球卫生事业，是落实《2030 年可持续发展议程》（SDGs）的重要组成部分。2016 年 7 月习近平总书记在人民大会堂会见世界卫生组织总干事陈冯富珍，陈冯富珍表示，世界卫生组织积极支持在全球、区域、国家层面推动落实《2030 年可持续发展议程》卫生相关目标，也愿在"一带一路"框架下开展医疗卫生合作。中国积极参与全球健康治理，加强与有关国家、地区和国际组织合作，总结推介中国特色的健康制度和规范标准，为增进全人类健康福祉作出贡献。

第三节　实施健康中国行动的形势与背景

一、形势与任务

（一）消费结构升级，健康需求持续增长

随着经济增长和消费结构转型升级，人民群众健康需求快速释放，需求层次逐步升级。2004—2019 年，居民人均就诊次数由 3.1 次增加到 6.2 次

（增长 100%），住院率由 5.1% 增加到 19.0%（增长 273%）。人民群众要求看得上病、看得好病，希望少得病、不得病，看病更舒心。与需求相比，健康服务供给侧的问题依然突出：一是资源总量不足、结构不合理等问题仍比较突出。2004—2019 年，入院人数增长了 298%，诊疗人次增长了 296%，而执业（助理）医师数仅增长了 103%。[①] 基层服务能力仍是突出的薄弱环节，人员服务水平亟待提高，服务设施和条件需要持续改善。此外，医疗服务供给主体比较单一，民营医院服务能力仍然相对有限。二是卫生总体投入水平偏低。2019 年我国卫生总费用占 GDP（国内生产总值）的比重为 6.6%，人均卫生总费用4 656.7元。根据世界卫生组织最新统计数据，我国卫生总费用占 GDP 的比重在世界卫生组织 194 个成员国中排第 98 位，人均卫生费用排第 74 位。2016 年我国商业健康保险保费收入占卫生总费用的 8.7%，与全球平均水平差距较大，社会医疗卫生投入仍有相当大的空间。同时，随着医改进入深水区和攻坚期，触及更多的深层次矛盾和利益关系调整，面临的都是更难啃的"硬骨头"。

（二）人口老龄化和新型城镇化

我国是世界上老年人口最多的国家，2019 年 60 岁以上老年人口超过 2.4 亿人，65 岁及以上老年人口超过 1.7 亿人，失能和部分失能老年人超过 4 000万人。预计到 2020 年将达到 2.55 亿左右，占总人口的 17.8% 左右。随着老龄化的不断加深，对于医疗保健、康复护理、生活照料等服务和费用的刚性需求日益增加，给医疗卫生资源和服务供给带来巨大压力。

随着我国城镇化率不断提高，每年进入城市的人口约 1 600 万人。2019 年，我国城镇化率达 60.6%。2020 年，常住人口城镇化率将达到 60% 左右，要推动 1 亿人左右农业转移人口和其他常住人口在城镇落户，完成约 1 亿人居住的城镇棚户区和城中村改造，引导约 1 亿人在中西部地区就近城镇化。城镇化在促进经济社会发展和提高居民生活水平的同时，带来一系列健康影响因素的变化，对社会共治和优化医疗卫生资源配置提出了更高要求。

（三）疾病谱变化

一方面，发展中国家的典型疾病，如肝炎、结核等传统传染病防控形势

---

① 国家卫生健康委员会.中国卫生健康统计年鉴 2020［M］.北京：中国协和医科大学出版社，2020.

仍然严峻。边远地区的地方病等危害还比较严重。另一方面，经济社会转型中居民生活环境与生活方式快速变化，慢性病已经成为主要的健康问题。2019 年上半年，慢性非传染性疾病死亡人数占总死亡人数的 88%，其疾病负担超过疾病总负担的 70%。环境、生活方式影响健康问题不容忽视。空气污染、饮用水质量、非故意伤害等直接引发各种健康问题，生产事故和职业病、重大食品安全事故屡有发生。居民的健康知识知晓率低，不同程度地存在缺乏运动、吸烟酗酒、膳食不合理等现象，不良生活方式引发的疾病日益突出。生活节奏加快，精神压力增大，直接影响身心健康。

随着经济社会快速发展和疾病谱的变化，健康问题也越来越成为一个跨部门的公共政策问题。有效应对复杂健康影响因素的挑战，必须把健康融入所有政策，必须建立预防为主和防治结合的激励机制与制度保障，变碎片化服务体系为以健康为中心的整合型服务体系。

二、国际形势与经验

美国：1979 年，慢性病导致的死亡人数占到了总死亡人数的 75%，环境和行为因素成为国民健康的主要威胁。同时，卫生支出占到 GDP 的 8.8% 并持续上升，疾病负担对经济社会可持续发展带来巨大挑战。随后，美国政府从 1980 年起，连续实施了"国民健康 1990""国民健康 2000""国民健康 2010"和"国民健康 2020"4 轮全国性的健康促进行动，不断加大对健康的投入，通过多部门协作和社会广泛参与，积极开展健康促进和疾病预防，持续有针对性地改善国民健康水平。通过一系列国家健康行动，美国国民健康持续改善，从 20 世纪 70 年代末至 2018 年，美国人均预期寿命从 73 岁增长到 78.5 岁（同期我国为 76.7 岁）①。

日本：从 1978 年起陆续实施 3 次增进国民健康十年计划，推动个人生活习惯和行为方式改变，应对慢性病挑战，实现每个日本人的终身健康。目前，日本又提出了"健康日本 2035"，旨在推动每个人关注自身健康，减少过早死亡，提高生命质量，延长健康寿命。日本国家层面行动由厚生劳动省负责，

---

① The World Bank. Life expectancy at birth, total（years）- China, United States.（n. d.）［DB/OL］. https：//data. worldbank. org/indicator/SP. DYN. LE00. IN？ locations = CN - US .

包括国民健康、医疗保险、医疗服务提供、药品和食品安全、社会保险和社会保障、劳动就业、弱势群体社会救助等方面工作。日本健康行动取得了举世瞩目的成效，2018 年日本人均预期寿命达到了 84.2 岁，位居世界第二①。

芬兰：在 20 世纪 60—70 年代，心脑血管疾病患病率和病死率居于全球前列。从 70 年代起，芬兰政府将减少心脑血管疾病作为国家战略，初期主要运用健康教育手段，80 年代末引入健康促进理念和策略，从政府、社会、个人三个层面综合干预，针对高脂、高盐饮食、吸烟、缺乏锻炼等危险因素，农业、食品加工、商业、体育、规划和交通等相关部门出台一系列政策措施。从 1970 年到 2006 年 30 多年间，芬兰男性和女性人群冠心病的死亡率均下降了 80% 以上，成为全球运用健康促进策略应对健康挑战最为成功的案例之一。

欧盟：在 2010 年 3 月制定了"欧洲 2020 战略"，提出了明智、包容和可持续增长的总体经济社会发展目标。为配合实现上述战略，2013 年欧盟委员会通过了一项题为"为增长和凝聚而进行社会投资——投资于健康"的战略，成为 2014—2020 年指导欧盟卫生体系发展的"健康战略"。"健康战略（2014—2020 年）"强调投资健康对社会经济发展和繁荣的基础性作用，明确了对于可持续发展的卫生体系的明智投资，可提升社会生产力，减少健康不公平性，有助于经济增长的战略设想。此战略倡导的具体策略和行动包括以下几点。（1）投资可持续的卫生体系。（2）秉持人力资本观念投资于人群健康。（3）重点投资减少健康不公平性。（4）汇集欧盟多种资金渠道共同投资于健康。

俄罗斯：2008 年 12 月由俄罗斯联邦总理签字颁发《俄罗斯联邦国民健康2020 规划》。强调：为了实现俄罗斯经济社会的可持续发展，应该把维护和加强公众健康作为公共政策的优先事项之一。其中，在促进健康的生活方式方面，一是加强国民健康教育：针对儿童、青少年，在学前教育、中等教育和高等教育中，强制开展健康教育；二是完善制度，引导减少不健康行为（酗酒、吸烟和吸毒）：如限制公共场所酒精消费，规范销售酒精、烟草，完善价格和税收措施；三是加强职业健康：通过强制保险鼓励雇主和职业人群形成

① The World Bank. Life expectancy at birth, total (years) – Japan. (n. d.) [DB/OL]. https：//data. worldbank. org/indicator/SP. DYN. LE00. IN？most_ recent_ value_ desc = true&locations = JP.

健康生活方式；四是预防高血压和不健康饮食；五是消除影响人口健康的有害环境因素，控制传染病和寄生虫病；六是加强健康的食品和营养干预、体育锻炼，以及道路交通安全。在提供高品质的医疗服务方面，一是完善医疗保障制度；二是加强医疗服务的标准化；三是加强医学教育与卫生人员培训；四是预防妇幼、劳动力人口、青少年等人群的死亡、残疾；五是心脑血管疾病、癌症防控；六是加强健康科技创新等。

第四节　实施健康中国行动的重大意义

2019 年，经党中央同意，印发《国务院关于实施健康中国行动的意见》（以下简称《意见》），启动实施健康中国行动，高度体现了党中央、国务院对人民健康高度负责的政治担当和维护人民群众健康的决心，具有重大的现实意义和深远的历史意义。

一、统筹推进"五位一体"总体布局和协调推进"四个全面"战略布局的必然要求

健康是促进人的全面发展的必然要求，是经济社会发展的基础条件，是民族昌盛和国家富强的重要标志，也是广大人民群众的共同追求。习近平总书记指出：经济要发展，健康要上去，人民的获得感、幸福感、安全感都离不开健康，要大力发展健康事业，要做身体健康的民族。就实施健康中国战略做出重要指示，要坚定不移贯彻预防为主方针，坚持防治结合、联防联控、群防群控，努力为人民群众提供全生命周期的卫生与健康服务。李克强总理强调要针对健康影响因素，加大干预力度，抓好预防保健，并在《2019 年国务院政府工作报告》中对有关工作作出部署。孙春兰副总理多次专题研究，作出工作安排。

落实党的十九大要求，在继续深化医药卫生体制改革和加快推动健康产业发展的同时，聚焦当前和今后一个时期影响人民健康的重要因素、重大疾病和突出问题，实施一批针对性强的重大行动，把健康中国战略要求融入人民群众日常生产生活的方方面面，明确实施健康中国战略的"路线图"和"施工图"，有利于推动《"健康中国 2030"规划纲要》（以下简称《纲要》）

目标任务落地。通过实施健康中国行动，动员各方共同参与，普及健康知识，践行健康行为，提供健康服务，延长健康寿命，必将为实现"两个一百年"奋斗目标、实现中华民族伟大复兴的中国梦打下坚实的健康基础。

二、践行新发展理念，促进卫生健康工作从以治病为中心转向以人民健康为中心的重要举措

新中国成立特别是党的十八大以来，我国卫生健康事业获得了长足发展，人民健康水平持续提高，居民主要健康指标总体已优于中高收入国家平均水平。2019 年，我国人均预期寿命提高到 77.3 岁，婴儿死亡率下降到 5.6‰，孕产妇死亡率下降到 17.8/10 万，主要健康指标优于中高收入国家平均水平。同时，我们也要看到，由于工业化、城镇化、人口老龄化、疾病谱、生态环境、生活方式不断变化，人民健康还面临新的挑战。居民健康知识知晓率偏低，吸烟、酗酒、缺乏锻炼、不合理膳食等不健康生活方式比较普遍，由此引发的疾病问题日益突出。全国现有高血压患者 2.7 亿人，脑卒中患者 1 300 万人，冠心病患者 1 100 万人，糖尿病患者超过 9 700 万人，慢阻肺患者近 1 亿人，每年新发癌症病例约 380 万人，心脑血管疾病、癌症、慢性呼吸系统疾病、糖尿病等慢性非传染性疾病导致的死亡人数占总死亡人数的 88%，导致的疾病负担占疾病总负担的 70% 以上；发展中国家的典型疾病，如肝炎、结核病、艾滋病等重大传染病防控形势仍然严峻，精神卫生、职业健康、地方病等方面的问题不容忽视。此外，一些重点人群都有各自亟待解决的健康问题，如出生缺陷和儿童早期发展问题、中小学生的近视和肥胖问题、职业健康危害因素、老年人的慢性病问题等需要采取针对性的干预措施。

世界卫生组织研究显示，在影响健康的因素中，卫生服务因素只占 8%，而环境因素占 17%，人的行为与生活方式占到 60%。不健康生活方式是可以改变的，主要健康危险因素是可防可控的。通过实施健康中国行动，聚焦主要健康问题与健康影响因素，着力解决重点人群突出的健康问题，努力做到"治未病、治小病"，为实现从"以治病为中心"转向"以健康为中心"提供有效抓手，对落实预防为主方针，更好地满足人民群众日益增长的健康需求具有重要意义。

三、推进人类命运共同体建设，在卫生健康领域发挥负责任大国作用的具体行动

从人类社会卫生与健康发展趋势看，健康是国家软实力的重要组成部分，也是全球发展议程的重要内容。联合国《2030 年可持续发展议程》在 17 项可持续发展目标中明确提出了"确保各年龄的人群享有健康生活、促进健康福祉"的发展目标，更加关注经济、社会和环境等健康决定因素。许多国家将国民健康上升为国家战略。聚焦一段时期内影响健康的重大疾病和突出问题，制定实施疾病预防和健康促进的中长期行动纲领，是国际社会的通行做法。顺应国际趋势，积极参与全球健康发展新变革，发挥我国政治优势和制度优势，继承和发扬爱国卫生运动优良传统，在新时代实施健康中国行动，既是向全世界展示健康促进的中国方案，也是我国政府积极参与全球健康治理、履行对联合国《2030 年可持续发展议程》承诺的重要举措。

第二章　实施健康中国行动的
总体思路与基本要求

第一节　健康中国行动定位与思路

一、健康中国行动的总体定位

《健康中国行动（2019—2030 年）》（以下简称《行动》）是国家指导未来十余年疾病预防和健康促进的一个重要文件，是积极应对当前和今后一个时期突出健康问题的有效干预措施，是落实健康中国战略的重要举措。

（一）《行动》是落实《纲要》的重要举措

《纲要》是中华人民共和国成立以来首部国家级卫生健康中长期战略规划，是推进健康中国建设的蓝图和行动纲领。它以"共建共享 全民健康"为战略部署，以普及健康生活、优化健康服务、完善健康保障、建设健康环境、发展健康产业为重点，全方位、全周期维护和保障人民健康，规划期为2016—2030 年。《行动》是我国首个全民健康促进和疾病防控的中长期行动计划，是当前阶段落实《纲要》任务的重要举措之一。《行动》主要聚焦于健康，在全面分析当前突出健康问题的基础上，针对当前阶段重大疾病、主要健康影响因素和重点人群，按照《纲要》关于"全方位、全周期"的要求，制定实施一批重大行动，把《纲要》有关任务要求具体落地到每个人日常生活的方方面面。《行动》主要覆盖《纲要》普及健康生活、建设健康环境主要内容，并涉及优化健康服务、完善健康保障两个领域的少部分内容。二者在范围上有区别，在定位上各有侧重，属于总体战略与落实措施的关系。

（二）《行动》是指导未来十余年疾病预防和健康促进各项具体工作的一个重要文件

《行动》针对影响人民健康的重大疾病，聚焦重点人群，从重要的健康影响因素入手，着力解决个人生活行为方式、自然与社会环境以及医疗卫生服务等方面的突出问题，从个人（家庭）、社会、政府三个方面协同推进，精准发力、靶向施策。《行动》统筹考虑并吸收慢性病防控中长期规划、全民健康生活方式行动、健康教育与促进等有关专项规划和文件中的相关内容，既注意衔接整合，又避免交叉重复。下一步，将根据《行动》及时调整完善相关专项规划，协同推进《行动》各项任务落地。

为进一步推进全民健康教育与促进，把"每个人都是自己健康第一责任人"的理念落到实处，《行动》充分吸收已有权威发布的技术规范和指南的核心内容，拓展个人行动部分，努力使个人通过学习文件能够了解必备的健康知识，能够掌握有关知识与信息的获取渠道与方式。下一步，将根据卫生健康有关研究成果及时修订具体行动措施，同时也指导相关方面依据《行动》进一步完善相关技术规范和指南。

（三）《行动》通过《意见》与《健康中国行动组织和实施考核方案》（以下简称《方案》）等综合配套政策得以实施

《意见》明确了健康中国行动的指导思想、基本原则和总体目标，从干预健康影响因素、维护全生命周期健康和防控重大疾病三方面提出实施 15 项行动，并对组织实施做出部署。《行动》是《意见》的目标、指标、任务和职责分工的细化。《方案》是落实《意见》和《行动》的组织保障。三个文件紧密衔接、相互支撑，共同构成了从整体谋划到具体落实的政策体系，进一步健全了全社会落实以预防为主方针的制度体系。

二、基本思路与逻辑框架

制定出台健康中国行动有关文件，实施十年全民疾病预防和健康促进行动，其基本思路是，全面贯彻落实党的十九大精神，践行人民健康优先发展理念，推动实施健康中国战略实施，以积极有效应对当前突出健康问题为主要任务，以落实预防为主方针、统筹解决当前人民健康突出问题的一揽子具体措施为手段，坚持防治结合、联防联控、群防群控，努力为人民群众提供全生命周期的卫生与健康服务。

健康中国行动的逻辑框架，是一个由我国卫生领域的形势和任务、需要与可能、目的与手段、实施与保障等规划要素组成的政策体系。第一，基于形势分析和未来预测，提出今后一个时期疾病预防和健康促进工作的主要任务。第二，从我国具体国情出发，确定应当满足且能够满足的需要。第三，明确行动的指导思想和实施路径，解决为了谁、依靠谁等根本问题。第四，制定行动目标和落实行动主体。第五，制定各项行动的保障机制和监督落实机制。换言之，就是从我国经济社会发展面临的形势和任务出发，科学判断卫生健康事业发展的需要与可能，着眼于扎实推进健康中国战略的需要，制定今后 10 年疾病预防和健康促进领域的工作目标、重点任务、行动主体、实施办法和监测评估等措施。

第二节 健康中国行动基本要求

一、牢固树立"大健康、大卫生"理念，坚持以人民健康为中心的发展思想

各国实践表明，人的行为方式和环境因素对健康的影响越来越突出，"以疾病治疗为中心"的传统模式难以解决人的健康问题。健康中国行动坚持"大健康""大卫生"理念，聚焦影响人民健康的重大疾病及其影响因素、聚焦重点人群最突出的健康问题，实施 15 项专项行动，从源头入手，综合施策、靶向干预，以重点突破带动健康中国建设整体推进。15 项行动分为三个板块，突出全方位、全周期维护和保障人民健康。

第一板块（行动 1～6）针对影响健康的前期因素，突出预防为主、关口前移、源头防控的健康维护方式。按照从认识到行动的顺序，依次为"健康知识普及行动""合理膳食行动""全民健身行动""控烟行动""心理健康促进行动""健康环境促进行动"，旨在加强早期干预，引导每个人提升自身健康素养、主动形成符合自身和家庭特点的健康生活方式，合理膳食、适量运动、戒烟限酒、心理平衡，打造有利于健康的生活方式、社会环境和生态环境。

第二板块（行动 7～10）针对重点人群，突出全周期维护人民健康。按照生命周期，依次为"妇幼健康促进行动""中小学健康促进行动""职业健康促进行动""老年健康促进行动"，针对生命不同阶段生理心理特点、易患

疾病、危险因素等，兼顾不同群体，特别是妇女儿童、老年人、残疾人、贫困人口等健康需求，采取针对性更强、作用更直接、效果更明显的举措，强化全周期精准干预，推动实现从胎儿到生命终点的全程健康。

第三板块（行动 11～15）针对现阶段威胁健康的重大疾病，突出防治结合、联防联控、群防群控。按照疾病类型，分别为"心脑血管疾病防治行动""癌症防治行动""慢性呼吸系统疾病防治行动""糖尿病防治行动"和"传染病及地方病防控行动"。这一部分行动强化对重大疾病防治工作的突出问题进行重点干预，完善防治策略、制度安排和保障政策，推动健康服务供给侧结构性改革，提供系统连续的预防、治疗、康复、健康促进一体化服务，实现早诊早治早康复。

二、坚持预防为主的原则，强化源头预防和早期预防

预防为主，是我国卫生与健康工作的一贯方针。健康中国行动从健康影响因素的广泛性和整体性出发，从更多依靠临床医疗向更加有效的疾病预防、更加科学的健康促进转变，从源头预防和控制疾病，用健康促进的策略应对多重疾病负担的挑战，努力使群众不得病、少得病、晚得病，以尽可能少的成本取得尽可能多的健康绩效。

一是把提升全民健康素养水平作为增进全民健康的前提。普及健康知识，提高全民健康素养水平，是提高全民健康水平最根本、最有效的措施之一。健康素养包括基本健康知识和理念、健康生活方式与行为、基本技能三个方面的内容，不仅是衡量居民健康素质的重要指标，也是经济社会发展水平的综合反映。当前，我国居民健康素养水平仍比较低，2019 年达到 19.17%，城乡居民严重缺乏预防疾病、早期识别、紧急救援、及时就医、合理用药、应急避免等方面的知识和技能，不健康生活行为方式比较普遍。为此，健康中国行动不仅将"健康知识普及行动"作为 15 项行动之首，而且在充分吸收已有权威发布的技术规范和指南的基础上，明确给出每一项行动中应当掌握的健康知识与信息，努力使每个人通过文件能够了解必备的健康知识与信息、能够掌握有关知识与信息的获取渠道与方式，让健康知识、行为和技能成为全民普遍具备的素质和能力，形成自主自律的健康生活方式，提高自我健康管理能力，推动把"每个人是自己健康第一责任人"的理念转化为全体国民

的实际行动。

二是把建立完善健康促进与教育制度体系作为增进全民健康的基础。针对当前健康促进与教育中存在的突出问题，健康中国行动坚持以制度建设作为治本之策，将健康促进与教育贯穿于全方位全周期服务，提出鼓励各级电台电视台和其他媒体开办优质健康科普节目，要求建立并完善健康科普"两库、一机制"（建立并完善国家和省级健康科普专家库、国家级健康科普资料库，构建健康科普知识发布和传播机制），建立医疗机构和医务人员开展健康教育和健康促进的绩效考核机制，推动健康科普制度化、规范化、科学化；将健康教育纳入国民教育体系，要求全国中小学校普遍开设体育与健康教育课程，分阶段确定健康教育内容并纳入评价范围，做到教学计划、教学材料、课时、师资"四到位"，推动实现健康教育从早抓起、从小抓起；要求要研究制定实施营养师制度、构建科学健身体系、逐步提高全面无烟法规覆盖人口比例等，推动每个人"健康生活少生病"。

三是强化主要健康问题及影响因素的早期干预。健康中国行动着力完善重大疾病防治策略和制度安排，加强行为和环境危险因素控制，强化慢性病早期筛查和早诊早治。文件提出，要完善公共场所急救设施设备配备标准，全面实施 35 岁及以上人群首诊测血压制度，创造条件普遍开展癌症机会性筛查，将肺功能检查纳入 40 岁及以上人群常规体检内容、推行高危人群首诊测量肺功能，促进基层糖尿病及并发症筛查标准化，从而降低高危人群发病风险。

三、坚持政府、社会、个人协同推进，强化多方参与

推进健康中国建设，实施健康中国行动，既要靠医疗卫生的"单方"，更要靠社会整体联动的"复方"。健康中国行动坚持将"共建共享"作为基本路径，统筹个人、社会、政府三个层面，从供给侧和需求侧两端发力，不断完善制度设计，推动人人参与、人人尽力、人人享有，形成维护和促进健康的强大合力。在个人层面，强化个人健康责任，提高全民健康素养，引导形成自主自律、符合自身特点的健康生活方式，有效控制影响健康的生活行为因素，形成热爱健康、追求健康、促进健康的社会氛围。在社会层面，强调促进全社会广泛参与，调动社会各方面力量的积极性和创造性，有效控制影

响健康的生态和社会环境危险因素。在政府层面，注重完善制度体系，强化跨部门协作，推动供给侧结构性改革，优化服务供给，补齐发展短板，提升健康服务的公平性、可及性、有效性。

一是将共建共享的要求细化到每一项行动中。健康中国行动的每一项行动均按照序言，行动目标、个人和家庭、社会、政府三方面职责的顺序展开，集中说明"为什么要做、做成什么样、怎么做，特别是各方如何一起做"等问题，每一项行动不仅有政府的具体任务，也有对社会和个人、家庭的倡导和建议，各项举措务求具体明确、责任清晰，努力实现"政府主导、社会参与、家庭支持、个人负责"的社会共治格局，是"把健康融入所有政策"的具体实践。

二是将共建共享细化到主要指标中。为进一步推动各方责任落实，健康中国行动将每一项行动中个人、社会、政府的任务进一步细化为具体指标，每一项行动均包括结果性指标、个人和社会倡导性指标、政府工作性指标，从而实现各方职责明确化、任务指标化、责任清单化。

三是发挥爱国卫生运动优势推动共建共享。爱国卫生运动是我们党把群众路线运用于卫生防病工作的伟大创举和成功实践。多年来，爱国卫生运动始终坚持预防为主综合治理的基本策略，坚持发动群众、依靠群众、造福群众，政府主导、多部门协作、全社会参与，全方位减少健康危害，以较低的成本实现了较高的健康绩效。健康中国行动继承和发扬爱国卫生运动优良传统，注重发挥群众工作的政治优势和组织优势，将健康城市、健康村镇等建设作为载体和抓手，动员单位、社区（村）、家庭和个人行动起来，有效整合资源，实现健康中国行动齐参与。

为有效动员社会和个人参与，《行动》以社会公众为主要阅读对象，在文风上从文件风格向社会倡议风格转变，把专业术语转化成通俗易懂的语言，将科学性与普及性有机结合，努力让老百姓能看得懂、记得住、学得会、做得到。

四、坚持远近结合，强化可操作性

作为指导我国未来十余年疾病预防和健康促进的行动纲领，健康中国行动立足当前，着眼实现"两个一百年"奋斗目标，提出 2022 年和 2030 年的总体目标和具体指标，强化行动的可操作性。

一是正确处理行动目标与行动步骤的关系。《行动》充分考虑与《纲要》阶段性目标相衔接，分别提出了疾病预防和健康促进到 2022 年和 2030 年的总体目标。到 2022 年，健康促进政策体系基本建立，全民健康素养水平稳步提高，健康生活方式加快推广，重大慢性病发病率上升趋势得到遏制，重点传染病、严重精神障碍、地方病、职业病得到有效防控，致残和死亡风险逐步降低，重点人群健康状况显著改善。到 2030 年，全民健康素养水平大幅提升，健康生活方式基本普及，居民主要健康影响因素得到有效控制，因重大慢性病导致的过早死亡率明显降低，人均健康预期寿命得到较大提高，居民主要健康指标水平进入高收入国家行列，健康公平基本实现。

二是目标任务指标化，使行动进程可衡量、可考核。《行动》从结果、个人和社会、政府三个方面设置了共计 124 项主要指标，包括结果性指标（36个）、个人和社会倡导性指标（48 个）、政府工作性指标（40 个）。124 项指标中，预期性指标 48，倡导性指标 65 个，约束性指标 11 个，新设立指标 20项，其余指标与现有规划指标相衔接。相关部门和地方的领导及有关专家对指标的科学性、可行性做了充分的研究和论证，确保在充分反映各方面新要求、新期待的同时，不增加基层工作负担。同时各项指标到 2022 年、2030 年的目标值都经过科学测算，确保各个目标经过努力可以实现。

五、健康中国行动坚持狠抓落实，强化执行力

实施健康中国行动是一项跨地区、跨部门、跨领域的社会系统工程，涉及主体多，实施周期长，只有在各级党委和政府强有力的领导下，建立高效的工作机制，才能保障各项任务的落实和各项目标的实现。为确保健康中国行动顺利推进，国务院办公厅同步印发《方案》，成立推进委，要求加强监测评估，做好考核工作等，充分显示国家在推进健康中国行动中狠抓落实的决心。

一是行动推进有组织、有机构。《方案》明确，国家成立推进委员会，负责制定印发《方案》，统筹推进组织实施、监测和考核相关工作。推进委员会主任由国务院分管领导同志担任，推进委员会成员除了相关部门负责同志外，还包括知名专家、全国人大代表、全国政协委员和社会知名人士。推进委员

会设立专家咨询委员会。推进办设在国家卫生健康委，下设各专项行动工作组。并要求各有关部门要积极研究实施健康中国战略的重大问题，及时制定并落实"健康中国行动"的具体政策措施，提出年度任务建议并按照部署抓好工作落实。

二是行动推进有监测。监测评估工作由推进委员会统筹领导，各专项行动工作组负责具体组织实施，对主要指标、重点任务的实施进度进行年度监测。推进办组织形成总体监测评估报告，经推进委员会审定上报国务院，适时发布，有效调度各项任务推进。

三是行动推进有考核。考核工作由推进委员会统筹领导，推进办负责具体组织实施，专家咨询委员会提供技术支撑。围绕健康中国建设主要目标任务要求，建立起相对稳定的考核框架，健康中国行动提出的约束性指标（11个）基本纳入其中。强化考核"指挥棒"作用，将主要健康指标纳入各级党委、政府绩效考核指标，综合考核结果经推进委员会审定后通报，作为各地、各相关部门党政领导班子和领导干部综合考核评价、干部奖惩使用的重要参考。

通过实施健康中国战略，扎实推进健康中国行动，将进一步提振推进健康中国建设的信心，将进一步形成有利于健康的社会氛围，将进一步在国际社会上展现我国为人民健康负责的国家良好形象。从总体看，通过健康中国行动的实施，将产生以下成效：一是全民健康素养水平得到提高。通过采取针对不同人群特点的有针对性的健康教育和健康促进，居民获取、利用健康信息和服务来促进自身健康的能力会有较大幅度的提高。二是健康科普更加科学规范。"健康中国行动"从多个角度系统梳理了健康领域多个方面的权威科普信息，为人民群众主动健康提供了重要依据，我国健康科普工作会更加科学规范。三是相关工作形成合力。健康中国行动有关文件为实施健康中国战略提供了重要抓手，通过各项保障措施，各部门间实现信息互通、互相支持，密切配合，形成合力，从而共同推进健康中国建设各项工作。四是健康干预和疾病控制更加有效。心脑血管疾病、癌症、慢性呼吸系统疾病、糖尿病等重大慢性病发病率上升趋势得到遏制，重点传染病、严重精神障碍、地方病、职业病得到有效防控，致残和死亡风险逐步降低，重点人群健康状况显著改善。

第三章　健康中国重大行动

第一节　健康知识普及行动

一、行动背景

世界卫生组织指出，在慢性病为主的疾病谱下，影响人群健康各类因素中，人类生物学因素的影响占到15%，社会和环境因素占到17%，卫生服务因素占到8%，行为与生活方式因素占到了60%。《中国居民营养与慢性病状况报告（2020年）》显示，2019年我国慢性病所导致的死亡人数占总死亡人数的88.5%，其中心脑血管病、癌症、慢性呼吸系统疾病死亡比例为80.7%，慢性病防控工作仍面临巨大挑战。慢性病与人们的行为和生活方式密切相关，不健康生活方式已成为影响人群健康的最重要危险因素之一。

普及健康知识，提升人群健康素养，是促使人们提高健康意识，形成健康生活方式的重要手段。当前，我国居民健康素养仍有较大提升空间，2019年全国居民健康素养水平为19.17%。吸烟、酗酒、缺乏锻炼、不合理膳食等不健康生活方式还比较普遍。《中国居民营养与慢性病状况报告（2015年）》显示：吸烟人数超过3亿人，并呈低龄化趋势，至少5亿人遭受"二手烟"危害。15岁及以上人群经常饮酒率达到9.5%。成人经常锻炼率为18.7%。18岁及以上成人超重率为30%，肥胖率近12%。居民豆类和奶类消费量偏低，人均每日脂肪摄入量达到41g，每日食盐摄入量达到10.5g，明显高于世界卫生组织推荐的5g。

为改善我国不健康行为和生活方式，需要以提高人群健康素养为抓手，全面普及健康知识，倡导每个人是其自身健康第一责任人的理念。2016年，习近平总书记在全国卫生与健康大会上指出，提高全民健康素养是提高全民健康水平最根本、最经济、最有效的措施之一。《纲要》将居民健康素养水平列为健康中国建设 13 项主要发展指标之一，要求加强全民健康教育，并将健康教育纳入国民教育体系。

健康中国行动把提升全民健康素养水平作为增进全民健康的前提，把建立完善健康促进与教育制度体系作为增进全民健康的基础。在健康中国行动中，将普及健康知识作为第一个专项任务。这项行动既独立成篇，实际上又贯穿于其他 14 项行动之中，是其他 14 项行动的重要策略。在 15 项行动中明确给出应当掌握的核心健康知识与信息，使每个人通过文件能够了解必备的健康知识与信息、能够掌握获取有关知识与信息的渠道与方式。行动还对媒体、医疗卫生机构、中小学、体育部门等健康促进与教育提出了明确的要求，旨在通过政府、行业和全社会的共同努力，大幅提升我国居民健康素养水平。

（李英华）

二、行动目标与指标

（一）行动目标

根据不同人群特点，有针对性地加强健康教育与促进，让健康知识、行为和技能成为全民普遍具备的素质和能力，提高全民健康素养水平。

2022 年居民健康素养水平达到 22%、2030 年居民健康素养水平达到 30%。该目标为预期性目标。

（二）行动指标

1. 结果指标：居民健康素养水平

（1）指标定义

健康素养是指个人获取和理解基本健康信息和服务，并运用这些信息和服务作出正确决策，以维护和促进自身健康的能力。健康素养水平是指具备健康素养的人在监测总人群中所占的比例。

（2）计算方法

健康素养通过中国居民健康素养调查问卷进行测量，在 15～69 岁居民中，能够正确回答 80% 健康素养相关问题的居民，被定义为具备基本健康素养。

居民健康素养水平 = 具备基本健康素养的人数/监测人群总人数×100%。

在健康素养监测中，除了能够获得总体健康素养水平，还可以获得三个维度（基本健康知识和理念、健康生活方式与行为、基本技能）和六个方面问题（科学健康观、慢性病防治、传染病防治、安全与急救、基本医疗、健康信息）健康素养水平的数据。

（3）当前水平

2019 年中国居民健康素养水平为 19.17%，即每 100 个人中，19.17% 的居民具备健康素养。

三个维度健康素养中，2019 年我国居民基本健康知识和理念素养水平、健康生活方式与行为素养水平和基本技能素养水平分别为 34.31%、19.48% 和 21.43%。六个方面健康素养中，科学健康观素养为 48.07%，慢性病防治素养 22.73%，传染病防治素养 19.21%，安全与急救素养 54.11%，基本医疗素养 19.43%，健康信息素养 31.66%。

（4）目标设定依据

该目标基于全国居民健康素养监测数据（见图 3－1）设定。自 2012 年开始连续监测中国居民健康素养以来，我国居民健康素养水平呈持续上升状态，在 2012—2016 年，上升较为缓慢，反映了常规强度干预的成效；2016—2020 年全国居民健康素养水平增加幅度较大，年均增幅均超过 2 个百分点，与 2016 年《纲要》颁布，将健康素养水平列入《纲要》目标，极大激发了各地提升居民健康素养水平的行动有关。

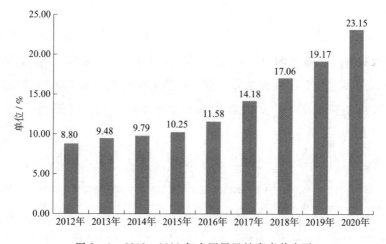

图 3－1　2012—2020 年中国居民健康素养水平

注：根据国家卫生健康委（包括原卫生部、卫计委）官方网站发布数据绘制

2. 个人和社会倡导性指标

（1）个人定期记录心身健康状况

该指标为个人倡导性指标，指的是个人在体检、自我测量体重、血压、血糖、心率以及进行心理量表自测、中医健康评估测量后，能及时记录，为进行自我健康管理，以及就诊时进行疾病诊断提供依据。

第五次全国卫生服务调查分析报告显示，15 岁及以上居民中仅 43.3% 在过去一年内进行过健康检查；仅 47.8% 的高血压患者在一周内测量过血压[①]，可见居民关注自身健康还不够。作为倡导性指标，设置该目标的目的在于倡导居民个人关注自身健康，逐步养成定期体检、进行个人体重、血压、血糖监测的习惯，承担个人健康第一责任人的使命。

（2）个人了解掌握基本中医药健康知识

中医药在民众中有较为广泛的群众基础。中医"治未病"和保健养生理念符合中国传统文化。自 2015 年起中医药健康管理被纳入国家基本公共卫生服务项目[②]。为了有效发挥中医药服务的作用，需要居民能学习和掌握基本中医药健康知识。为此，设定该项指标，作为个人倡导性指标。

（3）居民掌握基本的急救知识和技能

基本的急救知识和技能包括心肺复苏术、急救包扎和固定搬运、海姆立克急救法（对气管被异物堵塞的患者，通过向其上腹部施压，促进异物排出）等。

国家心血管病中心发布的《中国心血管病报告 2016》显示，每年我国心源性猝死发病人数超过 54 万人，相当于每天 1 500 人因心源性猝死离世，其中 60% 以上发生在医疗机构之外，患者不能够及时得到有效的抢救治疗，因此抢救成功者不到 1%[③]；2017 年中国 5 岁以下儿童因气道异物死亡占该人

---

① 国家卫生计生委统计信息中心 . 2013 第五次国家卫生服务调查分析报告［EB/OL］. http：//www.nhc.gov.cn/mohwsbwstjxxzx/s8211/201610/9f109ff40e9346fca76dd82cecf419ce.shtml.

② 国家卫生计生委，财政部，国家中医药管理局 . 关于做好 2015 年国家基本公共卫生服务项目工作的通知［EB/OL］. http：//www.nhc.gov.cn/jws/zcwj/201506/61340494c00e4ae4bca0ad8411a724a9.shtml.

③ 陈伟伟，高润霖，刘力生，等 . 中国心血管病报告 2016 概要［J］. 中国循环杂志，2017，32（6）：521－530.

群总死亡人数的4.18%，是5岁以下儿童伤害死亡的首位原因①。可见，急救在任何特定时间或事件都非常重要。在正确的方式下，急救有助于在关键情况下挽救生命，学习和掌握必要的急救知识和技能非常重要。然而，当前接受过急救知识和技能培训的人还比较少，倡导居民主动学习非常必要。为此，设置本指标，作为个人倡导性指标。

（4）医务人员掌握与岗位相适应的健康科普知识，并在诊疗过程主动提供健康指导

医务人员作为专业技术人员具有健康知识的优势，而患者在出现健康问题时更为重视健康，医务人员在诊疗过程中向患者和患者家属提供健康指导、普及健康知识不仅有助于提高患者的依从性，提高医疗卫生服务效率，还有助于改善医患关系。为此，设置本指标，作为倡导性指标，旨在鼓励和倡导医务人员重视诊疗过程中开展健康教育、进行健康指导工作，并自觉将提供健康指导作为诊疗工作的重要组成部分。

3. 政府工作指标

（1）建立并完善健康科普专家库和资源库，构建健康科普知识发布和传播机制

本指标要求建立并完善国家和省级健康科普专家库，并组织专家开展健康科普活动；建立并完善国家级健康科普资源库，出版、遴选、推介一批健康科普读物和科普材料；构建健康科普知识发布和传播的机制。

建立健康科普专家库的目的在于充分发挥国内优秀健康科普专家的作用，加强开展健康科普的技术力量。建立国家级健康科普资源库，可以广泛汇集多方面设计、制作、出版的高质量健康科普平面材料、音像材料、电子材料，在弥补地方设计能力不足的同时，可以更有效地发挥高质量材料的作用，避免重复设计开发造成的资源浪费。此外，当前社会上经常有虚假健康信息、健康相关谣言的出现，政府需要逐步建立并规范健康科普知识发布和传播机制。

（2）建立医疗机构和医务人员开展健康教育和健康促进的绩效考核机制

倡导医务人员在诊疗过程中开展健康教育和健康指导，并积极参加健康

---

① 叶鹏鹏，金叶，段蕾蕾. 1990—2017年中国5岁以下儿童因气道异物死亡情况分析［J］. 中华预防医学，2019，53（9）：891–895.

科普活动，需要相应的激励机制。当前医务人员的绩效考核、职称晋升等都未将开展健康教育和健康促进工作作为医务人员的业绩，不利于发动医疗机构和医务人员开展健康教育。为此，设立本指标以推进政策机制的建立和完善，支持医疗机构和医务人员开展健康教育工作。

（3）中医医院设置治未病科室

"治未病"的核心是预防，中医医院设置治未病科室，旨在引导中医更加向疾病预防倾斜，更好地满足广大居民对于养生保健、预防疾病的需求。

三、个人应掌握的核心知识与技能

根据我国居民健康素养监测结果和当前我国居民主要健康问题，居民个人应掌握的核心健康知识和技能包括：《中国居民健康素养基本知识与技能(2015)》《心理健康核心信息（2018）》《中国公民环境与健康素养（试行)》《中医药健康素养》和《母婴健康素养55条》。

学习掌握上述健康知识与技能，形成科学的健康理念，采纳有益于健康的行为生活方式，包括不吸烟/戒烟、适量运动、合理膳食、科学就医、遵从医嘱用药、定期体检、垃圾分类、主动利用基本公共卫生服务等。

四、社会主要任务

普及健康知识离不开健康知识传播。不同年龄、不同职业的人群对健康知识的需求存在差异，通过各类场所和不同的传播途径，使处于生命周期不同阶段的人群均能便捷获取所需的健康知识和技能，是全社会的任务。

第一，教育部门。在中小学开展学校健康教育，特别是将健康教育课纳入义务教育阶段学生教育大纲，开设健康教育课，这是在中小学生中全面、系统普及健康知识所必需的，也是提升全民健康素养水平的基础。

第二，各企事业单位。职业人群是社会的中坚力量，开展职业人群健康知识普及，不仅有助于该人群提高健康素养，改善该人群健康，实现慢病预防关口前移，还能影响家庭健康、提高劳动生产效率。企事业单位主管部门、单位领导需要提高认识，将健康知识普及纳入企事业单位常规工作，采取与职业人群的职业技能培训、班组会相结合，通过单位网站/App，组织健康讲座/活动等方式，普及健康知识，倡导健康行为生活方式和职业安全防护。

第三，社区。社区作为基层政府，需要将居民健康知识普及纳入议事日程。可以与社区卫生服务机构一起，依托国家基本公共卫生服务项目，组织开展各类健康知识普及活动，重点做好老年人健康知识普及。

第四，医疗卫生机构。医疗卫生机构需要建立健全健康教育机制，出台政策、制度鼓励医务人员在日常诊疗工作中开展患者和患者家属健康教育，同时开展必要培训，提高医务人员开展健康教育的能力，首先做好基于日常诊疗工作的健康知识传播和健康行为指导，同时积极参与有关部门、机构组织的健康科普活动。

第五，媒体。既往大量研究发现，居民获取健康知识第一位的途径是电视。而在互联网快速发展的今天，数字媒体在人们获取健康信息的过程中发挥的作用日益重要。为此，有必要充分发挥媒体在健康知识普及中的作用。具体而言，一方面要积极鼓励、大力倡导媒体参与健康知识传播和普及工作，承担媒体的健康社会责任；另一方面要建立健全法律制度，加强对健康信息传播的监管，加大对虚假健康信息、健康类谣言的打击力度，提高媒体健康科普的科学性和可信度。

五、政府职责任务

我国已经基本建立了由国家—省—市—县四级健康教育中心/所形成专业健康教育队伍，以及由各级医疗卫生机构、学校、社区、工作场所健康教育体系。但是，当前仍存在着健康教育专业机构职能定位不够清晰、多部门协调机制尚不健全、健康教育网络责任落实不到位等问题。为此，下一步需要：

第一，进一步明确健康中国战略背景下，健康教育专业机构的职能，使其真正发挥"健康知识普及行动"技术支持力量的作用。

第二，调整、完善现行医疗机构绩效考核机制和医疗机构内部的人事分配政策，切实从制度上激励医疗机构和医务人员开展健康教育。

第三，建立多部门协调机制，明确教育部门、企事业单位、媒体等机构在"健康知识普及行动"中的社会责任，有效落实将健康融入所有政策。

第四，不断优化、完善健康素养监测工具和方法，降低监测成本、提高监测知晓率和效率；开发医务人员健康教育记录/考核工具。

第五，进一步加强对健康素养、健康知识普及行动其他指标的督导考核，及时发现问题，不断完善干预措施，提高活动实效，确保健康中国行动目标的实现。

（常春）

第二节 合理膳食行动

一、行动背景

营养是人类维持生命、生长发育和保持健康的物质基础，合理膳食是保证营养的基础。近年来，我国人民生活水平不断提高，营养供给能力显著增强，居民营养健康状况明显改善。但仍面临营养不足与过剩并存、营养相关疾病多发、营养健康生活方式尚未普及等问题，成为影响国民健康的重要因素。

2012 年调查显示，我国居民人均每日食盐摄入量为 10.5g（世界卫生组织推荐值为 5g）；居民家庭人均每日食用油摄入量 42.1g［《中国居民膳食指南》（以下简称《膳食指南》）推荐标准为每天 25～30g］；居民膳食脂肪提供能量比例达到 32.9%（《膳食指南》推荐值上限为 30.0%），大城市和中小城市超过 35%。目前我国人均每日添加糖（主要为蔗糖即"白糖""红糖"等）摄入量约 30g，其中儿童摄入量问题值得高度关注。2014 年调查显示，3～17 岁常喝饮料的儿童，仅从饮料中摄入的添加糖提供的能量就超过总能量的 5%，城市儿童远远高于农村儿童，且呈上升趋势（世界卫生组织推荐人均每日添加糖摄入低于总能量的 10%，并鼓励控制到 5% 以下或不超过 25g）。与此同时，2010—2012 年，我国成人营养不良率为 6%；2013 年，5 岁以下儿童生长迟缓率为 8.1%，6～17 岁儿童、青少年消瘦率为 9.0%，孕妇、儿童、老年人群贫血率仍较高，钙、铁、维生素 A、维生素 D 等微量营养素缺乏依然存在，膳食纤维摄入明显不足。

高盐、高脂、高糖等不健康饮食是引起肥胖、心脑血管疾病、糖尿病及其他代谢性疾病和肿瘤的危险因素。2017 年全球疾病负担研究结果显示，饮食因素导致的全球疾病负担占到 22%，饮食因素已成为影响人群健康的重要危险因素。2012 年我国 18 岁及以上成人超重率为 30.1%，肥胖率为 11.9%，与 2002 年相比分别增长了 32.0% 和 67.6%；6～17 岁儿童超重率为 9.6%，肥胖率为 6.4%，与 2002 年相比分别增加了 1 倍和 2 倍。18 岁及以上成人高血压患病率为 25.2%，并随年龄增加而显著升高，45～59 岁人群接近 1/3、老年人群超过 1/2 患有高血压。成人高胆固醇血症患病率为 5.6%，胆固醇边缘升高患病率为 19.2%。

"不健康饮食"是联合国慢性病防控"5×5"策略中非传染性疾病 5 大风险之首。联合国非传染性疾病问题第三次高级别会议中明确提出，政府要实施确保健康饮食的政策，采取避免消费盐、糖或不健康脂肪含量高的食品和饮料的行动。"抑制不合理膳食"是世界卫生组织推荐预防和控制非传染性疾病的"最合算措施"之一，主要包括通过调整食品配方、建立支持性环境、大众教育和食品营养标签正面标识，以推进全民减盐。合理膳食以及减少每日食用油、盐、糖摄入量，有助于降低肥胖、糖尿病、高血压、脑卒中、冠心病等疾病的患病风险，是全方位干预健康影响因素的基础环节。

二、行动目标与指标

（一）行动目标

到 2022 年和 2030 年，成人肥胖增长率持续减缓；居民营养健康知识知晓率分别在 2019 年基础上提高 10% 和在 2022 年基础上提高 10%；5 岁以下儿童生长迟缓率分别低于 7% 和 5%、贫血率分别低于 12% 和 10%，孕妇贫血率分别低于 14% 和 10%；合格碘盐覆盖率均达到 90% 及以上；成人脂肪供能比下降到 32% 和 30%；每 1 万人配备 1 名营养指导员；实施农村义务教育学生营养改善计划和贫困地区儿童营养改善项目；实施以食品安全为基础的营养健康标准，推进营养标准体系建设。

提倡人均每日食盐摄入量不高于 5g，成人人均每日食用油摄入量不高于 25～30g，人均每日添加糖摄入量不高于 25g，蔬菜和水果每日摄入量不低于 500g，每日摄入食物种类不少于 12 种，每周不少于 25 种；成年人维持健康体重，将体重指数（BMI）控制在 18.5～24kg/m^2；成人男性腰围小于 85cm，女性小于 80cm。

（二）主要指标

1. 结果性指标

（1）成人肥胖增长率（%）。成人肥胖增长率是指 18 岁及以上居民肥胖率的年均增长速度。按照中国《成人体重判定》（WS/T 428—2013）标准，体重指数（BMI）为体重（kg）/身高（m）的平方的比值，体重指数 ≥ $28kg/m^2$ 即为肥胖。根据《中国居民营养与健康状况监测 2010—2013 年综合报告》，2012 年我国成人肥胖率为 11.9%，与 2002 年（7.1%）相比上升了 67.6%，2002—2012 年平均每年增长约 5.3%。参照《国民营养计划（2017—2030 年）》，成人肥胖增长率为预期性指标，预期到 2030 年该指标持续减缓，这与联合国提出的到 2025 年慢性病防控 9 项全球自愿性目标中遏制肥胖增长一致。

（2）居民营养健康知识知晓率（%）。居民营养健康知识知晓率是指具备基本营养健康知识的人数/监测人群总人数×100%。基本营养健康知识指我国居民营养健康素养，正在由中国疾病预防控制中心营养与健康所和中国营养学会组织制订。目前尚缺乏我国居民营养健康知识知晓率的基期值，相关单位正在筹建我国居民营养健康素养监测体系。2022 年和 2030 年的目标值设定参照《国民营养计划（2017—2030 年）》，预期 2022 年比 2019 年提高 10%，2030 年比 2022 年提高 10%。

（3）孕妇贫血率（%）。孕妇贫血率是孕妇贫血人数/监测孕妇总人数×100%。孕妇贫血的诊断依据参照《人群贫血筛查方法》（WS/T 441—2013）：孕妇血红蛋白 <110g/L 即为贫血，这是衡量孕妇营养状况的重要指标。根据《中国居民营养与慢性病状况报告（2015 年）》，2013 年我国孕妇贫血率为 17.2%。参照《国民营养计划（2017—2030 年）》，孕妇贫血率到 2022 年预期小于 14%，到 2030 年小于 10%。

（4）5 岁以下儿童生长迟缓率（%）。儿童生长迟缓是指儿童年龄别身高（长）低于标准身高（长）中位数两个标准差。5 岁以下儿童生长迟缓率的计算方法为：某地区当年 5 岁以下儿童年龄别身高 <（中位数 – 2 个标准差）人数/某地区当年 5 岁以下儿童身高（长）体重检查人数×100%。根据《中国居民营养与慢性病状况报告（2015 年）》，2013 年我国 5 岁以下儿童生长迟缓率为 8.1%。参照《国民营养计划（2017—2030 年）》，该指标到 2022 年预

期小于7%，到2030年小于5%，这一预期性指标与世界卫生组织提出的2025年全球营养目标"将发育迟缓的5岁以下儿童数量减少40%"一致。

2. 个人和社会倡导性指标

（1）人均每日食盐摄入量（g）。世界卫生组织在2013年发布的指南《成人和儿童钠摄入量》中建议人均每日食盐摄入量不高于5g，2012年我国人均每日食盐摄入量为10.5g。为推进我国全民减盐，倡导到2030年我国人均每日食盐摄入量不高于5g。

（2）成人人均每日食用油摄入量（g）。此指标是监测人群的每日食用油总消耗量与监测人群总人数之比。根据《中国居民营养与慢性病状况报告（2015年）》，以2012年我国成年人人均每日食用油摄入量42.1g为基期水平，同上参照《中国居民膳食指南（2016版）》，本行动倡导到2030年成人每日食用油摄入量不高于25～30g。

（3）人均每日添加糖摄入量（g）。添加糖指人工加入食品中的、具有甜味特征的糖类，以及单独食用的糖，常见有蔗糖、果糖、葡萄糖等。人均每日添加糖摄入量是监测人群的每日添加糖总消耗量/监测人群总人数。根据2017年度《食品工业发展报告》估算，我国2016—2017年人均每日食糖消费量约为30g。参照世界卫生组织2015年发布的指南《成人和儿童糖摄入量》，本行动倡导到2030年人均每日添加糖摄入量不高于25g。

（4）蔬菜和水果每日摄入量（g）。根据《中国居民营养与慢性病状况报告（2015年）》，2012年我国居民人均蔬菜和水果每日摄入量为296g。参照《中国居民膳食指南（2016版）》，本行动倡导到2030年我国居民蔬菜和水果每日摄入量至少500g。建议餐餐有蔬菜，保证每天摄入300～500g蔬菜，其中深色蔬菜占1/2；天天吃水果，保证每天摄入200～350g新鲜水果，果汁不能代替鲜果。

（5）每日摄入食物种类（种）。目前我国居民每日摄入食物种类尚无基期水平，参照《中国居民膳食指南（2016版）》，本行动倡导我国居民每天摄入12种及以上食物，每周25种以上。

（6）成年人维持健康体重。按照中国《成人体重判定》（WS/T 428—2013）标准，倡导我国成年人维持健康体重，即为倡导成年人将体重指数保持在正常范围（18.5～23.9）。2012年我国成年人BMI在正常范围内的比例为 52%。

3. 政府工作指标

每万人营养指导员（名）。营养指导员是指可以为居民提供合理膳食、均衡营养指导的人员。预期到 2030 年，我国每 1 万人配备 1 名营养指导员。

三、个人应掌握的核心知识与技能

（一）合理搭配，食物多样

合理膳食是按照不同年龄、身体活动和身体状况，来确定三餐食物搭配和比例，以最大限度地保障人体营养与健康需要。食物多样是合理膳食的基本原则，每天的膳食应包括谷薯类、蔬菜水果类、畜禽鱼蛋奶类、大豆坚果类等食物，每天摄入 12 种以上食物，每周 25 种以上，提倡每天要有谷薯类、蔬菜水果类、畜禽鱼蛋奶类、大豆坚果类等，做到粗细搭配、荤素搭配，餐餐有谷类、顿顿有蔬菜、天天吃水果、适量吃肉类。

按照中国居民平衡膳食宝塔、平衡膳食餐盘等支持性工具合理搭配，每天摄入谷薯类食物 250～400g，其中全谷物和杂豆类 50～150g，薯类 50～100g；蔬菜每天摄入 300～500g，深色蔬菜占一半；水果每天摄入 200～350g，果汁不能代替鲜果；奶类每天 300g，常吃大豆和豆制品，适量吃坚果；控制鱼禽肉蛋总量，每周水产品和畜禽肉总量成人不超过 1kg，鸡蛋不超过 7 个，分散到每天食用。

（二）食饮有节，吃动平衡

食物摄入量和身体活动量是保持能量平衡、维持健康体重的两个主要因素。偏食、过度地摄入食物、饮料、饮酒等，都会带来消化系统的负担，造成营养不良、肥胖等慢性疾病的发生发展。合理搭配，定时定量进餐，提倡分餐制，每顿少吃一两口，用餐细嚼慢咽，减少高能量食品的摄入，减少在外就餐，都有助于做到食不过量，同时也要注意避免因过度节食影响必要营养素摄入。

推荐成人每周至少进行 5 天中等强度身体活动，累计 150 分钟以上，平均每天主动身体活动 6 000 步；先有氧，后力量，重视柔韧性运动；充分利用上下班时间、工作间隙、家务劳动和闲暇时间，将身体活动融入日常工作和生活中；减少久坐时间，每小时起来动一动，动则有益。

经常监测体重，学会计算 BMI 判断体重范围，知晓 BMI < 18.5 为体重过低，18.5≤BMI < 24.0 为体重正常，24.0≤BMI < 28.0 为超重，BMI≥28.0 为肥胖。

（三）少盐少油，控糖限酒

我国多数居民目前食盐、烹调油和脂肪摄入过多，这是高血压、肥胖和心脑血管疾病等慢性病发病率居高不下的重要因素。饮食中应尽量减少盐、油、糖的摄入，多选用原味蒸、煮、炖等健康烹调方式，少吃肥肉、烟熏和腌制肉制品，少吃油炸食品。

建议成人每日食用盐不多于 5g，油不多于 30g，糖不多于 25g（1 啤酒瓶盖盐约为 5g，1 白瓷汤勺油约为 10g，1 白瓷汤勺糖约为 10g）。儿童青少年要特别注意少吃零食和甜食，不喝或少喝含糖饮料，家长要做榜样，养成清淡饮食习惯。要特别注意隐性盐摄入，日常食用的酱油、味精、咸菜等食品钠含量也较高，建议关注食品包装标签，了解钠、糖、油脂、能量含量并作合理选择。

提倡足量饮水，成年人一般每天 7~8 杯（1 500~1 700 毫升），提倡饮用白开水或茶水，不喝或少喝含糖饮料。儿童少年、孕妇、乳母不应饮酒，成人如饮酒，一天饮酒的酒精量男性不超过 25g，女性不超过 15g。

（四）提倡分餐/份餐，在家吃饭，倡导健康新食尚

无论在家还是在外集体用餐，倡导家庭、社会使用公用餐具和分餐制。通过分餐或者使用公筷公勺，可以有效减少肝炎病毒、幽门螺旋杆菌等传播；同时，分餐可以较好把握食物摄入量，减少食用过量和铺张浪费。讲究饮食卫生、饮食文明，既保护了自己，也爱惜他人。

勤俭节约、珍惜食物、在家吃饭、尊老爱幼是中华民族家庭饮食文化的优良传统，也是合理膳食、享受亲情和营养保障的良好措施。学习营养保健知识，培养良好的饮食习惯，传承优良饮食文化，倡导在家吃饭，不浪费食物，讲究餐桌礼仪等；重视自己和家庭日常膳食管理，按需备餐、合理储存，选择新鲜、卫生、当季的食物，采取适宜的烹调方式，把食物多样、清淡、平衡膳食落实到生活实践中。

（五）重点人群重点关注

超重（24 kg/m² ≤ BMI < 28 kg/m²）、肥胖（BMI≥28 kg/m²）的成年人

群。建议减少能量摄入，增加新鲜蔬菜和水果在膳食中的比重，适当选择一些富含优质蛋白质（如瘦肉、鱼、蛋白和豆类）的食物。避免吃油腻食物和油炸食品，少吃零食和甜食，不喝或少喝含糖饮料。进食有规律，不要漏餐，不暴饮暴食，七八分饱即可。

贫血、消瘦等营养不良人群。建议在合理膳食的基础上，适当增加瘦肉类、奶蛋类、大豆和豆制品的摄入，保持膳食的多样性，满足身体对蛋白质、钙、铁、维生素 A、维生素 D、维生素 B_{12}、叶酸等营养素的需求；增加含铁食物的摄入或者在医生指导下补充铁剂来纠正贫血。

孕产妇和家有婴幼儿的人群。建议学习了解孕期妇女膳食、哺乳期妇女膳食和婴幼儿喂养等相关知识，特别关注生命早期 1 000 天（从怀孕开始到婴儿出生后的 2 周岁）的营养。孕妇常吃含铁丰富的食物，增加富含优质蛋白质及维生素 A 的动物性食物和海产品，选用碘盐，确保怀孕期间铁、碘、叶酸等的足量摄入。尽量纯母乳喂养 6 个月，为 6～24 个月大的婴幼儿合理添加辅食。

四、社会主要任务

（一）积极开展营养健康科普活动，主动创建营养健康促进环境，提供营养健康工具与膳食指导

1. 全社会共同参与全民营养周、"三减三健"（减盐、减油、减糖，健康口腔、健康体重、健康骨骼）等宣教活动，依靠专业机构、行业学会协会以及新闻媒体等多方力量，发挥专家学者、营养（技）师、医务人员等专业和行业队伍的作用，深入机关、企事业单位、社区、学校、医院、养老机构等，面向大众和家庭，积极开展多渠道、多形式的群众性营养健康科普主题宣传活动，推动营养健康科普宣教活动常态化。

2. 积极推广使用健康"小三件"（限量盐勺、限量油壶和健康腰围尺），提高家庭普及率，鼓励专业行业组织将其纳入各类营养相关技能培训班和营养健康科普活动，以指导家庭和个人正确使用。

3. 鼓励餐饮业、集体食堂向消费者提供营养标识，提前在显著位置公布食谱，标注分量和营养素含量并简要描述营养成分；为不同年龄、不同地域、不同营养状况的人群推荐相应食谱，提供膳食指导。

4. 通过加强对食品企业的营养标签知识指导，指导消费者正确认读营养

标签，提高居民营养标签知晓率。

5. 通过多种形式提倡城市高糖摄入人群减少食用含蔗糖饮料和甜食，选择天然甜味物质和甜味剂替代蔗糖生产的饮料和食品。

（二）加快研发"三减"技术，推动相关营养操作规范的制定，鼓励相关示范试点的创建

1. 尽快研究制定我国儿童添加蔗糖摄入的限量指导，倡导天然甜味物质和甜味剂饮料替代饮用。科学减少加工食品中的蔗糖含量。

2. 引导企业在食盐、食用油生产销售中配套用量控制措施（如在盐袋中赠送2g量勺、生产限量油壶和带刻度油壶等），鼓励有条件的地方先行试点。

3. 制定实施集体供餐单位营养操作规范，开展示范健康食堂和健康餐厅创建活动。

（三）加强行业指导，引导食品加工营养化转型，从食品和餐饮源头促进科学消费

1. 鼓励生产、销售低钠盐，做好低钠盐慎用人群（高温作业者、重体力劳动强度工作者、肾功能障碍者及服用降压药物的高血压患者等不适宜高钾摄入人群）提示预警，在专家指导下推广使用。

2. 倡导食品生产经营者使用食品安全标准允许使用的天然甜味物质和甜味剂取代蔗糖。

3. 鼓励商店（超市）开设低盐、低脂、低糖食品专柜。

4. 鼓励食堂和餐厅配备专兼职营养师，定期对管理和从业人员开展营养、平衡膳食和食品安全相关的技能培训、考核。

5. 鼓励发展传统食养服务，推进传统食养产品的研发以及产业升级换代。

五、政府职责任务

（一）全面推动实施《国民营养计划（2017—2030年)》

国家卫生健康委于2019年2月底会同17个相关部门组建了国民营养健康指导委员会，加强对《国民营养计划（2017—2030年)》实施的领导、协调和指导，召开了国民营养健康指导委员会成立大会暨第一次全体会议，审议通过国民营养健康指导委员会工作规则，统筹部署了2019年重点工作安排，并印发了《国民营养计划2019年重点工作》。各部门按照职责分工，细化配

套措施，确定重点工作，加强分类指导，协同作战、合力攻坚，按照计划中 7 大策略 6 大行动的部署，逐步推进形成齐抓共管的国民营养健康工作新格局。截至 2019 年 10 月底，全国共有 30 个省份印发了本省份落实《国民营养计划》实施方案，16 省份组建了各级营养健康指导委员会从省级层面加强对计划实施的领导和协调，以因地制宜开展营养工作和膳食指导。

继续实施贫困地区重点人群营养干预，将营养干预纳入健康扶贫工作。继续推进实施农村义务教育学生营养改善计划，改善农村学校食堂和就餐场所，不断提高学校食堂供餐比例；开展农村义务教育改善计划学生营养监测工作。继续推进贫困地区儿童营养改善项目，逐步覆盖所有国家扶贫开发工作重点县和集中连片特困地区县，开展贫困地区儿童营养改善及效果评价，建立营养包实施监测评估体系。

（二）推动营养立法和政策研究

1. 将健康教育、营养监测纳入 2020 年 6 月 1 日起实施的《基本医疗卫生与健康促进法》。会同教育部、市场监管总局联合印发《学校食品安全与营养健康管理规定》，会同市场监管总局、教育部、公安部联合印发《校园食品安全守护行动方案（2020—2022 年）》。

2. 研究制定实施营养师制度。在幼儿园、学校、养老机构、医院等集体供餐单位配备营养师，在社区配备营养指导员。试点推进营养师工作，在全国培育并建立营养师培训基地，充分利用社会资源，开展营养教育培训，研究制订满足社会和岗位需求的营养培训规划，目前，国家卫生健康委食品司已委托国家卫生健康委人才交流服务中心和中国疾控中心营养与健康所联合开展营养师和营养指导员政策试点研究工作，下一步将提出试点工作方案，以指导全国营养师和营养指导员培训和考核工作的开展。

3. 强化临床营养工作。2019 年，组织开展"临床营养和信息标准规范""社区卫生医疗机构营养工作指南""临床营养工作规范""临床营养诊疗技术规范"等编制实施，逐步规范营养筛查、评估和治疗。

（三）完善食品营养标准体系建设

1. 完善食品安全标准体系。制定以食品安全为基础的营养健康标准，推进食品营养标准体系建设。发展营养导向型农业和食品加工业。加快研究制定标准限制高糖食品的生产销售。加大宣传力度，推动低糖或无糖食品的生产与消费。实施食品安全检验检测能力达标工程,加强食品安全抽检和风险监测工作。

梳理我国现有食品营养标准,绘制食品营养标准体系图,按照体系构建思路,2019—2020 年,立项《营养健康食堂建设指南》《营养健康餐厅建设指南》《餐饮食品营养标识指南》等 78 项营养健康标准,促进食品行业向营养健康化转型。下一步将继续完善相关营养健康标准,逐步构建完备的营养健康标准体系。

2. 加快修订《预包装食品营养标签通则》。增加糖的强制标识,鼓励企业进行"低糖"或者"无糖"的声称。积极推动在食品包装上使用"包装正面标识(FOP)"信息,帮助消费者快速选择健康食品,加强对预包装食品营养标签的监督管理。研究完善盐、油、糖包装标准,在外包装上标示建议每人每日食用合理量的盐油糖等有关信息。研究推进制定特殊人群集体用餐营养操作规范,探索试点在餐饮食品中增加"糖"的标识。

食品营养标签是向消费者提供食品营养信息和特性的说明,也是消费者直观了解食品营养组分、特征的有效方式。国际组织和许多国家都非常重视食品营养标签,国际食品法典委员会(CAC)先后制定了多个营养标签相关标准和技术文件,大多数国家制定了有关法规和标准。特别是世界卫生组织/联合国粮农组织(WHO/FAO)的《膳食、营养与慢性病》报告发布后,各国在推行食品营养标签制度和指导健康膳食方面出台了更多举措。世界卫生组织 2004 年调查显示,74.3% 的国家有食品营养标签管理法规。美国早在 1994 年就开始强制实施营养标签法规,我国台湾地区和香港特别行政区也已对预包装食品采取强制性营养标签管理制度。根据《食品安全法》的有关规定,为指导和规范我国食品营养标签标示,引导消费者合理选择预包装食品,促进公众膳食营养平衡和身体健康,保护消费者知情权、选择权和监督权,同时促进食品产业健康发展,原卫生部在参考国际食品法典委员会和国内外管理经验的基础上,组织制定了《预包装食品营养标签通则》(GB 28050—2011),于 2013 年 1 月 1 日起正式实施,并于 2016 年立项修订,目前标准修订稿已通过第一次分委会审查。

图形化元素可以使消费者阅读营养标签更加直观和容易,这是国际市场上和发达国家食品行业的成功经验。为加强对预包装食品研发和生产的健康引导，帮助消费者识别"三减"产品并作出更健康的选择，中国营养学会于2018年发布了《预包装食品"健康选择"标识规范》（T/CNSS011—2018）。2019年国家卫生健康委食品司已委托中国营养学会组织研制《预包装食品营养正面标识指南》，并将《食品工业减油、减盐、减糖应用指南》、餐饮食品营养标识标准列为2019年食品营养标准研制工作重点之一，全面推动"三减"相关食品营养标准的制定和技术的研发创新。

（四）完善我国居民营养健康状况监测评估体系

居民营养与慢性病状况是反映国家经济社会发展、卫生保健水平和人口健康素质的重要指标。在中国居民慢性病与营养监测体系中，以《国民营养计划》和本行动制定的各项目标和指标为导引，不断完善我国居民营养健康状况监测评估指标体系，包括居民营养健康素养监测体系等，为建立营养相关数据共享平台与机制，实现数据深入分析与综合利用，为政府制定和调整营养改善及相关政策，评价我国营养工作效果提供科学依据。

（蒋燕）

第三节　全民健身行动

一、行动背景

作为15项专项行动之一的全民健身行动，十分鲜明地突出了运动对于健康的促进作用。生命在于运动，运动需要科学。世界卫生组织的研究数据表明，影响健康的60%因素是行为和生活方式，体育运动是健康生活方式的重要内容。体育锻炼可以促进人的身体健康，提高生命质量，减少医疗开支，是实现全民健康最积极、最有效、最经济的手段。

党中央、国务院历来十分重视全民健身工作，北京奥运会后，国务院设立了"全民健身日"，颁布了《全民健身条例》，并从"十二五"时期开始每五年制定并发布一期《全民健身计划》，推动全民健身工作法制化发展。党的十八大以来，习近平总书记高度重视体育事业，把体育事业发展与实现中华民族伟大复兴中国梦紧密联系起来，亲自谋划，推动全民健身上升为国家战略，对全民健身工作做出重要指示批示，提出明确要求。经过各级政府和体育部门的努力，目前，覆盖城乡、比较健全的全民健身公共服务体系日趋完善，政府主导、部门协同、全社会共同参与的全民健身事业发展格局初步形成，全民健身投入不断加大，健身场地设施持续增加，健身指导更加科学，赛事活动丰富多彩，全民健身氛围日益浓厚，群众参与全民健身更加便利。

我国全民健身事业也面临挑战。从整体来看，统筹兼顾实施效果还存在不足：一是城乡间、区域间群众体育发展水平差距依然存在，西部落后于东部和中部地区，农村落后于城镇社区。二是政府、市场、社会组织三者在全民健身事业发展中的贡献程度仍未实现均衡。三是体育事业和体育产业的统筹发展效果仍不突出。四是锻炼人群间的非均衡发展，中青年群体、企事业单位职工健身意识较为薄弱、行动力不足。全民健身融合发展能力尚需加强，融入经济社会建设、服务国家发展功效还有待进一步提升，2016 年体育产业增加值占国民生产总值的 0.9%，这与全球平均水平相比还有较大差距，全球在 2013 年就达到了 8 000 亿美元，约占 GDP 2%。全民健身作为助力体育产业发展的有效载体，在如何通过全民健身活动实现公众体育消费理念和体育消费行为的转型升级、推动我国体育产业规模扩大和结构协调方面的作用还有待进一步提升。全民健身多元功能发挥仍需深入，作为实现健康促进的有效措施，在如何通过全民健身活动、让公众了解体育对自身健康的有益作用、形成健康的体育锻炼生活方式、实现自我健康维护从"寻医问药"到"健身锻炼"的转变、形成治未病的自我身体维护理念方面的功能发挥得还不够。

二、行动目标与指标

（一）经常参加体育锻炼人数比例

经常参加体育锻炼是指每周参加体育锻炼频度 3 次及以上，每次体育锻炼持续时间 30 分钟及以上，每次体育锻炼的运动强度达到中等及以上。中等运动强度是指在运动时心率达到最大心率的 64% ~ 76% 的运动强度（最大心率等于 220 减去年龄）。

《2007 年全国群众体育现状调查公报》《2014 年全民健身活动状况调查公报》《全民健身计划（2016—2020 年）》中公布的经常参加体育锻炼人口比例

分别为28.2%、33.9%与36.0%。根据上述数据得出，2007—2014年平均增长率约为1.858%，2014—2020年平均增长率约为1.007%，2007—2020年平均增长率约为1.896%。

采用上述三个增长率数值，计算2022年和2030年经常参加体育锻炼人口比例，得出三种预测方案，分别为：低方案2022年为36.7%、2030年为39.8%；中方案2022年为37.3%、2030年为43.3%；高方案2022年为37.4%、2030年为43.4%。

上述计算结果表明，三种方案对于2022年经常参加体育锻炼人口比例预测值较为接近，均为37%左右。该预测方法，假设我国经常锻炼人口比例自2014年至2030年逐年呈固定增长率。但在事物发展和行为变化的规律中，早晚期并非等比直线增长。随着快速发展进入平台期后，增长率会缩小，如呈现晚期较早期增长放缓的"S形"等曲线。因此，根据常识判断，该预测方法中、高方案对于2030年预测数据（43.3%、44.4%）过高的可能性较大。考虑到标准设定的可及性与指导意义，2030年经常参加体育锻炼人数比例建议采用低方案数值（39.8%）。按照《纲要》中提出的经常锻炼人数5.3亿的目标，以人口数进行反推，经常锻炼的比例大概是38.1%。因此，该目标值不宜高于40%。

综上所述，提出2022年和2030年经常参加体育锻炼人数比例设为37%与40%。

（二）城乡居民达到《国民体质测定标准》合格以上人数比例

体质是指人体的质量，它是在遗传性和获得性基础上表现出来的人体形态结构、生理机能和身体素质的综合特征，是人类生产和生活的物质基础。体质检测测试项目有身高、体重、血压、脉搏、胸围、腰围、臀围、肺活量、握力、反应时、闭眼单足立、坐位体前屈、台阶试验，有的要加测俯卧撑（男）、1分钟仰卧起坐（女）、背力、纵跳等项目。

根据2000年、2005年、2010年和2014年国民体质监测公布的数据，计算出四个年度达到国民体质测定标准的各等级人数比例（见表3−1），根据四次监测数据进行曲线拟合，得出的预测值（见表3−2），2020年合格率为90.55%，以及2022年和2030年的数据分别为90.86%和92.17%。以上达标率应用国家体育总局等11部门于2003年颁布的《国民体质测定标准》得出，国家体育总局将视情况对现行标准进行修订。

表 3-1　各监测年度达到国民体质测定标准比例

年份	良好	合格	不合格	合格率	优秀
2000 年	24.60%	51.50%	12.80%	87.20%	11.10%
2005 年	25.70%	48.30%	11.80%	88.20%	14.20%
2010 年	25.60%	50.20%	10.90%	89.10%	13.40%
2014 年	26.50%	50.00%	10.40%	89.60%	13.10%

表 3-2　各年度达到国民体质测定标准合格以上等级人数比例

年份	值
2000 年	87.2%
2005 年	88.2%
2010 年	89.1%
2014 年	89.6%
2020 年	90.55%
预测 2022 年	90.86%
预测 2030 年	92.17%

（三）人均体育场地面积

体育场地普查对象是各系统、各行业、各种所有制形式的各类体育场地。根据《第六次全国体育场地普查数据公报》，截至 2013 年 12 月 31 日，全国（不含港澳台地区）共有体育场地 169.46 万个，用地面积 39.82 亿平方米，建筑面积 2.59 亿平方米，场地面积 19.92 亿平方米。其中，室内体育场地 16.91 万个，场地面积 0.62 亿平方米；室外体育场地 152.55 万个，场地面积 19.30 亿平方米。以 2013 年年末中国大陆地区总人口 13.61 亿人计算，平均每万人拥有体育场地 12.45 个，人均体育场地面积 1.46 平方米。

国务院《全民健身计划（2016—2020 年）》提出，到 2020 年人均体育场地面积达到 1.8 平方米，《纲要》提出到 2030 年人均体育场地面积不低于 2.3 平方米，依此类推，如顺利完成目标任务，人均体育场地面积每年约增长 0.05 平方米，因此到 2022 年，人均体育场地面积将达到 1.9 平方米。

今后，全国体育场地面积统计将纳入国家经济普查。

（四）每千人拥有社会体育指导员人数

社会体育指导员是指不以收取报酬为目的，向公众提供传授健身技能、组织健身活动、宣传科学健身知识等全民健身志愿服务，并获得技术等级称号的人员。

目前我国有社会体育指导员约 235 万人，以每年新增 10 万名社会体育指导员计算，至 2022 年年底为 245 万人，每千人拥有社会体育指导员 1.9 名。《纲要》提出到 2030 年每千人拥有社会体育指导员为 2.3 名。社会体育指导员的数据来源为社会体育指导员管理信息系统，目前国家体育总局相关部门已着手对该系统进行更新。

（五）农村行政村体育设施覆盖率

2006 年，国家体育总局会同国家发展改革委、财政部发布了《"十一五"农民体育健身工程建设规划》，正式启动农民体育健身工程建设，以行政村为主要实施对象，基本建设标准为"一场两台"，即 1 个混凝土标准篮球场，配备 1 副标准篮球架和 2 张室外乒乓球台。截至 2019 年，体育总局共投入中央集中彩票公益金超过 60 亿元，各级政府和体育部门也积极投入资金，农民体育健身工程覆盖到全国 90% 的行政村，大大改善了群众的健身环境。体育总局会同财政部每年安排农民体育健身工程中央转移支付资金 2 亿元，推动各地加大农村地区体育设施建设力度，并要求各地每年向体育总局报送农村地区体育设施建设情况，力争 2022 年基本实现农村行政村体育设施全覆盖。

三、如何正确理解"生命在于运动，运动在于科学"

（一）运动对于生命的重要意义

人体运动不足时，全身骨骼、关节就会有不良刺激，进而影响其代谢功能。这种代谢障碍可使青少年的生长发育受到阻碍；可使成年人丧失体力、未老先衰，易患各类关节病；在老年人身上则表现为骨质疏松，关节变形，甚至系统退化，免疫机能下降，继发各种疾病。

（二）运动在于科学

科学运动是指在科学理论，包括运动人体科学、生物学、医学、营养学、心理学和个性化运动等系列科学理论的指导下，根据自身健康情况进行的能够提高自身生理机能和素质，增进健康的身体活动。科学运动可以更快地达到运动效果、提高机体免疫力、促进新陈代谢等。目前有两种观点：一种观点认为无论怎么运动都好，只要进行体育锻炼，坚持者都能获得健康，这是"运动必需论"。另一种观点是运动有害论。认为进行体育锻炼不一定能健康长寿，不运动而长寿的人也不少，这是"运动怀疑论"。众多科学家对体育锻炼的效果进行了多方探讨，一致认为：成年人经常进行适度的而不是激烈的体育锻炼，其意义在于增强体质，提高健康水平。其主要表现在以下两个方面。一是克服现代生活带来的运动不足，清除"现代文明病"的危害因素。例如运动对防治精神紧张、肥胖、高血压、高血脂、糖尿病或动脉硬化等有显著的效果。所以，消除运动不足，比消除任何单一的危害因素，如戒烟或限制动物性脂肪的摄入等，对预防疾病意义更大。二是提高机体对外界环境变化的适应和抵抗力。如果说运动会带来危险，那么运动不足的危害性则更大。过度运动并超越身体极限，对人体伤害也是巨大的，如马拉松热、冬泳热、爬山热、沙漠运动热等。

（三）怎样做到科学的运动

掌握科学运动的五大基本原则：适度运动、柔和运动、平衡运动、循序渐进运动、个性化运动。

四、社会的主要任务

（一）建立健全群众身边的体育健身组织

一是加快各级体育总会改革。理顺体育行政部门和体育总会的关系，支持体育总会依法独立运行，在省、市、县、乡形成体育总会＋单项体育协会＋人群体育协会的体育健身组织网络，做实体育总会职能，改革体育总会的工作模式和运行机制。体育总会要加强对单项体育协会，行业、系统、人群体育协会的业务指导和服务，加强党的建设，实现党建工作全覆盖，健全激励表彰和保障机制。

二是加强基层群众健身组织建设。将各类健身组织的触角向城市社区和农村乡镇延伸，努力使每一名健身爱好者都能找到相应的健身组织。引导社区体育俱乐部和健身站点健康、有序发展。大力探索基层组织与文化、教育、卫生、养老等各类组织相融合的途径和方式。激发群众健身组织的活力，提升各类群众健身组织承接全民健身的能力和质量，加大向群众健身组织购买服务的力度，打通联系健身群众、服务健身群众的"最后一公里"。

三是充分发挥各级各类体育组织的作用。加强对单项体育协会和人群类体育协会的工作指导，推动单项体育协会逐步建立业余锻炼标准制度和群众性竞赛活动体系，鼓励人群类体育协会根据不同人群的体育健身需求，举办内容丰富、特色鲜明、易于普及的体育健身活动。完善全民健身志愿服务长效机制，坚持因地制宜、面向基层、群众受益、注重实效的原则，充分利用体育资源，广泛动员和整合社会资源，努力扩大全民健身志愿服务活动的覆盖面，影响和带动社会各界积极参与到全民健身志愿服务中去。充分发挥互联网组织和平台的作用，推动移动互联网、云计算、大数据、物联网等现代信息技术手段与全民健身融合发展，让科技助力全民健身。

（二）举办各类全民健身赛事活动

因时因地因需开展群众身边的健身活动，分层分类引导运动项目发展，丰富和完善全民健身活动体系，推动各级各类体育赛事的成果惠及更多群众。近年来，国家体育总局会同中央有关部门制定印发了《群众冬季运动推广普及计划（2016—2020年）》《关于进一步加强少数民族传统体育工作的指导意见》《关于加快推进全民健身进家庭的指导意见》《关于广泛推广普及广播体操的通知》《关于广泛开展国家体育锻炼标准达标测验活动的通知》等文件，对推动"三亿人参与冰雪运动"、民族民间民俗体育发展、全民健身进家庭、推广普及广播体操、推行国家体育锻炼标准等提出了明确要求。目前，国家体育总局正在指导各国家级体育项目协会制定全民健身赛事办赛指南，为社会力量举办全民健身赛事活动提供支持。

（三）弘扬群众身边的体育健身文化

引导树立体育健身文化新理念。弘扬群众健身文化可以激励和带动更多群众参与全民健身，充分认识和大力宣传开展全民健身运动对于促进全民健康的重要意义和独特作用，引导人民群众积极树立"我的健康我做主""运动使生活更美好"的新理念。要用人民群众听得到、听得懂、听得进的途径和方法普及健身知识和健身文化，将全民健身融入群众性精神文明创建中、融入家风建设中，讲好群众身边的健身故事，宣传推广基层健身榜样，传播群众健身好声音。大力推广冬奥会文化。北京冬奥会是我国重要历史节点的重大标志性活动，是展现国家形象、促进国家发展、振奋民族精神的重要契机，弘扬奥林匹克文化、扩大群众参与范围是"共享办奥"理念的具体体现，要在全社会推广奥林匹克特别是北京冬奥会文化，增强人民群众对奥运会的了解，在全社会营造关心、支持、参与北京冬奥会的浓厚氛围，为举办一届精彩、非凡、卓越的奥运盛会打下坚实的基础。

（四）鼓励将国民体质测定纳入健康体检项目

与一般意义上的医疗体检不同，体质检测不是为人们检查和诊断疾病，其目的在于帮助人们了解自己的身体素质状况的总体结果和评价，为组织锻炼人员开展体育运动提供科学的依据。为积极推动体质健康检测指标纳入体检，国家体育总局组织专家开展了前期研究。经过三轮专家调查，提出了推荐握力、体脂率、肺活量、骨密度、坐位体前屈、腰臀比、心肺耐力等 15 项体质健康指标纳入体检的建议。下一步，将加大宣传推广力度，希望在医疗体检工作中开展体质测试，实现通过评估体质健康水平推进科学健身指导，发挥运动促进健康的作用。

五、政府的职责任务

（一）建设举步可就的全民健身场地设施

一是大力兴建各级各类体育健身设施。把"体育生活化社区（乡镇）"与"15 分钟健身圈"有机结合起来，因地制宜建设人民群众看得见、用得上的健身场地设施，做到每个社区和乡镇都有健身场所、每座城市都有体育公园。积极创新健身场地设施建设模式，利用城市升级产生的"金角银边"，增加便民惠民的健身设施，探索"一地多用"模式。

二是提高体育场馆、体育设施运营管理水平。合理规划和建设体育场馆，设计阶段就要充分考虑后期运营需要，坚决克服体育场馆"重建设轻使用"和过分追求建设标准的问题。体育场馆分时段免费或低收费向公众开放，体现公共服务属性。落实《教育部 国家体育总局关于推进学校体育场馆向社会开放的实施意见》，带动具备条件的学校积极开放，使开放水平和使用效率得到普遍提升。

三是加强联动，建立体育健身设施共建共享机制。推进体育、文化、教育、养老、医疗卫生等相关场地设施向服务于人民生命全周期、健康全过程的需求进行改造升级和资源共享。按照相关要求，落实新建居住区和社区要按相关标准规范配套群众健身相关设施，并与住宅区主体工程同步设计、同步施工、同步投入使用。

四是压实地方政府责任，细化足球场地建设规划，鼓励社会力量参与运营管理，确保按期完成建设任务。

（二）丰富群众身边的体育健身活动

一是丰富和完善全民健身活动体系。打造全民健身品牌活动，开展全民健身日、青少年阳光体育大会、老年人体育健身大会、全国优秀广场操舞评选展示活动等形式多样的体育健身活动。结合青少年、老年人、妇女、职业人士及残疾人等群体特点，开发适合不同人群、不同地域和不同行业特点的健身运动项目，大力发展广场舞、健身跑、健步走、骑行、登山、球类等群众喜闻乐见的运动项目，让每个人都能找到自己喜爱的健身项目。充分发挥各行业各部门的优势，调动社会力量，打破行业壁垒，建立开放式、社会化的活动组织模式，推进群体性健身活动与文化、养老、旅游、精神文明、医疗卫生等相关活动的全面融合。

二是开展特色体育健身活动。充分利用各地人文、地理、自然资源，结合节日庆典，开展具有地方特色的体育健身活动，积极培育帆船、山地户外、马术、极限运动、航空等具有消费引领特征的时尚项目，推广普及武术、太极拳、健身气功等民族民俗民间传统和乡村农味农趣运动项目，形成常态化的活动机制。支持和鼓励运动休闲特色小镇集中打造精品赛事，组织精品活动，开展运动休闲旅游。

三是推广和普及群众冰雪运动。加强冰雪运动宣传普及，以筹办北京冬奥会为契机，围绕"欢乐冰雪、健康中国"主题，宣传冰雪运动知识，营造浓厚的冰雪运动氛围，大力普及冰雪运动文化，扩大冰雪运动影响力，增强群众冰雪运动健身意识，引导群众积极参与冰雪运动。加强群众性冰雪运动指导培训，抓紧培养冰雪运动指导员、教练员和冰雪教师，开展群众性冰雪运动健身培训服务，着力培养青少年对冰雪运动的兴趣和爱好，推行"百万青少年上冰雪计划"和"校园冰雪计划"，促进青少年冰雪运动的普及发展。健全群众性冰雪运动组织，培育发展多形式、多层次群众性体育社会组织，充分发挥各级体育总会和冰雪运动协会作用，组织和引导群众广泛参与冰雪运动，努力实现"三亿人参与冰雪运动"的目标。

（三）支持群众身边的体育健身赛事

一是发挥全运会的牵引带动作用。以"我要上全运"为主题促进全民健身活动，通过基层选拔，让普通百姓也有机会在全运会上一展风采。将全运会打造成健康中国建设的窗口和展示平台，全面体现全民全运、全运惠民、健康中国的主题，激发广大群众参与全民健身的积极性。

二是开展一批适合不同人群、不同地域和不同行业特点的群众身边的赛事。鼓励举办不同层次和类型的全民健身运动会。加大政府购买体育赛事服务力度，为社会力量举办群众体育健身赛事创造便利条件。发挥竞技体育对群众体育的带动作用，完善并推出各类体育运动项目业余等级锻炼标准，组织有竞技体育色彩的群众性体育健身比赛，使更多人能参与体育赛事，享受竞技运动快乐，激发全民参与体育健身的积极性。充分挖掘和利用群众性体育健身赛事综合价值，通过举办和打造富有特色、参与面广的精品赛事，实现体育与文化、旅游、城市建设等相互促进，打造地方亮丽名片。

三是广泛开展冰雪运动赛事。推动落实《群众冬季运动推广普及计划（2016—2020 年）》，建立以"大众冰雪季"为主线，以群众喜闻乐见的冰雪运动活动为支撑的群众冰雪运动赛事活动体系。开展参与度高、普及面广、影响力大、带动力强的冰雪运动品牌赛事，发挥其对群众性冰雪运动的引领、示范、带动作用。

（四）加强群众身边的体育健身指导

一是加强科学健身指导。构建科学合理的健身指导体系，规范健身知识宣传，提高群众科学健身素养和能力，引导群众科学健身。高度重视非医疗健康干预，与卫生健康部门密切配合，通过健身促进慢性病运动防治。利用现代信息技术手段，为群众开具个性化的运动处方、提供精准化的健身服务，指导群众开展科学健身。

二是开展国民体质监测。开发应用国民体质健康监测大数据，利用大数据技术及时分析经常参加体育锻炼人数、体育设施利用率，开展运动风险评估，进行运动健身效果综合评价，提高全民健身科学指导水平。

三是充分发挥社会体育指导员作用，加强社会体育指导员队伍建设。要进一步扩大社会体育指导员培训规模，增加各个级别社会体育指导员的数量，扩大社会体育指导员培训基地数量。建立社会体育指导员激励机制，要组织社会体育指导员开展健身指导服务，推动社会体育指导员与基层医疗、康复、文化工作者和学校体育老师的融合。

（五）创新激励机制，激发全民参与热情

搭建更加适应时代发展需求的全民健身激励平台，拓展激励范围，有效调动城乡基层单位和个人的积极性，发挥典型示范带动作用。一要改革群众体育先进单位、先进个人评选表彰制度，扩大表彰和奖励的覆盖面和代表性，树立榜样，形成学先进、比先进、超先进的良好风尚。二要推行《国家体育锻炼标准》，颁发体育锻炼标准证书、证章，建立健全运动项目业余等级标准和段位制，使体育爱好者的运动特长可以进行量化评定，让每一位运动参与者都可以享受到升段晋级的成功和喜悦。三要推广一些地方开展的发放体育消费券、全民健身借记卡、全民健身公共积分等激励体育消费的做法，充分运用科技和金融创新的成果，建立引导和鼓励群众健身消费、市场化的全民健身激励机制。

（六）引导市场主体在服务全民健身中发展壮大

围绕供给侧结构性改革的总要求，引导各类市场主体投入全民健身，大力扶持专业性强、信誉好的市场主体，发挥其在活动组织、赛事开展、科学健身指导、人员培训等方面的作用，支持其在全民健身中提供个性化、多元化服务，满足人民群众不同层次、迅速增长、不断升级的需求。同时要发挥全民健身作为体育和健康产业发展动力源的作用，降低门槛，放宽准入，向社会和市场释放更多体育资源，激发民间资本投资体育的活力，引导具有自主品牌、创新能力和竞争实力的体育产业骨干企业在服务全民健身中发展壮大。实施"体育＋"行动，积极探索"体育＋卫生""体育＋教育""体育＋科技""体育＋旅游"计划，推动体育与相关行业融合发展。

（裴广）

第四节　控烟行动

一、行动背景

烟草对健康的危害是当今世界最严重的公共卫生问题之一。国家将控烟行动作为独立的行动纳入健康中国行动 15 项行动之一，表明了我国政府控制烟草危害保护公众健康的决心。我国现有吸烟者逾 3 亿人，成人吸烟率为 26.6%，迫切需要对烟草危害加以预防。2018 年中国疾控中心公布的我国因吸烟相关疾病所致的死亡人数达到 250 万人，因二手烟暴露导致的死亡人数超过 10 万人。使用烟草或接触烟草导致沉重的疾病和死亡负担。

为了减少并消除烟草对人类健康的危害，世界卫生组织制定了第一部国际公共卫生条约——《世界卫生组织烟草控制框架公约》（以下简称《公约》）。《公约》于 2003 年 5 月 21 日获得世界卫生大会通过，并于 2005 年 2 月 27 日生效。缔约各国政府纷纷利用《公约》中的控烟措施来减少烟草使用和接触烟草烟雾的流行程度。目前，包括中国在内，《公约》共有 181 个缔约方，覆盖了世界 90% 以上的人口，体现了众多国家优先考虑保护公众健康的权利的决心。

我国政府一直高度重视控烟工作。2003 年时任国务院总理温家宝代表我国政府签署《公约》，2005 年 8 月《公约》经全国人大常委会批准，2006 年 1 月在我国正式生效。《公约》生效后，我国政府迈开了控烟履约的步伐。2011 年，卫生部重修的《公共场所卫生管理条例实施细则》明确所有室内公共场所禁止吸烟；2015 年，修订后的《广告法》正式生效，全面禁止在大众传播媒介或者公共场所、公共交通工具、户外发布烟草广告；《公共场所控制吸烟条例》被国务院法制办纳入 2016 年立法计划。在《中华人民共和国国民经济和社会发展第十二个五年规划纲要》《卫生事业发展"十二五"规划》《中国烟草控制规划（2012—2015）》《中国慢性病防治工作规划（2012—2015 年)》《全国文明城市测评体系（2011 年版)》等多个规划纲要、标准和文件中也明确提出：切实加强烟草控制工作，加大控烟宣传教育力度，全面推行公共场所禁烟，履行世界卫生组织《烟草控制框架公约》。2013 年，中共中央办公厅、国务院办公厅联合发布了《关于领导干部带头遵守在公共场所禁止吸烟等有关规定的通知》，要求领导干部在控烟工作中积极发挥带头示范作用。《纲要》更是明确指出，全面推进控烟履约，加大控烟力度，运用价格、税收、法律等手段提高控烟成效。深入开展控烟宣传教育。积极推进无烟环境建设，强化公共场所控烟监督执法。推进公共场所禁烟工作，逐步实现室内公共场所全面禁烟。领导干部要带头在公共场所禁烟，把党政机关建成无烟机关。强化戒烟服务。到 2030 年，15 岁及以上人群吸烟率降低到 20%。

北京、上海、深圳、西安、唐山、青岛、长春、鞍山、兰州、南宁、秦皇岛、张家口、武汉等城市纷纷出台或修订符合《公约》要求的"室内公共场所、工作场所、交通工具内全面禁止吸烟"的控烟法规，极大推动了无烟环境建设，对于提高公众意识、使更多人免受二手烟危害具有重要意义。

当前，我国控烟工作与《公约》要求和公众需求尚存在较大差距。一是政策措施尚待完善。我国目前尚无全国性控烟立法，各地在实施无烟环境建设、保护人们免受二手烟危害等方面的政策参差不齐，公众在室内公共场所、工作场所和公共交通工具内二手烟暴露严重。二是公众对烟草危害认识不足，控烟意识不强，烟草危害警示和大众传播的有效性和覆盖率尚待提高。三是吸烟人群众多，戒烟意愿较低，戒烟服务体系尚待完善。四是影响青少年吸烟的因素广泛存在。据中国疾控中心 2019 年发布数据显示：卷烟变得越来越便宜，青少年烟草可及性高；烟草广告、促销和赞助仍是青少年尝试吸烟的重要影响因素；影视吸烟镜头对青少年尝试吸烟有非常重要的诱导作用。青少年控烟仍待加强。

世界卫生组织提出实施 MPOWER（Monitor Protect, Offer, Warm, Enforce, Raise）策略，实施监测烟草使用与预防政策、保护人们免受吸烟危害、提供戒烟帮助、警示烟草危害、禁止烟草广告促销和赞助、提高烟税等六项措施，以有效减少烟草需求，减低烟草流行，挽救生命。今后推进控烟行动，要准确把握控烟履约与健康中国建设的关系，坚持保护人民健康的原则，坚持预防为主，从政策推进、社会发动、个人素养提升三个层面同步推进，坚持政府与社会共同治理、管理与自律互相结合，形成政府管理、单位负责、个人守法、社会监督的工作格局，践行大卫生大健康理念，将控烟履约深度融入健康中国建设。

（曾晓芃）

二、行动目标与指标

（一）15 岁及以上人群吸烟率

15 岁及以上人群吸烟率指调查时吸烟的人口占 15 岁及以上人口的比例。《2018 年中国成人烟草调查报告》结果显示，当前我国 15 岁及以上人群吸烟率为 26.6% ，其中男性吸烟率为 50.5% ，女性吸烟率为 2.1% 。

《纲要》要求，到 2030 年 15 岁及以上人群吸烟率降至 20% 。鉴于 2015 年我国 15 岁及以上人群吸烟率为 27.7% ，据此推算，平均每年应至少下降 0.5% 方可实现 2030 年的吸烟率控制目标，2022 年 15 岁及以上人群吸烟率应下降至 24.5% 左右。

《2019 世界卫生组织全球烟草流行报告》显示，2017 年全球 15 岁及以上人群吸烟率为 19.2% ，我国远高于全球平均水平。

（二）全面无烟法规保护的人口比例

全面无烟法规是指各级人大及其常委会或人民政府制定的法律、法规或规章，明确要求室内公共场所、室内工作场所和公共交通工具内禁止吸烟。全面无烟法规应符合以下要求：一是室内公共场所、室内工作场所和公共交通工具内禁止吸烟；二是执法主体明确，对个人和场所的违法行为有罚款等处罚措施。

全面无烟法规保护的人口是指通过无烟立法而受到保护，避免在室内公共场所、室内工作场所和公共交通工具遭受烟草烟雾危害的人群数量。计算方法：全面无烟法规覆盖总人数/全国人口数 × 100% 。目前全面无烟法规覆盖人口比例约为 10% 。

《纲要》要求积极推进公共场所禁烟工作，逐步实现室内公共场所全面禁烟。各地应积极推动出台全面无烟法律法规，修订完善已有的部分无烟法律法规，确保 2022 年各省全面无烟法规保护的人口比例达到 30% ，2030 年达到 80% 。

《2019 世界卫生组织全球烟草流行报告》显示，当前已有 62 个国家出台了全面无烟法律，16 亿人被全面无烟室内公共场所、工作场所和交通工具政策所保护，占全球人口的 22% 。我国被全面无烟法规保护的人口比例约为 10% ，还远落后于全球水平。

（三）建设无烟党政机关

2013 年 12 月，中共中央办公厅、国务院办公厅《关于领导干部带头在公共场所禁烟有关事项的通知》明确要求，各级党政机关要建成无烟机关，各级领导干部要模范遵守公共场所禁烟规定，以实际行动作出表率。《纲要》也明确提出领导干部要带头在公共场所禁烟，把党政机关建成无烟机关。因此，本行动提出到 2022 年要基本实现所有的党政机关建设成无烟党政机关、到 2030 年要持续保持的目标，并将该目标作为政府约束性指标。

（肖琳）

三、个人应掌握的核心知识与技能

（一）吸烟和二手烟暴露产生严重的健康危害

烟草烟雾中含 7 000 多种化学物质，其中 69 种已知的致癌物和促癌物。有充分证据表明吸烟可以导致多种恶性肿瘤，包括肺癌、口腔癌、咽喉癌、食管癌、胃癌等；还会增加冠心病、高血压病、脑血管病及周围血管病等心脑血管疾病的发病风险，引起哮喘、慢阻肺、肺气肿等呼吸道疾病；导致生殖与发育异常，影响生殖功能，男性吸烟可以导致阳痿，孕妇吸烟可以引发流产、早产。此外，吸烟还可引起不孕不育、牙周炎、术后伤口愈合不良等健康问题。根据世界卫生组织报告，每 3 个吸烟者中就有 1 个死于吸烟相关疾病，吸烟者的平均寿命比非吸烟者缩短 10 年。

吸烟不只影响烟民本身的身体健康，烟民们产生的二手烟烟雾对周围人群的影响一点儿不亚于一手烟。在二手烟侧流烟雾中，许多化学物质的释放率还高于主流烟雾。研究结果表明：被动吸烟的烟雾同样可以引起肺癌、乳腺癌、鼻窦癌等恶性肿瘤、慢阻肺、心、脑血管病等严重疾病，使得冠心病风险增加 25% ~30% ，肺癌风险提高 20% ~30% 。二手烟对少年儿童的危害尤其严重。母亲在妊娠期暴露于二手烟可引起婴儿出生体重降低和婴儿猝死综合征；儿童暴露于二手烟可导致支气管哮喘、肺功能下降、中耳炎等多种健康危害。二手烟暴露没有安全水平，要想使非吸烟者免受二手烟暴露的危害，就应该实行室内全面禁烟。

（二）不吸烟者不去尝试吸烟，吸烟者尽可能戒烟

戒烟越早越好。戒烟总比吸烟好。吸烟者即使发生了与吸烟有关的健康问题，仍然可以从戒烟中受益。与继续吸烟的人相比，30 岁开始戒烟，可延长 10 年预期寿命；40 岁开始戒烟，可延长 9 年预期寿命；50 岁开始戒烟，可延长 6 年预期寿命；60 岁开始戒烟，可延长 3 年预期寿命。一些致命疾病发生后戒烟，对恢复健康有所帮助。当吸烟者在心脏病发作之后开始戒烟，

心脏病再次发作的可能性将降低50%。

最有效的戒烟方法是专业的戒烟咨询联合戒烟药物。世界卫生组织认为，医生的戒烟建议可以使戒烟成功率提高80%以上。目前有效的戒烟方法包括：戒烟劝诫、戒烟咨询、戒烟热线及药物治疗。在医生指导下合理使用戒烟药物可使吸烟者的戒烟成功率成倍增加。中国现有3条全国戒烟热线，包括公共卫生服务热线12320，中国戒烟专线4008885531（中国控烟协会与北京朝阳医院合办）和中日医院戒烟热线4008085531。戒烟门诊是对吸烟者进行专业戒烟治疗的机构，吸烟者在此可接受专业戒烟咨询、戒烟药物治疗和随访管理，有效提高戒烟成功率。

（三）不在禁止吸烟场所吸烟，并劝阻他人不在禁止吸烟场所吸烟

二手烟危害公众健康，公共场所、工作场所是二手烟暴露的主要场所。《公约》提出，室内公共场所、工作场所、公共交通工具内全面禁烟。北京、上海、深圳、西安、唐山、青岛、长春、鞍山、兰州、南宁、秦皇岛、张家口、武汉等城市先后出台符合《公约》的全面无烟法规，其中，深圳、秦皇岛、张家口、武汉等城市将新型烟草制品和电子烟也纳入禁止吸烟场所的禁止吸烟范围。

不在公共场所、工作场所吸烟，既是对他人健康权利的尊重，也是对公民遵守法律的最基本要求，更是公民文明素质的表现。见到在禁止吸烟场所违法吸烟的人，可以从遵守法律和保护健康的角度进行劝阻，也可以依法进行投诉举报，支持维护无烟环境。

（四）领导干部、医务人员和教师发挥引领作用

2013年12月5日，中共中央办公厅、国务院办公厅印发了《关于领导干部带头在公共场所禁烟有关事项的通知》（以下简称《通知》）。领导干部要认真落实《通知》要求，在控烟工作中起到模范带头作用，积极推进无烟党政机关建设，在禁止吸烟的场所不吸烟，公务活动参加人员不吸烟、不敬烟、不劝烟。

医务人员作为疾病的治疗者，也是健康理念的传播者和健康行为的示范践行者。在诊疗过程中，主动传播健康知识和技能，劝导、帮助患者戒烟是医务人员的职责体现。不在工作时间吸烟，不在医院室内吸烟，不着工作服吸烟，是医务人员的社会责任体现。

学校要积极发挥在教育中的主阵地作用。教师不但要向学生传递课业知识，也应把对学生的健康教育与健康指导融入学校的教学和生活管理中。在教学、管理过程中积极向学生和家长传播控烟知识和技能，认真落实控烟法规和学校控烟政策，不在学校吸烟，不当着学生的面吸烟，做学生控烟的表率。

（五）创建无烟家庭，保护家庭成员健康

家庭是人们生活的主要场所，也是保护儿童青少年、保护家庭成员健康的第一道防线。劝导家庭成员不吸烟或主动戒烟，教育未成年人不吸烟，让家人免受二手烟危害。

无烟家庭是指任何人在家中的任何时间、任何地方都不允许吸烟。创建无烟家庭要做到：不在厕所和阳台等房间吸烟；不到楼道里吸烟；不开窗、开抽油烟机或开空气净化器吸烟；孩子不在家或者不在车里的时候不偷偷吸烟；打开车窗时也不在车内吸烟。

实现无烟家庭的目标，大致分为四步：第一步，达成共识。告诉家人创建无烟家庭的打算并达成共识，并选择一个实施日期。第二步，布置环境。扔掉家中及车上所有烟具，条件允许的情况下可在门口及家中醒目的位置设置无烟家庭标识。向进入你家庭的所有人宣示"进入我家不能吸烟"。第三步，广而告之。告诉亲朋好友，您家禁止吸烟，希望得到他们的理解支持。第四步，应对烟瘾。帮助吸烟家人克服烟瘾，鼓励他们戒烟。鼓励吸烟家人在所有室内场所及车内都不吸烟。

（曾晓芃）

四、社会主要任务

（一）提倡无烟文化，提高社会文明程度

一是积极利用世界无烟日、世界心脏日、国际肺癌日等卫生健康主题日开展控烟宣传；二是倡导无烟婚礼、无烟家庭等。

（二）关注青少年吸烟问题，为青少年营造远离烟草的环境

一是要加大青少年控烟宣传力度，包括将烟草危害和二手烟危害等相关控烟知识纳入中小学生健康教育课程，加快培育青少年无烟文化。二是切实落实相应法规，不向未成年人售烟。三是不向未成年人发放任何形式的烟草广告、促销和赞助。四是严格限制影视剧中的吸烟镜头，尽量删减吸烟镜头，尤其是在公共场所吸烟的镜头，不得出现未成年人吸烟的镜头。五是全力推进无烟学校建设。

（三）鼓励企业、单位出台室内全面无烟规定，为员工营造无烟工作环境，为员工戒烟提供必要的支持

（四）充分发挥居（村）委会的作用，协助控烟政策在辖区内得到落实

（五）鼓励志愿服务组织、其他社会组织和个人通过各种形式参与控烟工作或者为控烟工作提供支持

五、政府职责任务

（一）保护公众免受二手烟危害

一是积极推进出台全面无烟法规，逐步提高全面无烟法规覆盖人口比例，2022年全面无烟法规覆盖人口比例要提高到30%，2030年要达到80%，逐步在全国范围内实现室内公共场所、室内工作场所和公共交通工具全面禁烟。二是积极推进无烟环境建设，强化公共场所控烟监督执法。三是把各级党政机关建设成无烟机关。

（二）研究推进采取税收、价格调节等综合手段，提高控烟成效

大量国际控烟经验表明，提高烟税烟价是最有效的单项控烟策略。该策略一方面会降低烟草消费量减少疾病负担，另一方面会增加政府税收，被称为"双赢"的控烟策略。2015年，中国卷烟消费税调整使得卷烟税负增加了4%，零售价格上涨10%，增税后12个月内，卷烟销售量下降了3.3%，当年中央政府烟草税税收收入增长9%，本次卷烟消费税调整在增加政府税收收入和控制烟草消费方面收效显著。然而，2018年中国成人烟草调查结果显示，由于消费者购买能力的增加，卷烟价格正在变得相对更便宜，急需考虑采用国际通用做法，在充分考虑购买能力的前提下，大幅提高烟草价格，以提高控烟成效。

（三）提高控烟宣传成效

加大控烟宣传教育力度，深入开展吸烟危害和二手烟危害的知识宣传。限

制影视作品中的吸烟镜头。进一步加强卷烟包装标识管理，完善烟草危害警示内容和形式，提高健康危害警示效果，提高公众对烟草危害健康的认知程度。

虽然 2008 年以来我国卷烟包装警示先后数次调整，但 2018 年成人烟草调查结果显示，吸烟者看到卷烟包装警示考虑戒烟的比例很低，且完全没有变化。相比之下，半数以上的吸烟者表示看到图形警示打算戒烟。大量国际控烟实践表明，较大的和有画面的警示可能更引人注目，更清楚地传达健康风险，引起更大的情绪反应，促进烟草使用者戒烟，减少其烟草消费。在烟盒包装上印制图形警示被国际公认为最符合成本效益的宣传教育方法。目前已有 118 个国家和地区采用此种方式。此外，由澳大利亚率先使用的"平装烟包"，因其进一步降低了烟草制品对青少年的吸引力，减少了烟草业利用烟盒包装设计吸引和误导消费者的空间，被越来越多的国家所认可和采用。2016 年世界卫生组织呼吁各国为"平装烟包"做好准备。

（四）逐步建立和完善戒烟服务体系

将询问患者吸烟史纳入日常的门诊问诊中，推广简短戒烟干预服务和烟草依赖疾病诊治。加强对戒烟服务的宣传和推广，使更多吸烟者了解到其在戒烟过程中能获得的帮助。加强无烟医院建设，推进医院全面禁烟。

（五）全面落实《广告法》

加大烟草广告监督执法力度，严厉查处在大众传播媒介、公共场所、公共交通工具、户外发布烟草广告的违法行为，尤其应该重点关注烟草零售点和互联网的烟草广告。依法规范烟草促销、赞助等行为。

（六）按照烟草控制框架公约履约进度要求，加快研究建立完善的烟草制品成分管制和信息披露制度

强化国家级烟草制品监督监测的独立性和权威性，完善烟草制品安全性检测评估体系，确保公正透明，保障公众知情和监督的权利。

（七）禁止向未成年人销售烟草制品

目前我国向未成年人销售烟草的现象比较严重，急需加强监管。《2014 年中国青少年烟草调查报告》结果显示，在吸烟的学生（初一到初三）中，25.2% 是按"支"购买的，80.5% 在过去 30 天内买烟没有因为不满 18 岁而被拒绝。相关部门应狠抓猛打，将违反有关法律法规向未成年人出售烟草的商家、发布烟草广告的企业和商家，纳入社会诚信体系"黑名单"，依法依规

实施联合惩戒。

（八）加强各级各地控烟工作保障

要求各级行政和专业机构有专人负责相关工作的组织实施，保障经费投入。在现有监测工作的基础上，建立监测评估系统，定期开展烟草流行调查，了解掌握烟草使用情况和各项控烟政策执行情况及效果，为控烟政策制定提供依据。

（肖琳）

第五节 心理健康促进行动

一、行动背景

近年来，精神心理疾病已成为全球性的公共卫生问题和社会问题。在《柳叶刀》发布的 2016 年全球 195 个国家 328 种疾病负担研究报告中，按照伤残损失健康寿命损失年（YLDs）排名，前 25 位疾病中有 8 种为精神心理疾病，其中以抑郁症和焦虑障碍最高。精神心理疾病患者的寿命较普通人群减少 10～20 年。据估计，精神心理疾病每年导致全球 800 万人死亡，死亡人数约占全部死因的 14.3%。

2019 年年初，北京大学第六医院的黄悦勤教授在 *Lancet Psychiatry* 杂志发表了有关中国精神疾病患病状况的流行病学调查数据。该研究表明，中国 18 岁及以上人群各种精神障碍的终身患病率为 17.1%，其中排在第一位的是焦虑障碍（7.6%），抑郁障碍的终身患病率为 6.8%。随着我国国民经济快速发展，社会竞争持续加剧，精神心理疾病的患病率也呈持续上升趋势。

抑郁症作为是最常见的精神心理疾病之一，具有就诊率低、治疗依从性差和易复发的特点，给个人、家庭和社会带来沉重负担。加强抑郁症早期诊断、早期有效干预是亟待解决的问题。

焦虑障碍的主要临床表现为焦虑情绪体验、自主神经功能失调和运动性不安，患者可能出现突如其来的恐惧、担心、紧张，伴随有呼吸困难、冒冷汗、头晕乏力等躯体症状，严重影响患者的社会功能。但是，目前公众对于焦虑障碍的认知尚不足，焦虑障碍的危害也未引起足够的重视。

睡眠是重要的生物学过程，与生物进化、物种繁衍和个体生存发展等密切相关，是保证身心健康的必要前提。研究表明，当个体睡眠不足时，一些认知功能就会减退，如注意力、记忆力、决策能力等；如果睡眠长期不足，脑结构也会出现异常，甚至会发生轻度认知损害和痴呆；睡眠时间缩短还会增加心血管疾病、糖尿病、肥胖的发生风险和死亡率。2018 年《中国睡眠指数》报告显示，中国人均睡眠时长仅为 6.5 小时，比 2013 年的人均 8.8 小时缩短了 2 个多小时。现代人群睡眠障碍发生率呈升高趋势，成为危害公众健康与安全的重要社会问题。

心理健康素养的概念最早于 1997 年被提出，目前定义为：综合运用心理健康知识、技能和态度，保持和促进心理健康的能力。具体来讲，心理健康知识包括与心理健康有关的基本知识和原理、与心理疾病及治疗相关的知识、心身健康知识、心理危机干预，还包括儿童心理健康以及积极心理健康知识等；技能包括获取心理健康信息的能力、识别特定心理疾病的能力、进行心理急救和情绪调节的能力等；态度则包括对心理疾病预防及治疗的态度、病耻感的降低以及对心理求助的态度等。心理健康素养是影响心理健康的重要因素。我国缺乏全国性的心理健康素养调查数据，既往基于部分地区的调查提示，国民心理健康素养水平整体偏低，对心理健康知识的知晓度低，心理疾病患者病耻感高。

精神障碍除了疾病本身造成的直接医疗损失以外，患者本人劳动力受损以及照顾者误工等间接经济损失更为严重。部分严重精神障碍患者因病出现自伤、自杀或肇事肇祸行为，对公共安全造成威胁。但是，精神障碍病因复杂，病程漫长，尽快弥合基础与临床、临床与防治、药物研发和健康促进等诸多领域的裂痕与差距，把干预窗口前移，提高公众对精神疾病的认知度、心理问题的识别度，完善应对策略、对高危人群进行提前干预，具有重要的临床价值和社会意义。

当前，精神卫生和心理健康问题已成为全球卫生工作关注的热点重点。2013 年世界卫生组织第六十六届世界卫生大会发布了《2013—2020 年精神卫生综合行动计划》，敦促各会员国将精神卫生纳入国家重点工作，并针对综合行动计划中的各项具体目标提供了行动建议。近年来，党中央、国务院高度重视心理健康工作，习近平总书记在全国卫生与健康大会上对加强精神卫生和心理健康工作作出重要指示。《精神卫生法》和《国民经济和社会发展第十三个五年规划纲要》《纲要》等法律政策都提出要加强心理健康服务。2016年12月30日，原国家卫生计生委与中宣部、中央综治办、国家发改委、教育部、科技部等22部委共同印发《关于加强心理健康服务的指导意见》，该文是我国针对加强心理健康服务制定的首个宏观指导性文件。在各级政府部门和广大精神卫生领域工作人员的努力下，我国精神卫生工作取得了显著进展，精神专科医疗资源迅速增长，精神科执业（助理）医师的人数从2002年的1.27名/10万人增长至2018年的2.62名/10万人，但与同期高收入国家相比，仍存在巨大差距。此外，我国心理健康服务体系不健全，心理治疗师严重不足、社工引入困难，精神障碍康复体系覆盖范围窄，这都是未来我们需要解决的重点难点问题。

二、行动目标与指标

《行动》对心理健康促进行动的行动目标与指标进行了界定，包括结果性指标、个人和社会倡导性指标以及政府工作指标。行动目标的实现需要居民与家庭、社会与政府部门的通力合作。

（一）到2022年和2030年，居民心理健康素养水平提升到20%和30%

2018年1—3月，中国科学院心理研究所开展的国民心理健康素养调查结果显示，我国居民心理健康素养水平为12%。心理健康素养的概念外延较宽，包含了对心理健康知识和技能的掌握程度、对心理疾病和求助行为的态度等，还有保持和促进心理健康的能力，较难量化，但是可以通过对精神卫生知识的知晓程度、对精神疾病的正确识别程度等指标来反映和衡量。例如，一项在我国上海、香港及台湾地区进行的研究显示，我国大陆地区居民对抑郁症和精神分裂症的识别率仅为12.1%和6%；在我国香港和台湾地区，对抑郁症的识别率分别为13.9%和24.4%，精神分裂症为21.2%和9.8%，均高于我国大陆地区居民；而在澳大利亚，居民对抑郁症和精神分裂症的识别率分别可达73.9%和37.9%，远高于我国居民。期望通过健康中国行动在全国的落实，居民心理健康素养水平可以显著提升。

（二）到 2030 年，失眠现患率、焦虑障碍患病率、抑郁症患病率上升趋势减缓

失眠现患率指用反映睡眠情况的相关量表检出失眠人数占调查人数的比例；焦虑障碍和抑郁症的患病率是过去 12 个月中根据国际通用的诊断标准检出的焦虑障碍、抑郁症人数占调查人数的比例。随着社会的快速发展，现代人精神压力的增加，如不加以干预，失眠、焦虑障碍、抑郁患病率可能加速上升。在健康中国行动的推动下，预期可以使患病率上升趋势减缓。

另外，如前所述，睡眠时间过长或过短都影响健康。我们提倡成人每日平均睡眠时间为 7~8 小时。

（三）到 2022 年和 2030 年，每 10 万人口精神科执业（助理）医师达到 3.3 名和 4.5 名

2015 年年底，对全国 31 个省（区、市）所有精神卫生机构进行的调查显示，我国精神科执业（助理）医师为 2.19 名/10 万人，东中西部地区差异明显，分别为 2.58 名/10 万人、2.00 名/10 万人、1.85 名/10 万人。世界卫生组织 2014 年精神卫生地图（Mental Health Atlas）公布，高收入国家精神科医师人数为 6.6 名/10 万人，2017 年增长至 11.87 名/10 万人。2015 年国务院办公厅发布的《全国精神卫生规划（2015—2020）》提出的目标为"至 2020 年，全国精神科执业（助理）医师数量增加至 4 万名，其中东部地区不低于 3.8 名/10 万人，中西部地区不低于 2.8 名/10 万人"。

三、个人应掌握的核心知识与技能

（一）了解心理健康与身体健康、心理不适与心理疾病之间的关系

健康是身体健康和心理健康的统一，心理健康与身体健康同等重要，身心的和谐是健康的基础心理健康与身体健康互相影响，心理疾病的患者会表现出躯体化症状，如抑郁障碍的患者可能以消化系统的症状就诊；而器质性的病变也会导致心理疾病的发生，如癌症患者的抑郁发生率增高等。与身体健康一样，心理也会出现亚健康状态，长期的心理亚健康状态可能是心理疾病的信号，应当给予重视，积极进行自我调适。如果自我调适不能改善，应寻求心理咨询师、心理治疗师或者精神科医师等专业人员的帮助。需要指出的是，与生活事件相关的、偶尔的抑郁焦虑情绪或者偶发的失眠是正常的情

感表达，并不一定会导致抑郁、焦虑等心理疾病，如果持续时间较短，且未影响正常的工作生活，不必要过度关注，以免加重心理负担。

（二）了解缓解压力的科学方法

避免使用吸烟、饮酒、沉迷网络或游戏等不健康的减压方式，这些方式不仅不会对减轻压力有所帮助，还会导致物质成瘾和游戏成瘾。培养健康的生活方式，包括规律的作息、适量的运动和社交等。尝试科学的心理调适方法，如音乐减压、芳香减压、运动减压、正念及身体扫描等，都有助于缓解压力，可以根据自身的特点进行选择。

（三）了解睡眠健康知识

睡得过长或过短都对健康有不良影响，以保证每天 7～8 小时的睡眠最佳；但值得注意的是，有部分人睡眠时间低于 6 小时，但第二天仍然精力充沛，并不影响正常的工作和生活，那就不必过分强调睡眠时长。养成良好的睡眠习惯，睡前避免饮用茶或咖啡等兴奋性饮料或难消化的食物，避免在床上进行与睡眠无关的事情，如玩手机看电视等。虽然适当的体育锻炼有助于睡眠，但不宜安排在睡前进行。长期打鼾也需要引起重视，可能是睡眠呼吸障碍的表现，应及时就医。促眠的药物应在专业人员的指导下遵医嘱服用，不可随意服用或增减剂量。

（四）抑郁障碍、焦虑障碍等心理疾病可以通过药物治疗、心理干预或两者相结合的方式治疗

抑郁障碍/抑郁症与抑郁情绪和抑郁状态不同，要学会简单地区分和辨别自己的情绪状态。抑郁情绪是常见的情绪体验，往往与某些客观生活事件有关，有时限性，随着客观事件的解决而缓解或消失，一般不影响正常的工作和生活。抑郁状态除了出现抑郁情绪外，还可能伴有身体上的不适，但不足以构成抑郁症诊断。抑郁情绪或者抑郁状态可以通过自我调适、寻求社会支持、适当的情感宣泄或者心理咨询的途径得以缓解。如若个体的抑郁状态持续 2 周以上，表现出显著而持久的心境低落，甚至自杀意念或行为，那就很可能是抑郁症了，需要到正规的精神卫生中心寻求精神科医师的正确诊断和治疗。药物治疗是抑郁症急性期的重要治疗手段，为了减少复发，在巩固治疗期和维持期仍需遵医嘱坚持服药，切忌自行停药。除了药物治疗外，还可以根据病情需要配合无抽搐电休克治疗、经颅磁刺激、心理治疗等其他非药

物治疗手段，这些都是经过临床验证的安全的治疗方法。

（五）正确认识精神心理疾病的病程和转归，不要将精神疾病妖魔化

要认识到精神疾病在得到积极有效的治疗后，可以达到临床缓解或康复，患者可以回归家庭生活和工作。预防复发是精神疾病病程管理中的关键问题，反复的复发往往预示着更差的预后，因此，患者应遵医嘱坚持服药，切忌私自停药、减量或换药，并要坚持定期的复诊，以便医生全面了解病情发展，及时调整药量。对于缓解期出现的一些预示复发的信号，也应引起重视，比如无明显诱因的睡眠障碍、情绪异常、表情呆滞、性格的改变、身体不适，出现自知力问题，不承认自己有病或拒绝继续服药等。家属如发现患者出现以上信号，应携患者及时就医。

（六）了解精神心理疾病的正确应对方式

精神心理疾病是多因素引发的，包括身体、心理、社会等方面问题都可能诱发精神心理疾病，因此，日常生活中要重视对自己及家人的精神心理状态的评估，特别是在遭遇生活挫折或者创伤性事件之后。觉察到自己或家人发生情绪变化时，要学会自我调整，积极寻找合理的途径宣泄情绪，允许自己表达脆弱，同时还可以通过规律作息、均衡饮食、调整睡眠等方式改善心理状态，学会适当放松；一旦出现严重失眠、焦虑、抑郁等问题影响到了日常生活和工作，或自觉无法处理，需及时通过医疗机构、心理热线或线上咨询平台等方式向专业人员寻求的帮助。

四、社会主要任务

（一）各级各类医疗机构和专业心理健康服务机构

各类临床医务人员应主动学习掌握心理健康知识和技能，并应用于临床诊疗活动中。了解躯体疾病患者可能出现的心理变化，在对躯体疾病进行规范化诊疗的同时，兼顾患者的心理状态，运用心理健康知识尽量减轻患者心理痛苦，以期促进患者康复。对癌症、心脑血管疾病、糖尿病、消化系统疾病等慢性病患者及其家属，医务人员应适当给予心理干预，警惕患者及其照顾者出现心理问题。鼓励各级医疗机构开展睡眠相关诊疗服务，提供科学睡眠指导，减少睡眠问题的发生。对于在临床诊疗中发现的疑似存在心理行为问题的个体，应给予专业的转诊建议，鼓励患者到专业心理机构和精神卫生

中心接受专业的评估和治疗。鼓励相关社会组织、高等院校、科研院所、医疗机构对心理健康从业人员开展服务技能和伦理道德的培训，提升服务能力。

（二）精神卫生专科医疗机构

对综合医院的非精神科临床科室医务人员开展心理健康知识和技能培训，包括心理社会因素对躯体疾病发生、发展和预后的影响以及躯体疾病引起或共病精神障碍的识别与处理，普及心理咨询和治疗技术在临床诊疗中的应用，提高抑郁、焦虑、认知障碍、孤独症等常见精神障碍和心理行为问题的识别能力，加强与非精神科医师的联络会诊，从心理、社会和生物学角度综合诊断和处理患者。

（三）各机关、企事业单位、高校和其他用人单位

把心理健康教育融入员工（学生）思想政治工作，鼓励依托本单位党团、工会、人力资源部门、卫生室等设立心理健康辅导室并建立心理健康服务团队，或通过购买服务形式，为员工（学生）提供健康宣传、心理评估、教育培训、咨询辅导等服务，传授情绪管理、压力管理等自我心理调适方法和抑郁、焦虑等常见心理行为问题的识别方法，为员工（学生）主动寻求心理健康服务创造条件。对处于特定时期、特定岗位，或经历特殊突发事件的员工（学生），及时进行心理疏导和援助。用人单位（高校）应杜绝对精神疾病家族史员工（学生）的歧视，保障在工作或学习中出现心理行为问题的员工的基本权利，不能以此作为评判员工（学生）去留的判断依据。

（四）社区

鼓励老年大学、老年活动中心、基层老年协会、妇女之家、残疾人康复机构及有资质的社会组织等宣传心理健康知识，定期举办邀请精神科医师进社区义诊活动，举办文娱活动丰富居民生活，增进邻里关系等。培训专兼职社会工作者和心理工作者，引入社会力量，为空巢、丧偶、失能、失智老年人，留守妇女儿童，残疾人和计划生育特殊家庭成员提供心理辅导、情绪疏解、悲伤抚慰、家庭关系调适等心理健康服务。

五、政府职责任务

一是充分利用广播、电视、报刊、动漫等形式，广泛运用门户网站、微信、微博、移动客户端等平台，组织创作、播出心理健康宣传教育精品和公

益广告，传播自尊自信、乐观向上的现代文明理念和心理健康知识。

二是依托城乡社区综治中心等综合服务管理机构及设施建立心理咨询（辅导）室或社会工作室（站），配备专兼职心理健康辅导人员或社会工作者，搭建基层心理健康服务平台。整合社会资源，设立市县级未成年人心理健康辅导中心，完善未成年人心理健康辅导网络。培育社会化的心理健康服务机构，鼓励心理咨询专业人员创办社会心理服务机构。通过向社会心理服务机构购买服务等方式，逐步扩大服务覆盖面。

三是加大应用型心理健康工作人员培养力度，推进高等院校开设相关专业。进一步加强心理健康工作人员培养和使用的制度建设，积极设立心理健康服务岗位。支持精神卫生医疗机构能力建设，完善人事薪酬分配制度，体现心理治疗服务的劳务价值。逐步将心理健康工作人员纳入专业技术岗位设置与管理体系，畅通职业发展渠道。

四是各级政法、卫生健康部门会同公安、民政、司法行政、残联等单位建立精神卫生综合管理机制，多渠道开展严重精神障碍患者日常发现、登记、随访、危险性评估、服药指导等服务，动员社区组织、患者家属参与居家患者管理服务。建立精神卫生医疗机构、社区康复机构及社会组织、家庭相互衔接的精神障碍社区康复服务体系，加强精神卫生医疗机构对社区康复机构的技术指导。鼓励和引导通过创办精神障碍社区康复机构或通过政府购买服务等方式委托社会组织提供精神卫生社区康复服务。我国于 2004 年 12 月启动了"严重精神障碍管理治疗项目"，探索了一套较为成熟的患者筛查、登记报告、诊断治疗、社区康复、随访管理的服务模式，有效降低了严重精神障碍患者的肇事肇祸风险，提升了精神卫生服务能力。

五是重视并开展心理危机干预和心理援助工作。卫生健康、政法、民政等相关部门建立和完善心理健康教育、心理热线服务、心理评估、心理咨询、心理治疗、精神科治疗等衔接合作的心理危机干预和心理援助服务模式。将心理危机干预和心理援助纳入各类突发事件应急预案和技术方案，加强心理危机干预和心理援助队伍的专业化、系统化建设。相关部门推动建立为公众提供公益服务的心理援助热线，由专业人员接听，对来电者开展心理健康教育、心理咨询和心理危机干预，降低来电者自杀或自伤的风险。

（陆林）

第六节 健康环境促进行动

一、行动背景

健康的环境是人民群众健康的重要保障，在健康的影响因素中，环境因素占到17%。目前，我国经济高速发展，城镇化进程不断加快，城市人口规模快速扩增，污染物排放处于高位运行阶段，能源消费总量持续增长，环境污染形势严峻。环境对健康影响已全面显现并进入高发期，成为不容忽视的问题。空气污染、水污染、土壤污染、气候变化、新型化学污染物等对群众造成健康危害，"癌症村"、镉大米、空气雾霾、儿童血铅、饮用水微生物污染、电子垃圾拆解等事件引起社会密切关注，与环境污染相关的心血管疾病、呼吸系统疾病等问题日益凸显，我国每年因伤害造成的死亡人数约68万人，每年约6万人死于道路交通事故。然而，由于我国居民健康知识知晓率偏低，缺少必要的环境健康知识，缺乏基本的防护技能等情况普遍存在，增大了应对环境问题的难度，这就迫切需要加大影响健康的环境问题治理力度。

环境健康问题受到各国的关注。据世界卫生组织公布的数据，全球近25%的疾病是环境因素造成的，每年约1 260万人因为不健康的生活和工作环境而死亡。联合国确定的17项可持续发展目标均涉及环境和健康，在环境领域采取卫生干预措施可以极大地持续推动减少全球疾病负担。美国卫生与福利部从20世纪80年代开始先后发布了四个国民健康十年规划，把环境卫生、空气质量、伤害作为优先领域，"美国国民健康目标2010"把将环境质量作为10个健康指标之一；日本从20世纪70年代开始发起了三次国民健康运动，2007年制定的"新健康开拓战略"，致力于在课堂、社区等进行健康教育活动；韩国通过制定环境健康法来明确环境与健康的重要性；欧洲的芬兰成功将健康融入各项政策，是全球最成功的健康促进行动案例。

二、行动目标与指标

健康环境促进行动包括2个结果性目标和4个倡导性目标。2个结果性目标分别是："到 2022 年和 2030 年，居民饮用水水质达标情况明显改善并持续改善""居民环境与健康素养水平分别达到 15% 及以上和 25% 及以上"；4 个倡导性目标主要是针对个人和社会，分别从实施垃圾分类、防治室内空气污染、学校医院等人员密集场所防灾防震等应急演练、提高居民防护意识和能力四个方面，提出了倡导性要求。

（一）居民饮用水水质达标情况

安全的饮用水是人类生存的基本需求。根据我国现行的生活饮用水卫生标准，合格的生活饮用水除感官性状良好，即透明、无色、无异味和异臭、无肉眼可见悬浮物等外，水中还不得含有病原微生物，所含化学物质和放射性物质不得危害人体健康。受污染的水可以传播腹泻、霍乱、痢疾、伤寒和脊髓灰质炎等多种疾病，世界范围内每年有 29.7 万名 5 岁以下儿童死于与饮水、环境卫生和个人卫生欠佳相关的腹泻病。生活饮用水水质达标情况包括出厂水和末梢水水质达标状况。自 2007 年开始，卫生部门组织开展全国城乡饮用水水质监测工作，每年对监测城区的市政供水和部分自建设施供水的出厂水、末梢水和传统水箱式二次供水于枯水期和丰水期各监测 1 次。历年监测结果显示，全国水质总体达标情况虽有所波动，但总体呈上升趋势，我国饮用水卫生状况整体向好。生活饮用水水质保障包括取水、制水、供水和用水等多个环节，其中，水源水是最基础的保障。加强生态环境保护，提高水源水质量，新建集中式供水设施、升级改造自来水厂工艺、加强水质检测监测，促进居民形成不喝生水，正确洗手的个人良好用水习惯，是保证我国居民饮用水安全的有效措施。

（二）居民环境与健康素养水平

环境与健康素养是指个人获取并理解环境与健康基本知识，同时运用这些知识对常见的环境与健康问题做出正确判断，树立科学观念并具备采取行动保护环境、维护自身健康的能力。环境与健康素养水平是指具备环境与健康素养的人数占监测人群总数的百分比（计算方法：具备环境健康素养的人数/监测人群总人数 ×100%）。2018 年我国居民环境与健康素养水平为 12.5%，大概只有 1/8 的居民具有环境与健康素养。较低的环境与健康素养水平不利于公众采取防护措施有效避免环境污染对健康造成的损害，也不利于社会公众广泛参与环境治理。健康环境促进行动要求提升全民环境与健康素养水平，努力促进环境与健康知识、行为、技能成为全民普遍具备的素质和能力。

（三）提倡积极实施垃圾分类并及时清理，将固体废物主动投放到相应的回收地点及设施中

生活垃圾分为有害垃圾、可回收垃圾、厨余垃圾和其他垃圾四大类。生活垃圾的潜在健康危害是当前世界各国共同关注的重大环境与健康问题，若处置不当，可通过对土壤、地表和地下水、大气的污染而危害人体健康。随着中国特色社会主义进入新时代，拥有优良的人居环境成为人们对美好生活的基本需求，分类回收和处理垃圾可有效破解城乡垃圾难题、减少环境污染、改善人居环境。

（四）防治室内空气污染，提倡简约绿色装饰，做好室内油烟排风，提高家居环境水平

城市居民80%～90%的时间在室内环境中度过。室内空气质量对人们的工作、学习效率和生活舒适度有重要影响。大量研究已证实大气污染能够显著影响人群死亡率和发病率，2016年全球约54万名5岁以下儿童死亡归因于环境空气污染和家庭空气污染的共同影响。居室装修材料中存在的甲醛、苯系物等挥发性有机物对暴露人群可造成包括致癌在内的多种健康危害。室内空气污染部分来源于室外大气环境，其他来源于装修、家具、吸烟等室内污染，现代建筑普遍密闭性增强，新风量减少，也加剧了室内空气污染的程度。减少室内空气污染对健康的危害，要引导居民养成勤开窗通风、使用空气净化器的习惯，提倡简约绿色装饰理念等。

（五）学校、医院、车站、大型商场、电影院等人员密集的地方定期开展火灾、地震等自然灾害及突发事件的应急演练

中国有50%以上的人口居住在气象、地震、地质、海洋等自然灾害严重的地区，定期开展火灾、地震等自然灾害及突发事件的应急演练能够提高场所人员的安全防范意识，提高自救自护能力，在发生突发事件时最大限度地减少伤害。通过加强城乡公共消防设施建设和维护管理，合理规划和建设应急避难场所，加强应急物资储备体系建设，可有效降低灾害等应急事件对群众健康的危害。

（六）提高自身健康防护意识和能力，学会识别常见的危险标识、化学品安全标签及环境保护图形标志

环境污染大都在个人的可控范围之外，环境的改变需要较长时间，因此通过增强自我保护意识，注重自我防护，养成良好的生活习惯和行为方式，减少接触、降低暴露，可有效迅速减轻或消除其造成的健康危害。为保护自身安全，要学会识别常见的危险标识，如当心剧毒、当心电离辐射、当心有害气体中毒等常见的安全警告标志，以及污水排放口、废气排放口、噪声排放源、一般固体废物和危险废物储存（处置）场的环境保护警告图形标志等。

三、个人应掌握的核心知识与技能

（一）室外空气与健康核心知识与技能

1. 核心要点

（1）空气污染会对呼吸系统、心血管系统等产生不良健康影响。

（2）霾污染天气应尽量减少户外活动，外出需做好健康防护。

（3）防治机动车尾气污染，人人参与绿色低碳出行。

（4）避免露天焚烧垃圾秸秆，拒绝露天烧烤，少放或不放烟花爆竹。

2. 释义

空气中的污染物可以对人体健康造成危害。主要通过呼吸道直接进入人体，也可以沉积在食物、水体或土壤中，通过进食或饮水等经消化道进入体内。当空气污染物的浓度过高时，人体会由于短期内吸入大量的污染物而产生急性健康危害。长期暴露于空气污染中，会诱发各种慢性呼吸道疾病、心血管疾病等。

细颗粒物（PM2.5）是形成霾污染天气的主要因素。PM2.5的化学成分众多，除影响空气能见度外，可经呼吸道进入肺部和血液，对人体的呼吸系统、心血管系统等造成重要影响。婴幼儿、儿童、老年人、心血管疾病和慢性肺病患者对其更为敏感。

PM2.5的来源非常复杂。有自然来源和人为来源，人为来源有各种燃料燃烧、汽车尾气排放等。中国机动车保有量和尾气排放量巨大。机动车尾气排放是指机动车在运行过程中所产生的尾气排放，排放的主要污染物为一氧化碳、碳氢化合物、氮氧化物。秸秆和垃圾直接露天焚烧将产生环境风险。

煤烟颗粒和烟雾会引起人类健康问题，如哮喘或其他呼吸问题，并且会排放大量温室气体如二氧化碳、甲烷和一氧化二氮。露天烧烤使用的燃料多为木炭或焦炭，会产生大量的煤烟、煤渣、煤灰，对空气产生严重污染，且在烧烤过程中，油脂、肉渣、调味品在燃烧时也产生大量随烟气排放的污染物，吸入体内将会导致健康危害。春节期间燃放烟花爆竹是我国的传统习俗，但烟花爆竹中含有大量的硝、硫磺等助燃物、可燃物、氧化剂、火焰着色物质等化学成分，燃放后会释放大量二氧化硫、颗粒物、重金属等其他有毒物质。

3. 技能

（1）口罩可分为成人口罩（包括日常防护口罩、职业防护口罩）、医用口罩（包括一次性使用医用口罩、医用外科口罩、医用防护口罩）、儿童口罩（包括儿童防护口罩、儿童卫生口罩）和其他口罩（包括活性炭口罩、棉布口罩等）四大类。

（2）佩戴口罩前，要检查口罩是否清洁、是否有破损；佩戴口罩时，要严格按照使用说明进行操作；佩戴口罩后，需要进行气密性检查。

（二）饮用水核心知识与技能

1. 核心要点

（1）安全足量的饮水是保证人体健康的基本条件。

（2）生活饮用水是否安全需要经过专业检测确定。

（3）注重饮水卫生，要饮用符合卫生标准的水。

2. 释义

水是生命之源，在人类生存和社会发展中不可或缺。水的充足和安全是国家安全、社会稳定的基石。

安全的饮水至少应满足容易获取、水量适当、水质合格等基本要求。其中，饮水质量的好坏直接影响着人们的健康。根据世界卫生组织的解释，饮水安全是指终身饮用不会对健康产生明显危害的水源。其中的终身饮用，是以人均寿命70岁为基数，依据每天每人2升水的摄入量计算的，生活饮用水是否卫生安全，需经过专业检测确定。

直接取水的水源，无任何设施或仅有简易设施的供水，应定期投放适当的消毒剂，并将水煮沸后方可饮用。煮沸既可有效杀灭水中的病原微生物，又能蒸发水中的氯气及一些可挥发的有害物质。一般情况下，集中供应的自来水是符合国家生活饮用水卫生标准规定的，理论上可以生饮。但为了有效抑制配水管网中影响供水水质的细菌等微生物的繁殖，自来水在到达管网末梢时存在一定的余氯量，因此建议煮沸后饮用。

3. 技能

（1）净水器在首次使用或更换滤芯后要用原水冲洗滤芯和管路，将净水器膜保护液或活性炭黑色粉末冲去。

（2）在日常使用时还要按厂商要求定期更换净水器滤芯和清洗滤筒。

（3）通常情况下，PP棉滤芯寿命为1～2月、活性炭滤芯为3～6个月、超滤膜滤芯为24个月、反渗透膜滤芯为36个月，陶瓷滤芯净水出水量变小时应及时清洗。

（三）土壤及相关污染物核心知识与技能

1. 核心要点

（1）土壤污染影响整体环境质量，长期接触会危害人体健康。

（2）土壤中的农药残留等污染物可通过农产品食用途径产生健康危害。

（3）积极实施垃圾分类并及时清理，将生活垃圾主动投放到相应的回收设施。

2. 释义

土壤污染具有隐蔽性，健康危害易被忽视。水体和空气的环境质量比较容易受到重视，这是因为当它们受到严重污染时，通过人的感官就能发现。有些污染物在土壤中不像在水体和空气中那样容易扩散、稀释，往往难以清除并容易不断积累，因此防治土壤污染要以预防为主。土壤为农作物生长提供水分、无机盐、矿物质及营养物质等，是农业生产的重要物质基础。同时，土壤中的污染物可通过农作物的吸收作用进入其体内，对农产品安全造成影响。

土壤环境质量是农产品安全的重要保障。我们既要减少工业废渣、生活垃圾、农药化肥对土壤的污染，也要防止工业废水灌溉带来的土壤污染，还要防止大气中污染物沉降对土壤造成的污染。

分类回收和处理生活垃圾，可减少土壤环境污染。有害垃圾需要进行特殊处理，应和其他生活垃圾分开放置。这样既便于回收利用其中所含的再生资源，也利于减少其处理不当对人们的健康造成的危害。

3. 技能

（1）可回收垃圾包括纸类、塑料、金属、玻璃、织物；有害垃圾包括灯管、家用化学品、电池；厨余垃圾包括家庭厨余垃圾、餐厨垃圾、其他厨余垃圾；其他垃圾包括除可回收垃圾、有害垃圾、厨余垃圾外的生活垃圾。

（2）可回收垃圾、有害垃圾、厨余垃圾和其他垃圾分别投掷到蓝色、红色、绿色和灰色垃圾桶中。

（四）室内环境核心知识与技能

1. 核心要点

（1）关注室内空气污染，注意每天通风换气，定期除尘。

（2）居家烹饪时要使用排风扇、抽油烟机等设备。

（3）冬季取暖注意室内通风，谨防煤气中毒。

（4）定期对家中饲养的宠物进行清洁与驱虫。

（5）吸烟有害健康，在公共场所吸烟还有害他人健康。

（6）公共场所应使用空气净化和新风装置。

2. 释义

室内空气污染严重危害人体健康。人们长期在室内生活，老年人、婴幼儿等在室内的时间更长，室内空气质量对健康的重要性不言而喻。由于人类自身在室内活动时，会产生并排放二氧化碳等气体；在家中进行烹饪、取暖时，会产生大量对健康有害的污染物；吸烟所产生的烟雾也是室内空气污染的重要来源；装饰装修材料、家具等可能散发有毒有害物质，因此每天通风换气尤为重要。

居家烹饪时要使用排气净化设备。使用煤炉、煤气炉或液化气炉的家庭，要小心气体泄漏，可引起大量一氧化碳在室内蓄积，造成人员中毒。厨房中采用煎、炒、炸等烹饪方式，PM2.5浓度会瞬间升高，并可扩散至客厅、卧室等。烹饪时，尽量使用排风扇、抽油烟机等设备，做好油烟排风工作，防止危害进一步扩大。

宠物是室内重要的微生物污染来源。当人们与宠物发生肢体接触时，宠物体内携带的致病微生物可能会进入人体内，与人类致病菌发生组合和变异的机会也相应增多。狂犬病、流行性出血热、弓形虫病、口蹄疫等都与宠物有关。对宠物定期进行清洁护理，不仅可使其在外观上更加干净美丽，同时还便于及时发现和预防一些常见皮肤病的发生。趾甲、毛发等部位是藏污纳垢的地方，应重点清理。

要采取室内空气净化措施加强健康防护。安装空气净化装置或者良好的新风系统对公共场所的室内空气质量改善有促进作用，使室内环境气候适宜、空气清新。随着经济的发展和人民生活水平的提高，新风系统越来越广泛地应用于公共场所，如商场、餐饮场所、超市和影院等。公共场所人流密集且二氧化碳浓度过大，安装空气净化装置，同时采用新风装置能起到良好的空气净化作用。

吸烟有害人体健康。烟草燃烧产生的烟雾含有多种危险化学物质：焦油，尼古丁和一氧化碳等。焦油是由好几种物质混合而成的物质，在肺中会浓缩成一种黏性物质。尼古丁是会使人成瘾的药物，由肺部吸入，主要对神经系统发生作用。一氧化碳能降低红细胞将氧输送到全身的能力。室内工作场所、公共场所和公共交通工具内完全禁烟是保护人们免受二手烟危害的最有效措施。二手烟不存在所谓的"安全暴露"水平。

3. 技能

（1）通常空气净化器需要开启 30 分钟以上方可起到净化作用。

（2）净化器放置位置应与室内家居或墙壁至少距离 30 厘米。

（3）净化材料要根据污染程度和使用时间及时更换，一般使用半年后应考虑更换滤芯。

（五）健康生活核心知识与技能

1. 核心要点

（1）儿童应从小养成饭前便后洗手和平时及时洗手的习惯。

（2）室内装修应简约绿色环保，尽量购买带有绿色标志的装饰装修材料和家具。

（3）少用空气清新剂、芳香剂、除臭剂等家用化学品。

（4）少使用塑料袋、一次性发泡塑料饭盒、塑料管等易造成环境污染的用品。

（5）购买使用带有节能标识的家电产品。

（6）尽量购买耐用品，少购买过度包装或难降解包装材料的产品。

2. 释义

科学的洗手方法是降低儿童肠道和急性呼吸道疾病发病的最有效、最廉价的方法。细菌性痢疾、伤寒、霍乱、手足口病等疾病通常经粪—手—口传播。因此及时洗手对这些疾病的预防起着极其重要的作用。七步洗手法可以清除手部污物和细菌，预防接触感染，减少传染病的传播。步骤如下：第一步（内）：洗手掌，流水湿润双手，涂抹洗手液（或肥皂），掌心相对，手指并拢相互揉搓；第二步（外）：洗背侧指缝，手心对手背沿指缝相互揉搓，双手交换进行；第三步（夹）：洗掌侧指缝，掌心相对，双手交叉沿指缝相互揉搓；第四步（弓）：洗指背，弯曲各手指关节，半握拳把指背放在另一手掌心旋转揉搓，双手交换进行；第五步（大）：洗大拇指，一手握另一手大拇指旋转揉搓，双手交换进行；第六步（立）：洗指尖，弯曲各手指关节，把指尖合拢在另一手掌心旋转揉搓，双手交换进行；第七步（腕）：洗手腕、手臂，揉搓手腕、手臂，双手交换进行。

室内装修应遵循简约环保方式。绿色标志表明该产品的生产、使用及处理过程均符合环境保护的要求，不危害人体健康，有利于资源再生和回收利用。装修时应选购带有绿色标志的装饰装修材料、家具。绿色环境标志是由政府部门、公共或民间团体依照一定的环保标准，向申请者颁发并印在产品和包装上的特定标志，用以向消费者证明该产品从研制、开发到生产、运输、销售、使用直至回收利用的整个过程都符合环境保护标准，对生态环境和人类健康均无损害。在装修选材方面，要严格按照国家标准进行选择。注意家具的内在质量，合理选择和使用，新买的家具一定要注意甲醛和苯的释放量，最好通风一段时间再用。装修后最好请专业的、具有检测资质的机构对室内空气质量进行检测。

家用化学品是居室环境污染的重要来源。家用化学品泛指在家庭中使用的一大类化学物品。包括化妆品、洗涤剂类、黏合剂类、涂料、家用杀虫驱虫剂、气溶胶产品等。化妆品成分由基质和辅料组成，其中含有许多对人体有害的化学物质，如色素、香料、表面活性剂、防腐剂、漂白剂、避光剂等都可导致接触性皮炎。家用杀虫剂（蚊香、灭蝇剂、除蟑剂）等日用化学品，都含有有毒的挥发性有机溶剂及化合物，在用于杀灭害虫的同时，也使居室环境遭受污染。

生活中少使用一次性塑料制品。塑料袋、一次性发泡塑料饭盒、塑料管具有难降解、有毒等特点，会对环境造成严重危害。它们可能含有各种病毒、细菌和致癌化学物，可能会损害人的肝脏和肾脏，严重影响身体健康。同时，一些发泡餐具的原料中有害物质浓度超标，加工过程中工艺控制不好、使用过程中温度过高，都会导致餐具"带毒"。造成污染的用品主要由聚苯乙烯等高分子化合物组成，应该减少购买使用。

使用节能标识的家电产品，可促进节能减排，减少资源消耗。中国能效等级为蓝白背景的彩色标识，分为1、2、3、4、5共5个等级。等级1表示产品达到国际先进水平，最节电，即耗能最低；等级2表示比较节电；等级3表示产品的能源效率为我国市场的平均水平；等级4表示产品能源效率低于市场平均水平；等级5是市场准入指标，低于该等级要求的产品不允许生产和销售。能效标识为背部有黏性的，顶部标有"中国能效标识"字样的彩色标签，一般粘贴在产品的正面面板上。

鼓励公众使用易降解的包装材料。过度包装产品主要指包装的耗材过多、分量过重、体积过大、成本过高、装潢过度的产品。过度包装产品既浪费资源又增加消费者的负担。可降解塑料是指在生产过程中加入一定量的添加物（如淀粉、改性淀粉或其他维生素、光敏剂、生物降解剂等），使其稳定性下降，易在自然环境中降解的塑料。

3. 技能

（1）能够识别绿色标识及节能标识，并选用相应的材料及电器。

（2）儿童应从小学习掌握科学洗手技能（七步洗手法）。

（六）突发自然灾害核心知识与技能

1. 核心要点

（1）积极参加火灾、洪灾、地震等自然灾害及突发事件的应急演练。

（2）发生环境健康危害事件时，要按政府有关部门的指导应对避险。

2. 释义

平时要注意参加演练积累自然灾害及突发事件的应对技能。学校、医院、社区等人员密集的地方应定期开展火灾、地震等自然灾害及突发事件的应急演练。应急演练可建立和完善自然灾害和其他突发事件等不同情况的应急救助体系，提高灾害应急反应能力和防御工作水平，避免或尽可能地减轻突发事件造成的损失，确保群众生命财产安全。居民应积极参加火灾、洪灾、地震等自然灾害及突发事件的应急演练，提高防灾避灾意识，做到未雨绸缪，有备无患。

发生环境健康危害事件时，居民应听从政府或应急部门的指挥。选择正确的逃生方法，快速撤离现场。发生有毒有害物质污染而危害自身健康时，不要惊慌失措，不要传播谣言，更不要围观现场，应及时向当地有关部门和医疗急救中心报告，并按照有关单位的指令采取防护措施或应急行动。

3. 技能

（1）掌握防灾减灾、突发事件应对知识和技能，提高自救和互救能力。

（2）发生地震灾害时，需尽快前往应急避难场所，震后立即开展自救互救。

（3）发生火灾时，会判断火势，隔离烟雾、用湿毛巾捂住口鼻、低姿势逃生，会拨打火警电话119。

（七）意外伤害核心知识与技能

1. 核心要点

（1）不将儿童单独留在卫生间、浴室、开放的水源边。

（2）儿童乘车时应使用安全座椅，避免道路交通伤害。

（3）不要在不安全的天然水域游泳，下雨时不要在室外游泳，避免雷击。

2. 释义

溺水是导致儿童死亡的"头号杀手"。开放的水源多指无人管理的河边、湖边、海边等。这些地方水下情况不明，有可能有水草、毒蛇、暗礁等危险因素。而家中也是伤害的高发地点，卫生间、浴室等地点不但封闭不易听到呼喊，而且地面潮湿易滑倒，容易发生伤害。儿童作为特殊群体，家长需做好看护，不要将孩子单独留在卫生间、浴室、开放的水源边。

道路交通伤害是全球重点关注的公共卫生问题。儿童是最为脆弱的道路交通使用者，因道路交通伤害死亡的儿童中36%是汽车内的儿童乘客。儿童安全座椅的正确使用已被证实能使婴童道路交通死亡率降低70%，低龄儿童死亡率降低54%～80%。在选择儿童安全座椅时，需将儿童的年龄、身高和体重作为重要参考因素，选择合适的安全座椅。

选择安全可靠的场所游泳。游泳的场所，最好是管理规范的游泳池，由于天然水域环境状况复杂，水面开阔，发生危险不易被察觉。而且天然水域水流情况复杂，潜在危险较多，有可能遭遇激流、漩涡而发生危险，因此不提倡在天然水域游泳。

3. 技能

（1）会识别常见的危险标志，如易燃、易爆、剧毒、高压、放射性、生物安全等。

（2）根据儿童年龄、身高和体重合理选择汽车安全座椅。

四、社会职责任务

（一）社会主要任务

健康环境促进行动对社会发起的健康倡导，可归纳为"六加强六鼓励"。

"六加强"是：要加强社区基础设施和生态环境建设，制定社区健康公约和健康守则等行为规范；要加强公共场所环境卫生监测和管理，如集中空调清洗、游泳场所消毒及时换水，张贴预防跌倒、触电、溺水等警示标识，预防意外事故；要加强企业安全生产主体责任落实，强化危险化学品全过程管理；要加强企业环保责任落实，管理维护好污染治理装置，污染物排放必须符合环保标准；要加强宣传和普及环境与健康基本理念、基本知识和基本技能；要加强火灾、地震等自然灾害及突发事件的应急演练和培训。

"六鼓励"是：鼓励社区大力开展讲卫生、树新风、除陋习活动；鼓励将文明健康生活方式纳入"五好文明家庭"评选标准；鼓励引导志愿者参与，指导社区居民形成健康生活方式；鼓励企业建立消费品有害物质限量披露及质量安全事故监测和报告制度；鼓励室内健身场所等公共场所应安装空气净化装置，同时采用新风装置；鼓励用人单位充分考虑职工健康需要，为职工提供健康支持性环境。

（二）社会任务的落实

健康环境促进行动在社会层面主要依靠社区、用人单位、企业、公共场所、学校、医院、社会组织等各方各司其职，共同推进。社区是开展健康教育和健康环境促进的重要场所，开展社区健康教育的优越性已经得到了充分的验证，各地都进行了不同模式的方法探索，积累了丰富的经验。在创建健康环境方面，在当今社会价值观念不断转变的时期，社区要充分把握住人们健康意识转变的机会，通过提供方便、科学的服务来提高群众的健康环境意识，进一步挖掘健康环境促进行动的潜在需求；企业是市场主要的经济主体，企业一方面要为劳动者提供健康支持性环境，为社会提供更多的健康支持性产品，另一方面要减轻生产、经营行为对环境的污染和对消费者的健康危害，降低环境健康风险；公共场所是群众休闲、娱乐、社交的主要场所，具有人员密集，流动性大的特点，在现代化交通高度发达的形势下，公共场所健康危害因素对群众的健康损害会呈放大效应，这就要求公共场所经营者强化责任意识，承担起场所内健康环境创建的工作，营造健康环境；科研机构在健康环境促进行动中充当智库的作用，应从科学方面更多地普及健康知识，进一步创新公众科普和宣传工作方式，建立完善科普资源库，开发形式多样的健康教育材料；学校在从小培养学生的环境与健康意识，提升环境与健康素养，引导正确的行为方式等方面起着不可替代的作用。

在政府的引导和个人、家庭广泛参与下，社会各方应以建设健康的社区、健康的单位、健康的家庭、健康的场所、健康的学校等细胞工程为主要抓手，努力参与并践行健康环境促进行动，形成健康环境社会共创、共建的良好局面。

五、政府职责任务

（一）政府任务分工

政府有七项具体职责，各项职责均有明确的牵头部门。卫生健康部门牵头三项，分别是：制定健康社区等健康细胞工程建设规范和评价指标；建立环境与健康的调查、监测和风险评估制度；着力研发关键核心技术，指导公众做好健康防护。生态环境部牵头开展大气、水、土壤污染防治，修订《中国公民环境与健康素养（试行）》。国家发展和改革委员会、生态环境部等8部门分工负责加大饮用水工程设施投入、管理和维护，保障饮用水安全。交通运输部牵头组织实施交通安全生命防护工程，加强交通安全隐患治理，减少道路交通伤害事件的发生。国家市场监管总局牵头加强装饰装修材料、日用化学品等消费品的安全性评价，完善产品伤害监测体系，提高相关标准，强化重点领域质量安全监管等。

（二）工作基础

健康环境促进行动涉及国家卫生健康委、生态环境部等多个部委职能，需要凝聚各部门力量，形成跨部门合力。2007年原卫生部、环保总局等18部委联合颁布《国家环境与健康行动计划（2007—2015）》，对我国环境与健康工作部门间合作、推进健康环境建设发挥了重要作用。2014 年修订的《中华人民共和国环境保护法》，首次将"保障公众健康"写入总则，新增的第 39 条着重关注环境与健康领域，提出"国家建立、健全环境与健康监测、调查和风险评估制度"，使环境与健康工作在法律上进行确认。2019 年中央机构编制委员会办公室对环境与健康工作的部门分工进行了明确，确定了卫生健康委负责对环境与健康工作的统筹协调和督促落实职责，生态环境部向卫生健康委提供相关环境数据，为人体健康影响评价、疾病诊断规范制定提供支撑；卫生健康委向生态环境部反馈健康评价结果，为环境风险控制政策制定提供依据。

目前，我国卫生健康部门基本建成了全国饮用水卫生监测、空气污染对人群健康影响监测、公共场所健康危害因素监测、国家人体生物监测、农村环境卫生等环境与健康监测网络，开展了饮用水中抗生素等潜在污染物调查、淮河流域癌症综合防治、城市室内环境健康影响调查等工作，实施完成了天津港爆炸事故环境健康影响评估工作。卫生健康部门还会同环保部门在我国重点地区联合实施环境与健康调查，并选择部分地区开展持续监测，为动态掌握变化趋势、开展风险评估奠定基础。生态环境部于 2018 年正式启动国家生态环境与健康管理试点工作，试点地区承担环境与健康各项制度先行先试的任务，为环境与健康工作的全面展开提供可推广的经验。

（三）下一步任务措施

1. 健全工作机制

健康中国行动启动后，国家卫生健康委联合生态环境部对原国家环境与健康工作领导小组成员、联络员及专家咨询委员会名单进行了调整完善。调整后的国家环境与健康工作领导小组由国家卫生健康委和生态环境部主管部长担任组长，国家发展和改革委员会、教育部、科技部、财政部、自然资源部、住房和城乡建设部、交通运输部、水利部、农业农村部、商务部、国家新闻出版广电总局、统计局、气象局、中医药局等部门相关司局负责同志为成员。新成立的国家环境与健康工作领导小组在国家卫生健康委疾控局设立办公室，将通过定期组织召开工作例会等形式，协调、部署环境与健康工作，加强宏观指导和统筹力度，指导各方实施健康环境促进行动，全面加强环境与健康工作。新组建的国家环境与健康专家咨询委员会由 33 位资深专家和学者组成，负责环境与健康专业指导和技术咨询工作。

2. 制定分阶段实施方案

健康环境促进行动时间跨度长，为保证 2030 年目标的实现，整个行动分为两个阶段：

2019—2022 年为第一阶段。该阶段以建立健全工作机制为重点，侧重于整个行动的支撑体系构建，包括建立专项行动领导小组的日常运行机制，建立专家库及不同专业领域的资源库、制定发布环境健康素养、技术标准规范指南、监测评估规范、方法，探索建立健康社区、健康场所等细胞工程等，启动水、土、气、公共场所等专项活动，为支撑健康环境促进行动打好基础。

2022—2030 年为第二阶段。本阶段各项工作机制成熟运转，以健康环境促进行动两项结果性指标的实现为指引，全面开展水质达标与饮用水安全、重污染天气应对、生活垃圾分类、室内和场所健康，安全环境促进等重点专项活动，进一步丰富专家库和资源库及法律法规体系，宣传倡导活动取得明显成效，同时配合整个健康中国行动完成专项行动的评估考核工作。

3. 建立健康环境促进行动试点区域

健康环境促进行动涉及工作领域从自然环境到社会环境，从室外"大环境"到公共场所"中环境"和室内"小环境"。为保证健康环境促进行动的深入推进，在全国选取有代表性的省或县市，建立健康环境促进行动试点区域，在试点区域综合开展水质达标与饮用水安全、重污染天气应对、生活垃圾分类、室内和场所健康，安全环境促进等重点活动，从宣传倡导、健康科普、健康促进、调查研究、制定技术规范和指南、培训和指导、专家队伍建设及咨询以及监测评估、考核等方面形成可推广的成熟经验，对其他地区及整个社会起到以点带面的示范作用，推动全民环境与健康素养的提高。

4. 搭建健康环境促进行动综合平台

健康环境促进行动是一项系统工程，需要参与部门紧密合作以及全民共建共享。目前，我国卫生健康部门在环境与健康监测、调查、风险评估工作方面，基本建成了全国饮用水卫生监测、空气污染对人群健康影响监测、公共场所健康危害因素监测、国家人体生物监测、农村环境卫生等环境与健康监测网络平台。在此基础上搭建跨部门的、涵盖政府、社会组织、企业、专家、个人和家庭各方的健康环境促进行动综合工作平台，对接目前已有的相关工作，定期举办健康环境促进行动大会，交流健康环境促进行动进展和经验，广泛动员社会资金参与，形成全社会爱护环境、保护健康的氛围。

5. 加强健康防护技术、标准研制

健康环境的形成需要较长时间，短期可通过研发有效的防护技术、制定科学的环境健康标准提升人群健康水平。疾病预防控制中心、科研院校等机构充分发挥社会力量的作用，继续开展环境健康防护用品防护效果的调查与评价，开展中医药对环境污染的健康防护研究，研发优质、高效的健康防护产品。同时应投入经费支持开展环境污染与疾病关系、健康风险预测预警的研究工作，比如京津冀以及周边地区的大气污染对人群健康的影响，重污染天气对特定人群、普通人群的生物效应产生的影响等。为满足健康环境促进行动对技术标准的需求，还需加快环境与健康监测、调查技术规范和操作指南、环境健康风险评估方法和技术标准的研制工作，构建以环境健康风险评估、风险管理为特点的环境健康标准体系，提高交通安全技术标准、提高家用化学品、儿童产品的安全标准等。

（施小明）

第七节　妇幼健康促进行动

妇幼健康是全民健康的基础。新时期妇幼健康面临新的挑战。随着生育政策调整完善，生育需求逐步释放，高危孕产妇比例明显增加，保障母婴安全压力增大。生育全程服务覆盖不广泛，宫颈癌和乳腺癌高发态势仍未扭转，儿童早期发展亟须加强，妇女儿童健康状况在城乡之间、区域之间还存在差异，妇幼健康服务供给能力有待提高。出生缺陷不仅严重影响儿童的生命健康和生活质量，而且影响人口素质。妇女儿童发展是经济和社会发展的重要组成部分，出生缺陷综合防治是提高出生人口素质、促进儿童健康发展的重要措施。实施妇幼健康促进行动，是保护妇女儿童健康权益，促进妇女儿童全面发展、维护生殖健康的重要举措，有助于从源头上提高国民健康水平。

一、行动背景

（一）我国孕产妇死亡率持续下降，但与发达国家仍具有一定差距

我国在过去几十年间孕产妇死亡率持续下降，城乡和地区差异明显缩小，1990 年孕产妇死亡率为 88.8/10 万，2020 年下降至 16.9/10 万，较 1990 年下降了 81.0%。1990—2018 年，年均下降速率达到 5.38%，尤其是 2000 年"降低孕产妇死亡率和消除新生儿破伤风项目"和"2009 年农村孕产妇住院分娩补助项目实施以后，年均下降速度明显加快[①]"。

我国 2020 年孕产妇死亡率为 16.9/10 万，优于中高收入国家平均水平，已经达到《中国妇女发展纲要（2011—2020 年）》的目标（孕产妇死亡率控制在 20/10 万以下）[②]。2015 年发达国家的平均水平为 12/10 万，美国为 14/10 万，加拿大、日本和西欧各国均 <10/10 万[③]，我国孕产妇死亡率还存在一定的下降空间，仍需付出更大努力。《纲要》提出孕产妇死亡率于 2020 年下降到 18.0/10 万，2030 年下降到 12.0/10 万[④]。该目标的制定基于孕产妇死亡率历史数据，纳入社会经济发展指标进行预测，具有充分的依据和实现可行性。

（二）我国婴儿和 5 岁以下儿童死亡率持续下降，但仍是威胁儿童生存的主要原因，且与高收入国家水平有差距

在我国，婴儿死亡率和 5 岁以下儿童死亡率分别从 2008 年的 14.9‰和 18.5‰下降至 2020 年的 5.4‰和 7.5‰，下降幅度分别为 63.76%和 59.46%。但是，2014—2020 年我国新生儿死亡率、婴儿死亡率和 5 岁以下儿童死亡率近五年的下降速度趋于减缓。在我国，5 岁以下儿童死亡绝大多数发生在婴儿期，特别是新生儿期，2019 年我国婴儿死亡人数占 5 岁以下儿童死亡人数的

---

① 国家卫生健康委员会妇幼健康司. 中国妇幼健康事业发展报告（2019）［EB/OL］. http：//www. nhc. gov. cn/fys/s7901/201905/bbd8 e2134a7 e47958c5 c9 ef032 e1 dfa2. shtml.

② 国务院. 中国妇女发展纲要（2011—2020 年）［EB/OL］. http：//www. gov. cn/zhengce/content/2011－08/05/content_ 6549. htm.

③ WHO. Global Health Observatory（GHO）data. Access：https：//www. who. int/gho/maternal_ health/countries/en/.

④ 中共中央，国务院. "健康中国 2030"规划纲要［EB/OL］. https：//www. cnsoc. org/chpolicy/781900200. html.

71.8%，其中新生儿死亡占 44.9%；此外，由于我国人口基数大，我国儿童死亡形势依旧较为严峻。

2016 年中高收入国家 5 岁以下儿童平均死亡率为 14‰，而我国 2016 年 5 岁以下儿童死亡率为 10.2‰，低于中高收入国家平均水平。2016 年高收入国家婴儿死亡率、5 岁以下儿童平均死亡率均为 5‰，我国 2019 年的婴儿和 5 岁以下儿童死亡率明显高于 2016 年的发达国家水平，与日本的 2.0‰和 3.0‰，德国的 3.0‰和 4.0‰，法国的 3.0‰和 4.0‰，英国的 4.0‰和 4.0‰，加拿大的 4.0‰和 5.0‰，澳大利亚的 3.0‰和 4.0‰等国家存在较大差距[①]。

从发达国家相关死亡率下降历程来看，死亡率并不是匀速下降的，可分为快速下降、缓慢下降与低水平持续状态[②]，而我国几十年来婴儿和 5 岁以下儿童死亡率虽呈现较快的下降趋势，但随着经济、医学技术发展到一定程度，婴儿和 5 岁以下儿童死亡率将从快速下降向缓慢下降转型并进入平台期。因此，今后一段时期，我国婴儿和 5 岁以下儿童死亡率等主要指标可能呈现基本平稳态势。

（三）全国孕产妇保健服务中住院分娩率大幅提升，产前检查覆盖率和产后访视率逐步提高

随着中国妇幼健康事业的发展历程，孕产妇保健服务工作内涵不断丰富，取得了卓越的进展与成效。倡导安全分娩保障母婴安全是妇幼健康工作的核心内容，由新中国成立之初的新法接生到现在普遍开展的住院分娩，全国住院分娩率大幅提升，从 1996 年的 60.7% 上升至 2012 年的 99.2%，近年来一直维持在 99% 以上。特别是降消项目和农村孕产妇住院分娩补助项目实施后，农村住院分娩率上升速度更快，城乡间差距明显缩小，由 1996 年的 51.7% 升高到 2018 年的 99.8%[③]。西部地区从 1996 年的 44.8% 增加到 2018 年的 99.6%，地区间差距持续缩小。

---

① 联合国儿童基金会，世界卫生组织，世界银行 . Levels&Trends in Child Mortality Report 2017 ［OL］. https：//data. unicef. org/resources/levels-and-trends-in-child-mortality.

② 李鸿斌 . 中国婴儿死亡率发展趋势研究——动态数列分析法的应用 ［J］. 中国人口科学，2013，6（6）：39 – 49.

③ 张媛，周玉博，李宏田，等 . 1996 至 2015 年中国住院分娩率的变化趋势 ［J］. 中华医学杂志，2017，97（17）：1337 – 1342.

产前检查率稳步提高，由 1996 年的 83.7% 上升到 2019 年的 96.8%，农村从 80.6% 上升到 96.2%。2011 年 88.4% 的孕产妇在孕期接受至少 5 次产前检查，2019 年这一数字提高到 92.7%。加强高危孕产妇管理，开展孕产妇妊娠风险筛查和评估。截至 2018 年 4 月，全国 97.8% 的市（地、州）和 97.0% 的县（市、区）开展了妊娠风险筛查与评估，98.6% 的市（地、州）和 97.9% 的县（市、区）开展了高危孕产妇专案管理。

同时纳入国家基本公共卫生服务内容的还有产后 1 周访视和产后 42 天免费检查，加强对产妇产褥期保健指导和健康检查，进行母乳喂养和产后避孕科学指导，产后访视率从 1996 年的 80.1% 上升到 2019 年的 94.1%。孕产妇系统管理率持续提高，从 1996 年的 65.5% 上升到 2019 年的 90.3%，实现了"孕产妇系统管理率达到 85% 以上"的目标。

（四）出生缺陷防治体系较为完善，但仍面临严峻挑战

预防出生缺陷、提高人口素质是我国经济和社会发展的战略需求，受到了党和政府的高度重视，是我国人口健康和社会发展规划中不可或缺的内容。我国已经构建了较为规范的出生缺陷防治体系，推广和实施出生缺陷的三级预防措施，常规开展婚前保健、孕前优生健康检查（孕前保健）、育龄妇女免费增补叶酸等一级干预措施和干预项目，大力推行产前检查，规范孕妇血清学产前筛查、孕妇外周血胎儿游离 DNA 产前筛查与诊断、超声产前筛查以及产前诊断等二级预防措施，针对新生儿遗传代谢性疾病、听力障碍、先天性心脏病等开展了早期筛查、诊断、治疗等三级预防措施，出生缺陷防治工作进展迅速、成效明显。与 2012 年相比，2019 年，出生缺陷导致的婴儿死亡率、5 岁以下儿童死亡率分别从 2.1‰、2.3‰降至 1.3‰和 1.5‰，下降幅度均超过 30%。

但是，我国出生缺陷防治工作仍然面临众多严峻挑战。一是人群出生缺陷风险增加。随着生育政策逐步调整完善，高龄孕妇比例上升，妊娠合并症、并发症及剖宫产后再育等高危人群增多，出生缺陷及不良妊娠结局发生风险增加，加之我国人口基数大，防治服务供需矛盾凸显。二是大多数出生缺陷病因不明，缺乏有效的干预措施，影响出生缺陷的环境和社会因素增多，出生缺陷防治任务艰巨。不同出生缺陷病种的防治效果不同，需要精准施策。根据全国出生缺陷监测数据，先天性心脏病、唇腭裂、唐氏综合征、神经管

缺陷等结构畸形和遗传性疾病仍然是影响我国出生人口素质的主要出生缺陷；苯丙酮尿症、先天性甲状腺功能低下症、听力障碍等疾病在新生儿期可预期通过早筛查早诊断得到及时救治，预后良好；房间隔缺损、室间隔缺损、唇裂等畸形经过手术矫治能够完全康复。三是出生缺陷防治水平地区间发展不平衡。与东部地区相比，中西部地区在出生缺陷防治体系建设、服务水平和防治效果等方面明显不足，特别是针对边远贫困地区、流动人口等，有效干预技术和措施尚未得到普及。四是服务机构的综合防治能力亟待加强。覆盖城乡，涵盖婚前、孕前、孕期、新生儿等各阶段的出生缺陷综合防治体系仍需进一步完善，尤其产前筛查和产前诊断服务网络尚需健全，生育全程基本医疗保健服务有待加强，分子遗传、无创产前基因检测、产前影像学筛查与诊断等新型防治技术的推广应用亟待进一步规范，出生缺陷防治专业人才队伍建设、学科建设及科学研究和成果转化亟须加强。五是出生缺陷防治免费服务政策体系和患儿医疗保障体系亟待完善。出生缺陷防治重大公共卫生服务项目仅围绕贫困地区、农村人口等重点区域和人群提供服务，受益区域和人群需要拓展，覆盖生育全程的政策和服务链条亟须完善。出生缺陷患儿医保报销比例偏低，医疗保障和救助水平需进一步提高，出生缺陷患儿疾病诊治与基本医保、大病保险、医疗救助、慈善救助等制度需进一步相互衔接，形成制度合力，保障患儿得到及时康复治疗，减少儿童残疾。

（五）肺炎、腹泻等儿童常见病，以及结核、艾滋病、乙肝、梅毒等传染病依然威胁儿童健康

2016 年联合国儿童基金会发布题为《千钧一发：终结因肺炎和腹泻导致的儿童死亡》的报告中指出，每年有 140 万名儿童死于肺炎和腹泻，其中绝大多数儿童生活在中低收入国家。肺炎一直是五岁以下儿童死亡的首要疾病，仅在 2015 年就夺走了近 100 万名儿童的生命，平均每 35 秒就有一名儿童死于肺炎。与肺炎相似，儿童腹泻在很多情况下与气候变化引起的低降雨量相关。自 2000 年以来，近 3 400 万名儿童死于肺炎和腹泻。根据全国妇幼卫生监测及年报通信数据，我国 5 岁以下儿童肺炎死亡率有所下降（2000 年为 673.6/10 万，2016 年为 136.2/10 万，2019 年为 92.0/10 万），肺炎已成为我国 5 岁以下儿童第一位的死亡原因；我国 5 岁以下儿童腹泻死亡率也有所下降（2000 年为 192.8/10 万，2016 年为 31.3/10 万，2019 年为 11.7/10 万），

但其依然是 5 岁以下儿童前十位的死因。

多年来我国政府积极开展传染病防治工作，儿童传染病得到有效防控，如我国已在 2012 年得到 WHO 认证，消除了新生儿破伤风（以县为单位新生儿破伤风发病率低于 1‰）。然而，传染病对儿童健康的威胁依然不容忽视。特别是儿童结核病重视程度有待提高。国务院发布的《"十三五"全国结核病防治规划》，提出要完善儿童结核病的防治措施，各地应专门指定儿童结核病定点医疗机构，对儿科医生开展结核病防治技术培训，规范儿童结核病的诊断和治疗服务，强化儿童结核病的登记报告制度等①。《行动》提出到 2022 年肺结核发病率下降到 55/10 万以下，并呈持续下降趋势的行动目标。

预防艾滋病、梅毒和乙肝母婴传播是综合防治儿童感染艾滋病、梅毒和乙肝的优先领域。2015 年起，我国将预防艾滋病、梅毒和乙肝母婴传播工作扩展到全国，为所有孕产妇免费提供艾滋病筛查，同时免费为所有发现的感染孕产妇及所生儿童提供预防母婴传播综合干预服务。近年来，孕产妇艾滋病、梅毒、乙肝的监测率稳定在 99% 以上，艾滋病母婴传播率从干预前的 34.8% 下降到 2020 年的 3.6%，先天梅毒报告例数下降幅度超过 80%，乙肝感染孕产妇所生儿童的乙肝免疫球蛋白注射率达到 99.7%②。国际"三病"消除的主要认证指标是：艾滋病母婴传播率低于 2%；先天梅毒的发病率小于等于 50 例/10 万活产；艾滋病病毒感染孕产妇治疗率大于等于 95%；梅毒血清学检测阳性孕产妇治疗率大于等于 95% 等。我国与上述目标仍有一定差距，为此在全国实施试点项目，以省为单位，逐步推广，直至消除达标。

（六）儿童营养状况依然面临多重负担

1. 我国低出生体重发生率低于世界主要发达国家水平，但存在持续上升趋势

国家统计局 2017 年《中国儿童发展纲要（2011—2020 年）》统计监测报告显示，我国监测数据中低出生体重发生率由 2011 年的 2.33% 上升到 2017

---

① 刘二勇，李惠民，赵顺英，等. 儿童结核病流行病学及诊治现状［J］. 中国实用儿科杂志，2018，33（6）：423 – 426.

② 刘二勇，李惠民，赵顺英，等. 儿童结核病流行病学及诊治现状［J］. 中国实用儿科杂志，2018，33（6）：423 – 426.

年的 2.88%[1]。妇幼卫生年报报告结果显示，2019 年全国平均低出生体重发生率为 3.24%，且历年来均低于 4%[2]，已实现《纲要》目标。国内近年研究结果也显示，低出生体重发生率在各省区市间存在较大地区差异，在 2.5% ~ 8.1%[3]。2015 年全球低出生体重发生率为 14.6%，根据世界银行按照收入水平的国家分组，高等收入国家低出生体重发生率为 7.6%，中等偏高收入国家的为 7.3%，中等偏低收入国家的为 19.9%，低收入国家的为 14.3%[4]，世界主要的几个发达国家维持在 6.5% ~ 9.5% 的水平，如美国 8%，加拿大 6.4%，英国 7%，法国 7.4%，德国 6.6%；东亚国家中日本为 9.5%，新加坡为 9.6%。

2. 我国巨大儿发生率在发展中国家中处于较高水平且有上升趋势

我国巨大儿发生率在发展中国家中处较高水平且有上升趋势，由 2014 年的 3.6% 升至 2019 年的 4.7%。地区间存在较大差异，城市高于农村。同时，基于东南地区 12 个城市的研究结果也显示我国巨大儿发生率呈上升趋势，由 1994 年的 6.0% 上升到 2005 年的 7.8%[5]。发达国家巨大儿发生率在 5% ~ 20%，然而由于母亲肥胖和糖尿病增加导致过去 20 ~ 30 年出现了 15% ~ 25% 的上升[6]。2013 年一项基于 23 个发展中国家的研究结果显示：发展中国家巨大儿发生率相对较低，如印度为 0.5%，泰国 2.2%，肯尼亚 3.6%，墨西哥 3.8%；亚洲的发展中国家巨大儿发生率相对较低，纳入研究的 8 个国家

---

① 国家卫生健康委员会妇幼健康司. 中国妇幼健康事业发展报告 (2019) [EB/OL]. http://www.nhc.gov.cn/fys/s7901/201905/bbd8e2134a7e47958c5c9ef032e1dfa2.shtml.

② 国家统计局. 2017 年《中国儿童发展纲要 (2011 – 2020 年)》统计监测报告 [EB/OL]. http://www.stats.gov.cn/tjsj/zxfb/201811/t20181109_1632517.html.

③ 中国国务院. 中国儿童发展纲要 (2011—2020 年) [EB/OL]. http://www.gov.cn/zhengce/content/2011 – 08/05/content_6549.htm.

④ 国家卫生和计划生育委员会. 2018 中国卫生和计划生育统计年鉴 [M]. 北京：中国协和医科大学出版社, 2018.

章一鸣, 张斌, 尹平. 武汉市 2011—2015 年低出生体重儿发生率及危险因素分析 [J]. 中国社会医学杂志, 2017, 34 (6): 570 – 573.

朱萍, 杜旭东, 李宓儿, 等. 2008—2014 年成都市新都区低出生体重儿发生率变化趋势及影响因素分析 [J]. 现代预防医学, 2017, 44 (8): 1428 – 1432.

⑤ UNICEF. Low birthweight data – Monitoring the situation of children and women. Access (2019) [OL]. https://data.unicef.org/resources/dataset/low – birthweight – data/.

⑥ Lu Y, Zhang J, Lu X, Xi W, Li Z. Secular trends of macrosomia in southeast China, 1994 – 2005 [J]. BMC Public Health 2011; 11: 818.

中除中国为 6.9% 外，其余均低于 3.5%[1]。

3. 0~6 月纯母乳喂养率明显提升，需加强对早开奶和辅食添加的重视

根据全国第六次卫生服务统计调查报告，我国 6 个月以内儿童纯母乳喂养率为 47.5%。根据《中国九市城郊 2 岁以下婴幼儿母乳喂养现状及 1985 年至 2015 年的变化趋势》，2005—2015 年，母乳喂养率呈现升高趋势，城区升高明显，1 岁持续母乳喂养率由 17.0% 升至 36.1%。根据世界卫生组织，在全球范围内，6 个月以内婴儿的纯母乳喂养率仅为 40%[2]。

早开奶的要求是在分娩后立即实现。即便我国积极提倡母乳喂养，并致力于提高 6 个月内纯母乳喂养率，但早开奶尚未得到充分重视，仍需在今后的工作中加大力度。2013 年，中国 2 岁以下儿童产后 1 小时开奶率 26.4%，其中，城市 24.8%，农村 27.7%，城市略低于农村，大城市、中小城市、普通农村和贫困农村产后 1 小时开奶率分别为 30.1%、24.1%、23.2%、36.9%[3]。

母乳无法满足 6 个月以上婴儿的营养需求，需要适时合理添加辅食，达到营养均衡搭配。WHO 提出的辅食添加的三个相关指标，即最低膳食多样化、最低进食频率、最低可接受膳食比例。根据 2013 年国家营养与健康调查数据，6~23 个月最低膳食多样化比例（34.6%）、最低进食频率（69.1%）、最低可接受膳食比例（24.5%）。

4. 儿童贫血、生长迟缓等营养不良问题存在地区差异，超重肥胖增速明显

根据中国居民营养与健康监测（2010—2013 年）结果，2013 年中国 5 岁以下儿童贫血患病率为 11.0%，其中城市为 9.3%，农村为 12.4%。全球范围内，大约 42% 的 5 岁以下儿童患有贫血，其中一半以上被认为适合补铁[4]。《2010—2013 中国居民营养与健康状况监测报告》结果显示，2010—2012 年

① Henriksen T. The macrosomic fetus: a challenge in current obstetrics [J]. Acta Obstetricia et Gynecologic scandinc vica, 2008, 87 (2): 134 - 145.

② Ai Koyanagi, Jun Zhang, et. al. Macrosomia in 23 developing countries: an analysis of a multicountry, facility - based, cross - sectional survey [J]. Obstetric Anesthesia Digest 2013 (381): 476 - 483.

③ 世界卫生组织. 关于母乳喂养的十个事实 [OL]. https://www.who.int.htm.

④ 丁钢强，赵文华，赵丽云，等. 2013 年中国 5 岁以下儿童营养与健康状况报告 [M]. 北京：北京大学医学出版社，2019.

我国 6 ~ 17 岁儿童青少年贫血患病率为 6.6%（其中：男生 6.0%、女生 7.4%）。6 ~ 8 岁组、9 ~ 11 岁组、12 ~ 14 岁组和 15 ~ 17 岁组的儿童贫血患病率分别为：5.7%、4.3%、7.2% 和 8.6%；城市和农村青少年的贫血患病率分别为 6.3% 和 6.9%[①]。

2013 年中国 5 岁以下儿童生长迟缓率是 8.1%[②]，2017 年为 5.2%。根据《2010—2013 中国居民营养与健康状况监测报告》，2012 年中国 6 ~ 17 岁儿童青少年的生长迟缓率为 3.2%，其中农村为 4.7%，而贫困农村为 7.7%[③]。虽然现在中国 6 ~ 17 岁儿童生长迟缓率总体较低，但农村地区儿童青少年中存在的生长迟缓状况问题仍应予以重视。

根据中国居民营养与健康状况监测（2015—2017 年），2017 年中国 5 岁以下儿童超重率是 6.9%，肥胖率是 5.0%。从 1980 年到 2010 年的 30 年间，中国儿童超重年均增长率是 8.3%，肥胖年均增长率是 12.4%，目前儿童超重呈现加速增长趋势[④]。2017 年我国 6 ~ 17 岁儿童的超重率为 11.1%，城市为 13.2%，高于农村的 9.2%。男生和女生分别为 12.7% 和 9.5%。我国 6 ~ 17 岁儿童的肥胖率为 9.1%，城市为 11.9%，高于农村的 6.7%；男生和女生分别为 11.0% 和 7.0%。我国 6 ~ 17 岁儿童超重肥胖率均呈增长趋势，且肥胖率的增长速度高于超重率。城乡的超重肥胖率均为男生高于女生，但地区间差异较明显。其中，北京、上海、天津等城市的 6 ~ 17 岁儿童超重率和肥胖率均较高，均高于 15.0%。

（七）心理行为和精神问题严重威胁儿童健康

全球 10% ~ 20% 的儿童有一种或一种以上的精神或行为问题。精神卫生问题可干扰思维、学习和社会关系，全球每年因自杀而丧生的青少年达 9 万余人，而根据世界卫生组织预测，到 2020 年以前，全球儿童心理障碍还会

① 世界卫生组织. 关于营养的十个事实 [OL]. https：//www. who. int. htm.
② 常继乐，王宇. 中国居民营养与健康状况监测 2010—2013 年综合报告 [M]. 北京：北京大学医学出版社，2016.
③ 丁钢强，赵文华，赵丽云，等. 2013 年中国 5 岁以下儿童营养与健康状况报告 [M]. 北京：北京大学医学出版社，2019.
④ 常继乐，王宇. 中国居民营养与健康状况监测 2010—2013 年综合报告 [M]. 北京：北京大学医学出版社，2016.

增长50%，将成为致病、致残、致死的主要原因之一①。中国青少年研究中心和共青团中央国际联络部2014年发布的《中国青年发展报告》显示，我国17岁以下儿童青少年中，约3 000万人受到各种情绪障碍和行为问题困扰②。

青少年自杀是全球性的公共卫生问题，已经成为全球青少年第3位死亡原因，我国15～34岁人群的首位死亡原因。我国多项研究显示，我国中学生自杀意念的发生率为13.1%～34.5%，自杀计划的发生率为5.9%～8.2%，自杀未遂的发生率为2.1%～3.5%③。精神障碍已经成为危害儿童身心健康的重要因素。密歇根大学的一个研究小组收集了美国从0～17岁4 660万名儿童的数据，发现16.5%的儿童（约770万）在人生的某个阶段被诊断出至少有一种精神疾病④，而在我国约有1 500万名儿童存在心理行为发育问题。

二、行动目标与指标

（一）结果性指标

1. 到2022年和2030年，婴儿死亡率分别控制在7.5‰及以下和5‰及以下

（1）指标内涵与口径

婴儿死亡率是指一定时期内某地区婴儿出生后不满周岁的死亡人数与该地区当年活产数之比。活产数是指妊娠满28周及以上（如孕周不清楚，可参考出生体重达1 000克及以上），娩出后有心跳、呼吸、脐带搏动、随意肌收缩4项生命体征之一的新生儿数。

（2）计算方法

某年某地区婴儿死亡数/同年该地区活产数×1000‰

① YU Z, HAN S, CHU J, et al. Trends in overweight and obesity among children and adolescents in China from 1981 to 2010: a meta – analysis [J]. Plos One, 2012, 7 (12): e51949.

② 世界卫生组织. 促进儿童和青少年健康与发育的战略方向 [EB/OL]. https://wenku.baidu.com/view/79a87d3b647d27284b735131.html.

③ 国家卫生健康委. 国家卫生健康委员会2018年5月23日例行新闻发布会散发材料之一：儿童（青少年精神卫生有关科普知识）[EB/OL]. http://www.nhc.gov.cn/wjw/zccl/201805/93bd24e3199c4bd9bfae5ff6a258bcdb.shtml.

④ 陈春梅, 孙希玲, 杨晶洁, 等. 我国20年来青少年自杀研究的分析 [J]. 健康教育与健康促进, 2017, 12 (5): 403 – 405.

（3）目前水平和国际比较

2020 年我国婴儿死亡率为 5.4‰，而 2019 年全球高收入国家婴儿死亡率平均为 4‰，因此我国婴儿死亡率与全球高收入国家水平还具有一定差距。

（4）指标确定依据

2020 年我国婴儿死亡率为 5.4‰，根据我国婴儿死亡率下降趋势以及影响婴儿死亡率的相关社会发展、政策倡导和经济发展因素的预测，结合国际高收入国家婴儿死亡率的水平，设定 2022 年和 2030 年婴儿死亡率预期值分别≤7.5‰和≤5‰具有先进性和可行性。

2. 到 2022 年和 2030 年，5 岁以下儿童死亡率分别控制在 9.5‰及以下和 6‰及以下

（1）指标内涵与口径

5 岁以下儿童死亡率是指一定时期内某地区 5 岁以下儿童死亡数与该地区当年活产数之比。活产数是指妊娠满 28 周及以上（如孕周不清楚，可参考出生体重达 1 000 克及以上），娩出后有心跳、呼吸、脐带搏动、随意肌收缩 4 项生命体征之一的新生儿数。

（2）计算方法

某年某地区 5 岁以下儿童死亡数/同年该地区活产数×1000‰

（3）目前水平和国际比较

2020 年我国 5 岁以下儿童死亡率为 7.5‰，而 2016 年全球高收入国家 5 岁以下儿童死亡率平均为 5‰，因此我国 5 岁以下儿童死亡率与全球高收入国家水平还具有较大差距。

（4）指标确定依据

2020 年我国 5 岁以下儿童死亡率为 7.5‰，根据我国婴儿死亡率下降趋势以及影响 5 岁以下儿童死亡率的相关社会发展、政策倡导和经济发展因素的预测，结合国际高收入国家 5 岁以下儿童死亡率的水平，设定 2022 年和 2030 年 5 岁以下儿童死亡率预期值分别≤9.5‰和≤6‰具有先进性和可行性。

3. 到 2022 年和 2030 年，孕产妇死亡率分别下降到 18/10 万及以下和 12/10 万及以下

（1）指标内涵与口径

孕产妇死亡率是指一定时期内某地区孕产妇死亡数与每 10 万例活产数之

比。孕产妇死亡是指处在妊娠期或妊娠期终止后42天内的妇女，不论妊娠期长短和何种受孕部位，由于任何与妊娠或妊娠处理有关的或由此而加重了的原因导致的死亡，但不包括由于意外或偶然原因导致的死亡。活产数是指妊娠满28周及以上（如孕周不清楚，可参考出生体重达1000克及以上），娩出后有心跳、呼吸、脐带搏动、随意肌收缩4项生命体征之一的新生儿数。

（2）计算方法

某年某地区孕产妇死亡人数/同年该地区活产数×100 000/10万

（3）目前水平和国际比较

2020年我国孕产妇死亡率为16.9/10万，2017年美国孕产妇死亡率为19/10万，加拿大、日本和西欧各国孕产妇死亡率均<10/10万[①]，发达国家的平均水平为12/10万。因此我国孕产妇死亡率与世界发达国家相比还有较大提升空间。

（4）指标确定依据

2020年我国孕产妇死亡率为16.9/10万，根据我国孕产妇死亡率下降趋势以及影响孕产妇死亡率的相关社会发展、政策倡导和经济发展因素的预测，联合国际发达国家孕产妇死亡率水平，设定2022年和2030年孕产妇死亡率预期值分别≤18/10万和≤12/10万具有先进性和可行性。

（二）个人和社会倡导性指标

1. 主动学习掌握出生缺陷防治和儿童早期发展知识

出生缺陷是指婴儿出生前发生的身体结构或功能（包括代谢）异常，由遗传、环境因素或二者共同作用导致，目前已知病种超过8 000种。我国出生人口基数较大，每年发生出生缺陷数量较多，对家庭和社会带来沉重的负担。出生缺陷采取三级预防策略。一级预防是在婚前、孕前和孕早期进行健康教育、优生检查和咨询指导，减少出生缺陷的发生。二级预防是在孕期开展产前筛查和产前诊断，减少致死、严重致残缺陷儿的出生。三级预防是对新生儿进行先天性疾病筛查和诊断，对出生缺陷患儿进行治疗，减少儿童残疾。主动学习出生缺陷防治知识，增强出生缺陷预防意识和能力，是出生缺陷一

---

① Sally Grantham – McGregor, Yin Bun Cheung, Santiago Cueto, Paul Glewwe, Linda Richter, Barbara Strupp. Developmental potential in the first 5 years for children in developing countries［J］. The Lancet, 2007，369（9555）.

级预防的重要环节，对促进胎儿健康、提高家庭幸福和社会发展、提高我国出生人口素质非常重要。主动学习儿童早期发展知识，掌握相关技能和方法，可充分开发儿童潜能，有效促进儿童体格、心理、认知、情感和社会适应能力的全面发展。

儿童早期发展主要指 0～8 岁特别是 0～3 岁儿童体格、认知、情感、社会适应暨语言等方面的综合发展。在婴儿期这一人生的黄金时期对儿童进行科学干预，能使儿童的体格、心理、认知、运动、情感和社会适应性达到最佳状态。儿童早期潜能的开发，不仅决定了个体的发展潜力，同时也深刻影响着国家人力资本的竞争力。从经济学角度看，在儿童早期的投入是生命全周期中人力资本投入产出比最高的，可以达到 1∶13 以上的投资回报率。

2018 年，联合国儿基会、联合国教科文组织、世界卫生组织发布儿童早期发展养育照护框架，明确儿童早期发展包括 5 大内容，即良好的健康、充足的营养、回应性照护、早期学习机会和保障安全。2018 年在阿根廷召开二十国集团峰会，儿童早期发展被列为重要议题之一，并发起二十国集团儿童早期发展倡议，推动联合国可持续发展相关目标的实现。在 2019 年中央经济工作会议上，习近平总书记提出，要加大对农村贫困地区儿童早期发展的投入。投资儿童早期发展，正是从根本上阻断贫困代际传递、缩小城乡和地区差距的重要战略举措。在国家竞争力更多取决于人力资本积累的今天，儿童早期发展已经成为国家反贫困战略和可持续发展的重要组成部分。

2. 主动接受婚前医学检查和孕前优生健康检查

婚前健康检查是健康婚姻和优生优育的一道保护屏障。《中华人民共和国母婴保健法》规定医疗机构应当为公民提供婚前保健服务，而婚前医学检查是婚前保健服务之一，其他两项为婚前卫生指导和婚前卫生咨询服务。婚前医学检查不同于常规的健康体检，是对准备结婚的男女双方可能患影响结婚和生育的疾病进行医学检查，检查的疾病包括严重遗传性疾病、指定传染病和有关精神病。

孕前优生健康检查是预防出生缺陷的关键环节和重要措施。孕前优生检查包括为计划怀孕夫妇提供优生健康教育、体格检查、临床实验室检查、影像学检查、风险评估、咨询指导等服务。

主动接受婚前医学检查和孕前优生健康检查，不仅有利于掌握优生优育知识，有利于男女双方的身心健康，有利于孕育健康的胎儿，更是对配偶、家庭、后代和社会负责的表现。

3. 倡导 0~6 个月婴儿纯母乳喂养，为 6 个月以上婴儿适时合理添加辅食

母乳喂养可促进产后母亲身体的恢复以及远期的健康。当婴儿吸吮母亲的乳房时，母亲的脑垂体可产生催乳激素和催产素，促进子宫收缩，从而减少产后出血的发生。此外，母乳喂养还可以减少母亲患乳腺癌和卵巢癌的危险，并且延迟月经复潮及排卵期，有利于产后康复和生育间隔。最后，母乳喂养还可以加强母婴情感交流，有利于宝宝情感发育。

建议 6 个月内婴儿只给母乳，不需要给水及其他任何液体和固体食物，在医生指导下可添加维生素和矿物质。而母乳无法满足 6 个月以上婴儿的营养需求，需要适时合理添加辅食，达到营养均衡搭配。给婴儿添加的非乳类食物应当多样化，注意不加调味品。婴儿添加辅食后可继续喂养至 2 岁或 2 岁以上。

（三）政府工作指标

1. 到 2022 年和 2030 年，产前筛查率分别达到 70% 及以上和 80% 及以上

（1）指标内涵与口径

产前筛查率是指一定时期内某地区产前筛查孕产妇数与当地产妇数之比。产前筛查孕产妇数是指报告期内在孕早期和孕中期（7~20 周）用血清学方法对胎儿进行唐氏综合征（21 三体）、18 三体和神经管畸形这三种先天性缺陷和遗传性疾病筛查的孕产妇人数（暂不包括超声学筛查）。进行过多次筛查者按 1 人统计。

（2）计算方法

某年某地区出生缺陷产前筛查人数/同年该地区产妇数 × 100%

（3）目前水平

2019 年我国人群产前筛查率为 77.3%。

（4）指标确定依据

2019 年我国人群产前筛查率为 77.3%，根据我国产前筛查率的上升趋势以及影响产前筛查率的相关社会发展、政策倡导和经济发展因素的预测，设定 2022 年和 2030 年产前筛查率预期值分别 ≥70% 和 ≥80% 具有先进性和可行性。

2. 到 2022 年和 2030 年，新生儿遗传代谢性疾病筛查率达到 98% 及以上

（1）指标内涵与口径

新生儿遗传代谢性疾病筛查率是指一定时期内某地区接受过甲状腺功能减低和苯丙酮尿症筛查的新生儿数与当地活产数之比。新生儿甲状腺功能减低症筛查人数是指按照原卫生部《新生儿疾病筛查管理办法》接受过甲状腺功能减低症筛查的新生儿数（1 人筛查多次按 1 人上报）。新生儿苯丙酮尿症筛查人数是指按照原卫生部《新生儿疾病筛查管理办法》接受过苯丙酮尿症筛查的新生儿数（1 人筛查多次按 1 人上报）。活产数是指妊娠满 28 周及以上（如孕周不清楚，可参考出生体重达 1 000 克及以上），娩出后有心跳、呼吸、脐带搏动、随意肌收缩 4 项生命体征之一的新生儿数。

（2）计算方法

报告期内某地区接受过新生儿甲状腺功能减低和苯丙酮尿症筛查人数/同期该地区活产数 ×100%

（3）目前水平

2019 年我国人群新生儿遗传代谢性疾病筛查率为 97%。

（4）指标确定依据

2019 年我国人群新生儿遗传代谢性疾病筛查率为 97%，根据我国新生儿遗传代谢性疾病筛查率的上升趋势以及影响新生儿遗传代谢性疾病筛查率的相关社会发展、政策倡导和经济发展因素的预测，设定 2022 年和 2030 年新生儿遗传代谢性疾病筛查率预期值均为 ≥98.0% 具有先进性和可行性。

3. 到 2022 年和 2030 年，新生儿听力筛查率达到 90% 及以上

（1）指标内涵与口径

新生儿听力筛查率是指一定时期内某地区接受过听力筛查的新生儿人数与活产数之比。新生儿听力筛查人数是指按照原卫生部《新生儿疾病筛查管理办法》接受过听力筛查的新生儿数（1 人筛查多次按 1 人上报）。活产数是指妊娠满 28 周及以上（如孕周不清楚，可参考出生体重达 1 000 克及以上），娩出后有心跳、呼吸、脐带搏动、随意肌收缩 4 项生命体征之一的新生儿数。

（2）计算方法

报告期内某地区新生儿听力筛查人数/同期该地区活产数 ×100%

（3）目前水平

2019 年我国人群新生儿听力筛查率为 86.5%。

（4）指标确定依据

2019 年我国人群新生儿听力筛查率为 86.5%，根据我国新生儿听力筛查率的上升趋势以及影响新生儿听力筛查率的相关社会发展、政策倡导和经济发展因素的预测，设定 2022 年和 2030 年新生儿遗传代谢性疾病筛查率预期值均为 ≥90.0% 具有先进性和可行性。

4. 到 2022 年和 2030 年，7 岁以下儿童健康管理率分别达到 85% 以上和 90% 以上

（1）指标内涵与口径

7 岁以下儿童健康管理率是指一定时期内某地区 7 岁以下儿童中接受健康管理服务的人数所占比例。7 岁以下儿童健康管理人数是指报告期内 7 岁以下儿童接受 1 次及以上体格检查（身高和体重等）的总人数（报告期内 1 个儿童接受多次查体按 1 人计算）。7 岁以下儿童数是指报告期末不满 7 周岁的全部儿童数。

（2）计算方法

报告期内某地区 7 岁以下儿童健康管理人数/同期该地区 7 岁以下儿童数 ×100%

（3）目前水平

2019 年 7 岁以下儿童健康管理率为 93.6%。

（4）指标确定依据

2018 年 7 岁以下儿童健康管理率为 92.7%，根据我国 7 岁以下儿童健康管理率的上升趋势结合相关社会发展、政策倡导和经济发展影响因素的预测，设定 2022 年和 2030 年 7 岁以下儿童健康管理率预期值分别为 ≥85.0% 和 ≥90.0% 具有先进性和可行性。

5. 到 2022 年和 2030 年，农村适龄妇女宫颈癌和乳腺癌筛查覆盖率分别达到 80% 及以上和 90% 及以上

（1）指标内涵与口径

农村适龄妇女宫颈癌和乳腺癌（以下简称"两癌"）筛查覆盖率是指一定时期内某地区开展妇女宫颈癌和乳腺癌筛查的区县数占该地区区县总数的

比例。

（2）计算方法

报告期内某地区开展妇女宫颈癌和乳腺癌筛查的区县数/该地区区县总数×100%

（3）目前水平

截至 2019 年年底，农村妇女"两癌"检查项目已覆盖了所有的国家级贫困县，全国累计开展宫颈癌免费检查近 1.2 亿人次，开展乳腺癌免费检查近 4 800 万人次，仅 2019 年就为 2 111 万名妇女提供了免费宫颈癌检查，为 1 753 万名妇女提供了免费乳腺癌检查。

（4）指标确定依据

根据我国农村适龄妇女宫颈癌和乳腺癌筛查覆盖率的上升趋势以及相关社会发展、政策倡导和经济发展等因素的预测，设定 2022 年和 2030 年农村适龄妇女宫颈癌和乳腺癌筛查县（区）覆盖率预期值分别为 ≥80.0% 和 ≥ 90.0% 具有先进性和可行性。

三、个人应掌握的核心知识与技能

（一）积极准备，孕育健康新生命

1. 准备结婚的男女双方应当主动接受婚前医学检查等婚前保健服务，婚前医学检查不同于常规的健康体检。男女双方应当在结婚登记前主动到医疗机构接受婚前医学检查、卫生指导和健康咨询等婚前保健服务，重点针对严重遗传性疾病、指定传染病、有关精神病以及其他影响婚育的疾病进行咨询、检查和指导。

2. 在最佳生育年龄，有计划、有准备的怀孕。24 ~ 29 岁为女性最佳生育年龄。有怀孕计划的夫妻双方应该做好充分心理准备、精神准备和经济准备，积极参加孕前优生检查，及早发现可能影响孕育的风险因素，合理膳食，适量运动，保持适宜体重，规律作息，放松心情，戒烟戒酒，避免接触二手烟，避免接触铅、汞、苯、甲醛、农药等有毒有害物质，避免接触放射线，不宜密切接触猫、狗等动物。维持良好孕育条件。另外，计划怀孕的妇女应预防感染，且积极治疗心血管疾病、糖尿病、甲状腺疾病、肺部疾病、精神障碍、自身免疫性疾病等疾病。

3. 备孕妇女应当从孕前 3 个月开始，每天服用 0.4mg 叶酸或含 0.4mg 叶酸的复合维生素，至少服用到怀孕后 3 个月，以降低胎儿神经管缺陷的发生风险。有条件的妇女可服用叶酸至哺乳期结束。我国有免费叶酸领取政策，可向当地妇幼保健机构咨询领取。

4. 福建、江西、湖南、广东、广西、海南、重庆、四川、贵州、云南等地区的人群地中海贫血（地贫）基因携带率较高，夫妇双方应当在婚前、孕前或孕期主动接受地贫筛查，越早越好，以了解自己是否携带地贫基因。如果夫妻双方都携带地贫基因则为高风险夫妇，怀孕后应当进行产前诊断，避免重型地贫儿出生。

（二）定期产检，保障母婴安全

1. 孕妇应当在孕 12 周到医疗机构建立孕产期保健档案（册、卡），定期进行产前检查，及时掌握孕妇和胎儿的健康状况。整个孕期应当至少接受5 次产前检查，其中孕早期至少进行 1 次，孕中期至少 2 次（建议分别在孕 16～20 周、孕 21～24 周各进行 1 次），孕晚期至少 2 次（其中至少在孕 36 周后进行 1 次）有异常情况者应当在医生指导下适当增加产前检查次数。

2. 孕妇首次产前检查时应当积极接受艾滋病、梅毒、乙肝筛查。艾滋病、梅毒和乙肝病毒可经胎盘传播，导致胎儿感染，严重影响胎儿生长发育。我国政府免费为孕妇提供艾滋病、梅毒和乙肝筛查，预防疾病母婴传播。

3. 孕中期应当接受超声产前筛查，及时发现严重胎儿结构畸形。超声产前筛查应当在孕 16～24 周进行，最佳筛查时间是孕 20～24 周。如超声筛查提示有胎儿结构异常，应当及时到具有产前诊断资质的医疗机构进一步检查。

4. 孕期应当接受唐氏综合征产前筛查。唐氏综合征患儿存在严重、不可逆的智力障碍，生活不能自理。孕妇应当在孕 12～22 周到医疗机构知情选择进行唐氏综合征产前筛查。羊水过多或者过少的、胎儿发育异常或者胎儿有可疑畸形的、孕早期时接触过可能导致胎儿先天缺陷的物质的、有遗传病家族史或者曾经分娩过先天性严重缺陷婴儿、年龄超过 35 周岁的孕妇应当到有资质的医疗机构进行产前诊断。

5. 孕期合理膳食、均衡营养，保持体重适度增长。孕期应当坚持食物多样化，合理膳食，均衡营养，保持体重适度增长。适当增加奶、鱼、禽、蛋、瘦肉、蔬菜、水果等优质蛋白和维生素的摄入，在医生指导下适量补充钙、铁等营养素。

6. 怀孕期间，如果出现不适情况，建议立即去医疗卫生机构就诊。孕妇宜及时住院分娩，提倡自然分娩，减少非医学需要的剖宫产。产后 3～7 天和 42 天主动接受社区医生访视，并结合自身情况，选择合适的避孕措施。

（三）科学养育，促进儿童健康成长

1. 强化儿童家长为儿童健康第一责任人的理念，提高儿童家长健康素养。家长是保护儿童健康的第一责任人，作为家长应该主动学习养育儿童的健康知识，努力具备养育儿童的健康素养，积极掌握养育儿童的技能。

2. 母乳是婴儿理想的天然食物，孩子出生后尽早开始母乳喂养。世界卫生组织建议，母亲要在孩子出生后的 1 小时内母乳喂养；母乳喂养应持续 2 年或更长时间；在前 6 个月要获得纯母乳喂养，以获得最佳生长发育和健康水准。母乳喂养 6 个月之后，在继续母乳喂养的同时，为满足越来越高的营养需求，应给孩子提供充足且营养的辅食，可逐渐给婴儿补充富含铁的泥糊状食物，1 岁以下婴儿不宜食用鲜奶。

3. 了解儿童发展特点，加强儿童早期发展。儿童早期是生命发展的关键时期，儿童早期发展对人的智力、性格及社会适应能力的形成等各方面有着重要的作用，最终影响到个体一生的发展成就。我国也将儿童早期发展内容纳入国家规划。《关于促进 3 岁以下婴幼儿照护服务发展的指导意见》提出，要遵循婴幼儿成长特点和规律，促进婴幼儿在身体发育、动作、语言、认知、情感与社会性等方面的全面发展；加强对家庭的婴幼儿早期发展指导；加大对农村和贫困地区婴幼儿照护服务的支持，推广婴幼儿早期发展项目。

4. 加强儿童身体素质发展。人的健康是身体、心理、社会的全面健康。身体素质是一生的财富，也是个人发展、家庭幸福、事业成功的基础保障。加强儿童身体素质发展，培养儿童对体育运动的兴趣，掌握科学的运动方式和方法，提升身体素质，保障身体健康。

5. 心理健康是儿童全面发展中的重要组成部分，随着社会现代化的进步，儿童对周围环境的适应、对人际关系的选择、学习等方面压力剧增。由于其心理活动状态不稳定、认知结构不完备、生理成熟与心理发展不同步、对社会和家庭叛逆及依赖的冲突等，使他们的焦虑情绪较重。同时，由于儿童自我意识脆弱、生活阅历较浅、抗挫折能力较低，因而更易产生心理行为问题，如情绪问题、行为问题、应对方式问题和主观幸福感缺失等，严重者还会产生心理疾病。

（四）加强保健，预防儿童疾病

1. 做好儿童健康管理，按照免疫规划程序进行预防接种。免疫规划是指根据国家传染病防治规划，所制定的规划、计划和策略，根据所确定的疫苗品种、免疫程序或者是接种方案，有计划地使用有效疫苗对易感人群进行预防接种，达到预防和控制特定传染病发生和流行的目的。免疫规划是最基本的公共卫生服务，实施国家免疫规划预防接种，是控制疫苗针对传染病暴发与流行的重要手段。

2. 接受苯丙酮尿症、先天性甲状腺功能减低症和听力障碍等新生儿疾病筛查和视力、听力、智力、肢体残疾及孤独症筛查等 0～6 岁儿童残疾筛查，筛查阳性者需主动接受随访、确诊、治疗和干预。苯丙酮尿症、先天性甲状腺功能减低症属于先天性内分泌疾病，如果能够早发现、早诊断、早治疗，对避免儿童发生严重相关疾病具有重要意义。新生儿听力障碍实行两阶段筛查：出院前进行初筛，未通过者于 42 天内进行复筛，仍未通过者转听力检测中心。告知有高危因素的新生儿，即使通过筛查仍应结合听性行为观察法，3 年内每 6 个月随访一次。

（五）关爱女性，促进生殖健康

1. 女性应提高生殖健康意识和能力，主动获取青春期、生育期、更年期和老年期保健相关知识。青春期主动学习生理卫生知识，增加对自身身体发展和生理结构的认识，注意经期卫生和心理卫生，注意生殖道感染等疾病，树立正确的生殖健康观念。生育期科学备孕，提高安全意识，避免接触一切有毒有害物质，做好职业防护，营养均衡，适当运动，科学用药。更年期加强自我了解和保护，正确对待自身发生的生理心理变化，熟悉乳腺疾病、宫颈疾病等妇女常见疾病症状。老年期养成良好的心态，饮食健康，营养均衡，适量运动，做好防寒保护。

2. 学会合理避孕，避免意外妊娠。在没有怀孕计划时合理避孕，学习避孕知识，知晓各种避孕方法，掌握高效的避孕手段，学会使用避孕器具，根据自己的实际情况选择恰当的避孕手段，避免意外妊娠、过早生育以及相关疾病的传播。

3. 关注从青春期到老年期妇女的心理健康，特别是孕产妇心理疾病的预防，提高妇女心理健康素养，鼓励妇女正确认识抑郁和焦虑等心理问题，掌握基本的情绪管理、压力管理等自我心理调适方法。加强医疗保健机构心理专业人才培养，提高医务人员心理健康知识、意识和技能，普及心理咨询和治疗技术在妇女保健和临床诊疗中的应用。

四、社会主要任务

（一）积极关注我国妇幼健康水平

社会团体组织、企业、各界人士和广大人民群众应该积极关注我国妇幼健康水平，妇幼健康是国民健康的基础，70 年来我国妇幼健康水平得到了显著的提升。新中国成立前，妇幼健康服务能力缺如，广大农村和边远地区缺医少药，孕产妇死亡率高达 1 500/10 万，婴儿死亡率高达 200‰，人均预期寿命仅有 35 岁。新中国成立后，妇幼健康事业面貌焕然一新，妇女儿童健康水平不断提高，2020 年全国孕产妇死亡率下降到 16.9/10 万，婴儿死亡率下降到 5.4‰；2019 年人均预期寿命达到 77.3 岁，优于中高收入国家平均水平。但这些还远远不够，我国政府倡导社会团体组织、企业、各界人士通过政府报告、专业书刊，以及电视、广播、网络等新闻媒体平台积极关注我国妇幼健康水平，为妇幼健康注入新的活力。

（二）积极学习妇幼健康知识，养成健康生活方式，提升基本健康素养

社会团体组织、企业、各界人士和广大人民群众应该积极学习妇幼健康知识，养成健康生活方式，提升基本健康素养。社会各家庭和夫妻双方应该掌握基本的妇幼健康知识，懂得如何保障妇女、胎婴儿及儿童健康。养成健康生活方式，需要我们从自身实际出发，规律睡眠，营养均衡，适当运动，戒烟限酒，注意个人卫生。健康素养是指个人获取和理解基本健康信息和服务，并运用这些信息和服务做出正确决策，促进自身健康的能力。提升城乡居民健康素养，有利于提高广大人民群众发现和解决自身健康问题的能力，是提升人民群众健康水平的重要策略和措施。我国政府倡导社会团体组织、企业、各界人士通过政府文件、专业书刊，以及电视、广播、网络等新闻媒体平台积极学习妇幼健康知识，养成健康生活方式，提升基本健康素养。

五、政府职责任务

（一）加大妇幼健康工作投入，完善服务体系建设

优化卫生资源配置，以中西部和贫困地区为重点，加大妇幼卫生经费投入，加强妇幼保健机构标准化建设，进一步完善基层网底和转诊网络体系，确保省、市、县三级均有 1 所标准化妇幼保健机构。巩固完善以妇幼保健机构为核心、以基层医疗卫生机构为基础、以大中型综合医院专科医院和相关科研教学机构为支撑的具有中国特色、防治结合的妇幼健康服务体系。推进妇幼保健机构机制创新，落实财政保障政策，落实"两个允许"要求，完善内部薪酬分配制度，建立保障与激励相结合的运行新机制。加强儿科、产科、助产等急需紧缺人才培养，增强岗位吸引力。实现对从青春期到更老年期妇女的全生命周期的服务保障。开展人工智能、大数据、"互联网＋"、云计算、计算机仿真技术等新一代高科技前沿技术在妇女健康领域的创新结合和应用研究。

（二）保障母婴安全，规范孕产妇保健服务

加强婚前保健工作，普及婚前医学保健，提高婚前医学检查率。提倡科学备孕和适龄怀孕，实施母婴安全行动计划，向孕产妇提供生育全过程的基本医疗保健服务，保障孕产妇安全分娩。为拟生育家庭提供科学备孕及生育力评估指导、孕前优生服务，为生育困难的夫妇提供不孕不育诊治，指导科学备孕。落实国家免费孕前优生健康检查，推动城乡居民全覆盖。加大对危重孕产妇救治保障能力建设的投入。加强妊娠风险防范和高危孕产妇的筛查、诊治和管理，提升产科质量安全，提供便民优质服务，广泛开展产前筛查，普及产前筛查适宜技术，规范应用高通量基因测序等技术，逐步实现怀孕妇女孕 28 周前在自愿情况下至少接受 1 次产前筛查。提高孕产妇系统管理率和偏远农村地区的住院分娩率。帮助孕产妇科学选择分娩方式，控制剖宫产率。加强流动妇女卫生保健服务，完善流动妇女管理机制和保障制度，提高孕产期保健服务的公平性和可及性，逐步实现流动妇女享有与流入地妇女同等的孕产期保健服务。

（三）加强建设出生缺陷综合防治体系，落实出生缺陷综合防治措施

进一步完善出生缺陷综合防治体系，加强产前筛查、产前诊断、新生儿遗传代谢性疾病和听力障碍筛查以及诊断和治疗康复等机构的建设，健全出生缺陷综合防治服务网络。加强妇产科、儿科、妇幼保健、产前诊断、医学遗传培训基地和重点学科的建设，开展遗传咨询、产前筛查、产前诊断、新生儿疾病筛查等方面的业务培训和专业人才培养，促进产前筛查、新生儿疾病筛查等干预措施的广泛开展，不断提高医疗保健机构出生缺陷防治服务能力和水平。完善新生儿疾病筛查、诊断、康复、随访和管理等服务的有效衔接机制，提高出生缺陷综合防治效率和效果。开展出生缺陷防治对口支援工作，不断提高西部地区出生缺陷综合防治能力。

推行一级防治措施，减少出生缺陷的发生。广泛开展社会宣传和健康教育，继续免费增补叶酸，推广免费婚前医学检查，开展婚前保健和咨询指导，规范孕前咨询和孕前、孕早期医疗保健服务。加强女职工劳动保护，避免准备怀孕和孕期妇女接触有毒有害物质和放射线。落实二级防治措施，提高孕期严重出生缺陷发现率，提高产前筛查服务覆盖率和产前诊断水平。加强三级防治措施，减少先天残疾的发生。在高发省份深入开展地中海贫血防控项目，逐步扩大覆盖范围。对确诊的先天性心脏病、唐氏综合征、神经管缺陷、地中海贫血等严重出生缺陷病例，及时给予医学指导和建议。

推进新生儿疾病筛查，健全新生儿遗传代谢性疾病和听力筛查网络，逐步提高新生儿遗传代谢性疾病筛查率和新生儿听力筛查率，加强确诊病例的治疗和干预，提高确诊病例治疗率。以深化医改为契机，认真实施出生缺陷防治项目，积极探索有效模式，及时总结经验，为制定和完善相关政策提供实践依据。

（四）加强儿童保健服务、管理和儿童健康指导、干预

推进儿童保健门诊标准化建设，开展新生儿保健、生长发育监测、营养与喂养指导、早期综合发展、心理行为发育评估与指导等服务，强化新生儿早期基本保健及早产儿管理，逐步扩展国家基本公共卫生服务项目中的儿童保健服务内容。提高儿童保健服务质量，7岁以下儿童健康管理率达到90%，重点加强留守和流动儿童保健管理。充分利用大数据、云计算、5G、物联网、人工智能等技术，推进"互联网＋妇幼健康"服务模式，开展预约诊疗、服务咨询、远程会诊、诊间结算、移动支付等服务，促进儿童健康服务信息化。

强化儿童养护人是儿童健康第一责任人的理念，以家庭、社区、托幼机

构、学校为重点加大健康知识的宣传普及力度，提高儿童养护人的健康素养。加强托幼机构和中小学校卫生保健管理，按标准配备校医和必要的设备。培养儿童健康的生活方式，确保睡眠时间，提倡科学规范使用电子产品。预防和制止儿童吸烟、酗酒和吸毒。

（五）加强艾滋病梅毒乙肝母婴传播防治，实现消除目标

加大青少年、育龄妇女艾滋病防控力度。进一步规范预防艾滋病、梅毒和乙肝母婴传播工作，全面落实预防艾滋病、梅毒和乙肝母婴传播综合干预措施，提高孕产妇早期检测率，对感染孕产妇及所生儿童提供规范性治疗、安全助产及儿童喂养指导等综合措施。加强流动妇女和经济落后地区感染孕产妇的管理，营造支持、关怀、无歧视的社会环境，提高随访率。尽快实现消除艾滋病梅毒母婴传播目标。孕产妇艾滋病、梅毒和乙肝检测率2025年达到95%，2030年达到98%以上，艾滋病和梅毒感染孕产妇及所生儿童治疗率2030年达到95%以上。

（六）加强妇女常见病防治，扩大宫颈癌和乳腺癌筛查覆盖面

普及妇女生殖道感染、性传播疾病、宫颈癌、乳腺癌、盆底功能障碍性疾病等疾病防控知识，提高妇女主动接受宫颈癌和乳腺癌筛查服务及宫颈癌预防性疫苗接种的意识，建立宫颈癌和乳腺癌综合防治体系，规范医疗保健机构宫颈癌和乳腺癌筛查诊治服务，加强对筛查异常妇女的服务和管理，加大筛查工作的监测和评估力度，提高诊治质量。积极统筹中央和地方的社会资源和力量，加强各级公共卫生服务中宫颈癌和乳腺癌筛查服务投入，关注并加大流动妇女的筛查力度，逐步扩大人群筛查覆盖范围，提高早诊早治率。

（七）提高妇女生殖健康，保障妇女享有避孕节育优质服务，减少非意愿妊娠

从青春期即开始加强基于生活技能的生殖健康教育，促进青年女性学习正确的生殖健康知识，形成正确的生殖健康价值观念，提高生殖健康自我保护意识，减少不安全性行为和与性行为相关的疾病。加大避孕节育知识宣传教育力度，提高妇女自我保护意识，加强妇女选择高效避孕方式和使用避孕器具的能力，提高医疗机构的婚前保健、孕前保健、产前检查等咨询指导和服务能力，规范咨询指导和服务制度和流程。提高避孕药具的可获得性和可及性，预防和减少非意愿妊娠，避免过短生育间隔。

（八）实施科学喂养，改善儿童营养状况

实施婴幼儿科学喂养策略，建立生命早期 1 000 天营养咨询平台，强化医务人员和儿童养护人的科学喂养知识、行为和技能。完善并严格执行促进母乳喂养相关制度，创新爱婴医院管理，加强公共场所和工作环境适合父母使用的婴儿护理设施建设，提高 0~6 个月婴儿纯母乳喂养率，为 6 个月以上婴儿适时合理添加辅食。开展孕前和孕期营养评价、体重监测和膳食指导，减少低出生体重儿和巨大儿发生。开展儿童食育教育，完善食品标签体系，探索含糖饮料加税机制。科学开展学生营养改善行动，指导学生科学营养就餐，进行超重、肥胖干预，健全儿童肥胖监测系统，开展学生营养健康教育。实施农村义务教育学生营养改善计划和贫困地区儿童营养改善项目。

（九）提高妇女全生命周期营养水平，加强膳食指导，维持健康体重

提升妇女营养健康科普信息提供和传播能力，大力开展健康和营养知识的宣传普及和教育，提倡科学、合理的膳食结构，从儿童时期开始培养良好的膳食习惯，促进吃动两平衡。改善儿童、青少年、妇女全生命周期营养状况。为青春期、孕前、孕产期、哺乳期和更老年期妇女等重点人群提供有针对性的膳食和营养指导，加强对妇女的体重管理，控制超重和肥胖的发生。预防和控制高血压、糖尿病、骨质疏松等慢性疾病及其行为危险因素。积极引导孕产妇补充含铁剂、叶酸在内的多种微量营养素，积极预防和治疗孕产妇贫血。加强医疗机构营养人才培养，开展营养筛查和干预。强化营养和食品安全监测与评估。

（十）全面开展新生儿疾病筛查，做实 0~6 岁儿童健康管理，加强儿童早期发展

全面开展先天性甲状腺减低症、苯丙酮尿症、先天性听力障碍等新生儿疾病筛查，加强筛查疾病阳性病例的随访、确诊、治疗和干预，提高确诊病例治疗率，逐步扩大新生儿疾病筛查病种范围。按照国家有关政策文件，做实 0~6 岁儿童健康管理，规范开展新生儿访视，产后 3~7 天、28 天分别进行家庭访视 1 次，出现母婴异常情况应当适当增加访视次数或指导及时就医。指导家长做好新生儿喂养、护理和疾病预防。实施婴幼儿喂养策略，创新爱婴医院管理，将贫困地区儿童营养改善项目覆盖到所有贫困县。引导儿童科

学均衡饮食，加强体育锻炼，实现儿童肥胖综合预防和干预。加强儿童早期发展服务，结合实施基本公共卫生服务项目，推动儿童早期发展均等化，促进儿童早期发展服务进农村、进社区、进家庭，探索适宜农村儿童早期发展的服务内容和模式。

（十一）鼓励女性和儿童积极参加体育锻炼，提高身体素质

引导和鼓励各年龄阶段妇女特别是从青少年阶段就应培养良好的生活方式，合理膳食，积极参加身体锻炼，保持体重在正常范围。构建科学健身体系，制订实施针对孕产妇、老年妇女、残疾妇女体质的健康干预计划。积极发展城乡社区体育，鼓励妇女参与全民健身运动。加强对妇女体育健身活动的宣传和科学指导，提高妇女身体活动意识，培养运动习惯。

全面实施国家学生体质健康标准，学校鼓励引导学生达到《国家学生体质健康标准》良好及以上水平。合理安排儿童学习、休息和娱乐时间，推进中小学生阳光体育运动，保障体育与健康课课时、开展课间体育活动和课外体育活动，中小学生每天在校内要有一小时的体育活动，校外要有一小时室外活动。加强体育场地和体育设施建设，鼓励和支持学校体育场馆设施在课余和节假日向学生开放，提倡公共体育场馆和运动设施免费或优惠向周边学校和学生开放。完善并落实学生健康体检制度和体质监测制度，并建立学生体质健康档案。

（十二）建设妇幼医疗保障体系，健全医疗救助政策

健全多层次医疗保障体系，强化提高妇女健康水平的制度保障，综合改革统筹推进医保、医疗、医药以及监管体制，提高妇女医疗保障的公平性，为满足妇女在新形势下的健康需求创造有利环境，全面提高妇女生活质量和健康期望寿命。落实妊娠风险筛查评估、高危专案管理、危急重症救治、孕产妇死亡个案报告和约谈通报5项制度，加强危重孕产妇和新生儿救治保障能力建设，健全救治会诊、转诊等机制。孕产妇和新生儿按规定参加基本医疗保险、大病保险，并按规定享受相关待遇，符合条件的可享受医疗救助补助政策。对早产儿进行专案管理，在贫困地区开展新生儿安全等项目。完善残疾儿童康复救助制度。加强残疾人专业康复机构、康复医疗机构和基层医疗康复设施、人才队伍建设，健全衔接协作机制，不断提高康复保障水平。

（朱军）

第八节　中小学健康促进行动

一、行动背景

党的十八大以来，习近平总书记在多个场合表达了对我国青少年的关怀和希望，2013 年习近平总书记在参加首都义务植树节时强调，身体是人生一切奋斗成功的本钱，少年儿童要注意加强体育锻炼，家庭、学校、社会都要为少年儿童增强体魄创造条件，让他们像小树那样健康成长，长大后成为建设祖国的栋梁之材。所以，对于处在生长发育关键期的广大中小学生而言，体质是奠定体魄强健的基础和必备条件，体育锻炼不仅是身体运动，还是教育手段和生活方式，更是培养少年儿童健康体魄、塑造健全人格、促进全面发展的有效途径。

需要指出的是，我国中小学生体质健康和体育锻炼现状也面临着较为严峻的挑战，依据 1985—2014 年近 30 年全国学生体质与健康调研结果，反映我国中小学生体质健康状况的部分重要指标呈下降趋势，令人担忧。如，7～18 岁中小学生肥胖率日趋增长，尤其是城市和乡村男生的肥胖率已达 17.0% 和 12.1%，超过了世界卫生组织公布的 10% "安全临界点"，"小胖墩" 越来越多，这将导致成年后高血压、糖尿病等患病率增加，还将对中华民族的身体健康造成危害。又如，截至 2014 年，尽管中小学生身体素质呈现 "稳中向好" 的趋势，但是提升幅度还较弱，水平还较低，这也将会导致中小学生心肺功能下降，运动能力趋低。即我国中小学生体质健康呈现身材越来越高，跑得却越来越慢；体重越来越重，力量却越来越小的特征。

据全国政协教科文卫体委员会 2012 年的调查结果，我国中小学体育课开课率不高，仅有 42.7% 的小学生和 25% 的初中生每周上 3 节体育课，73.5% 的高中生每周上 2 节体育课。又据体育总局 2014 年对 10 个省区市调查结果显示，达到 "每天锻炼一小时" 的青少年仅为 8.9%。显然，这与《中小学健康促进行动》规定的 "每天锻炼一小时" 的目标相去甚远。若加之学校体育场地设施严重不足，各级学校体育师资力量短缺，体育和健康教育的科学化水平不高，安全保障体系不健全，我国学校体育课的质量与效果也就大打折扣了。

纵观世界各国青少年参加体育锻炼现状知，美国6～12岁儿童每周锻炼三次的比例从2012年的28.3%持续下降至2017年的23.9%，13～17岁少年也从40.4%下降至38.2%。每周锻炼一次的6～12岁儿童从56.3%下降52%，13～17岁少年从64.0%下降至61.3%。只有7%的美国儿童少年符合美国疾病预防控制中心的身体活动标准（每周锻炼七天）。48%的全美中学没有体育课，且平均每所学校用于体育课的预算每年仅有764美元，小学仅有462美元[①]。2007—2015年，加拿大健康评估调查（CHMS）结果显示，仅有7%的儿童少年每周至少6天达到累计60分钟的中等到高强度身体活动[②]。由此可见，儿童少年体质健康下降和体育锻炼不足是全球性问题。

中小学生正处于成长发育的关键阶段。我国各年龄阶段学生肥胖检出率持续上升，小学生、初中生、高中生视力不良检出率分别为36.0%、71.6%、81.0%。中小学生肥胖、近视等健康问题突出。

此外，随着成长发育，中小学生自我意识逐渐增强，认知、情感、意志、个性发展逐渐成熟，人生观、世界观、价值观逐渐形成。因此，在此期间有效保护、积极促进其身心健康成长意义重大。《行动》给出健康行为与生活方式、疾病预防、心理健康、成长发育与青春期保健等知识与技能，并提出个人、家庭、学校、政府应采取的措施。

（张一民）

二、行动目标与指标

（一）总体行动目标

到2022年和2030年，国家学生体质健康标准达标优良率分别达到50%及以上和60%及以上；全国儿童青少年总体近视率力争每年降低0.5个百分点以上，新发近视率明显下降；小学生近视率下降到38%以下；符合要求的

---

① https://www.phitamerica.org/sites/phit/assets/File/Inact%20Pan%202019.pdf.

② Colley R C, Carson V, Garriguet D, Janssen I, Roberts K C, Tremblay M S. Physical activity of Canadian children and youth, 2007 to 2015 ［R］. Statistics Canada, 2017.

中小学体育与健康课程开课率达到100%；中小学生每天校内体育活动时间不少于1小时；学校眼保健操普及率达到100%；寄宿制中小学校或600名学生以上的非寄宿制中小学校配备专职卫生专业技术人员、600名学生以下的非寄宿制中小学校配备专兼职保健教师或卫生专业技术人员的比例分别达到70%及以上和90%及以上；未配齐卫生专业技术人员的学校应由当地政府统一建立基层医疗卫生机构包片制度，实现中小学校全覆盖；配备专兼职心理健康工作人员的中小学校比例分别达到80%以上和90%以上；将学生体质健康情况纳入对学校绩效考核，与学校负责人奖惩挂钩，将高中体育科目纳入高中学业水平测试或高考综合评价体系；鼓励高校探索在特殊类型招生中增设体育科目测试。

提倡中小学生每天在校外接触自然光时间1小时以上；小学生、初中生、高中生每天睡眠时间分别不少于10个、9个、8个小时；中小学生非学习目的使用电子屏幕产品单次不宜超过15分钟，每天累计不宜超过1小时；学校鼓励引导学生达到《国家学生体质健康标准》良好及以上水平。

（二）指标详情

1. 国家学生体质健康标准达标优良率2022年超过50%，2030年超过60%

内涵：预期性结果指标。依据《国家学生体质健康标准》是测量学生体质健康状况和锻炼效果的评价标准，实施这一评价标准有利于促进学生积极参加体育锻炼，养成良好的锻炼习惯，提高体质健康水平。

口径（数据来源）：全国学生体质与健康监测数据。

计算方法：学年体质综合评定总分80分及以上学生数/参加评定学生总人数×100%（《国家学生体质健康标准》：60分为达标，80分为良好，90分为优秀）。

目前水平：31.8%。

目标确定依据：《纲要》："国家学生体质健康标准达标优秀率25%以上。"

2. 全国儿童青少年总体近视率（%）在2022年和2030年力争每年降低0.5个百分点以上，2030年新发近视率明显下降

内涵：约束性结果指标。

口径：《全国学生常见病和健康影响因素监测与干预》。

计算方法：根据 WS/T 663—2020《中小学生屈光不正筛查规范》，近视判定标准为裸眼视力 <5.0 且非睫状肌麻痹下电脑验光等效球镜度数 < −0.50 D。凡单眼判定为近视者即计入近视人数，佩戴角膜塑形镜的受检者直接计入近视人数。将以上两者之和记为分子，除以有效样本总人数，得出近视检出率。

目前水平：2018 年全国儿童青少年总体近视率为 53.6%；2019 年全国 6~19 岁儿童青少年总体近视率 52.5%。

目标确定依据：《综合防控儿童青少年近视实施方案》："到 2023 年，力争实现全国儿童青少年总体近视率在 2018 年的基础上每年降低 0.5 个百分点以上，近视高发省份每年降低 1 个百分点以上。"

3. 中小学生每天接触户外自然光的时间 1 小时以上

内涵：个人和社会倡导性指标。

口径：《全国学生常见病和健康影响因素监测与干预》。

计算方法：学生自报校外户外活动 1 小时及以上人数/参加调查学生总人数 ×100%。

目前水平：73.8% 的小学四年级至高中三年级学生每天白天户外活动时间超过 1 小时（2019 年学生常见病和健康影响因素监测数据显示）。

目标确定依据：《综合防控儿童青少年近视实施方案》："积极引导孩子进行户外活动或体育锻炼，使其在家时每天接触户外自然光的时间达 60 分钟以上。"

4. 小学生、初中生、高中生每天睡眠时间分别不少于 10 个、9 个、8 个小时

内涵：个人和社会倡导性指标。GB/T 17223—2012《中小学生一日学习时间卫生要求》指出，每日睡眠时间：小学生不应少于 10 小时，初中生不应少于 9 小时，高中生不应少于 8 小时。

口径：《全国学生常见病和健康影响因素监测与干预》。

计算方法：学生自报每天平均睡眠时间达标人数/参加调查的学生总人数 ×100%。

目前水平：小学四年级至高中三年级学生每天睡眠达标率为 24.3%（2019 年学生常见病和健康影响因素监测数据）。

目标确定依据：GB/T 17223—2012《中小学生一日学习时间卫生要求》和《综合防控儿童青少年近视实施方案》："保障孩子睡眠时间，确保小学生每天睡眠 10 个小时、初中生 9 个小时、高中阶段学生 8 个小时。"

5. 中小学生非学习目的使用电子屏幕单次不宜超过 15 分钟，每天累计不宜超过 1 小时

内涵：个人和社会倡导性指标。《儿童青少年近视防控适宜技术指南》提出，应"控制使用电子产品时间。课余时间使用电子产品学习 30 ~ 40 分钟后，应休息远眺放松 10 分钟。非学习目的使用电子产品每次不超过 15 分钟"。

口径：《全国学生常见病和健康影响因素监测与干预》。

计算方法：学生自报在过去一周中，平均每天看电视（包括电视游戏如 X – BOX）、用电脑以及移动电子设备（包括手机、掌上游戏机、平板电脑等）的时间之和。该时间之和超过 1 小时的人数/参加调查的学生总人数 × 100%。

目前水平：2019 年小学四年级至高中三年级学生过去一周平均每天看电视时长超过 1 小时的有 38.5%，看电脑时长超过 1 小时的有 17.1%，使用移动电子设备时间超过 1 小时的有 59.9%（2019 年学生常见病和健康影响因素监测数据）。

目标确定依据：《综合防控儿童青少年近视实施方案》："非学习目的的电子产品使用单次不宜超过 15 分钟，每天累计不宜超过 1 小时。"

6. 学校鼓励引导学生达到《国家学生体质健康标准》良好及以上水平

内涵：个人和社会倡导性指标。依据《国家学生体质健康标准》是测量学生体质健康状况和锻炼效果的评价标准，实施这一评价标准有利于促进学生积极参加体育锻炼，养成良好的锻炼习惯，提高体质健康水平。

口径（数据来源）：全国学生体质与健康监测数据。

计算方法：学年体质综合评定总分 80 分及以上学生数/参加评定学生总人数 × 100%（《国家学生体质健康标准》：60 分为达标，80 分为良好，90 分为优秀）。

目前水平：6 ~ 22 岁学生体质健康达标优良率 31.8%（2019 年全国学生体质与健康调研数据）。

目标确定依据：《关于全面加强和改进新时代学校体育工作的意见》："将

达到国家学生体质健康标准要求作为教育教学考核的重要内容。"《纲要》:"国家学生体质健康标准达标优秀率 25% 以上。"

7. 符合要求的中小学体育与健康课程开课率在 2030 年达到 100%

内涵:政府工作约束性指标。(需要再补充该指标具体内涵:《中小学健康教育指导纲要》:"学科教学每学期应安排 6 ~ 7 课时,主要载体课程为《体育与健康》,健康教育教学课时安排可有一定灵活性,如遇在下雨(雪)或高温(严寒)等不适宜户外体育教学的天气时可安排健康教育课。"《学校卫生工作条例》:"学校应当把健康教育纳入教学计划。普通中小学必须开设健康教育课。")

口径(数据来源):《全国学生常见病和健康影响因素监测与干预》。

计算方法:报告上一学年中开设健康教育课和/或讲座且不少于 6 课时的中小学校数量/参加调查的学校总数 × 100%。

目前水平:开设健康教育课和/或讲座,且每学期 ≥ 6 课时的比例为 66.8%。

目标确定依据:《学校卫生工作条例》:"学校应当把健康教育纳入教学计划。普通中小学必须开设健康教育课。"《综合防控儿童青少年近视实施方案》:"严格落实国家体育与健康课程标准。"《中小学健康教育指导纲要》:"学科教学每学期应安排 6 ~ 7 课时,主要载体课程为《体育与健康》。"

8. 中小学生每天校内体育活动时间在 2030 年超过 1 小时

内涵:政府工作约束性指标。

具体内涵:《综合防控儿童青少年近视实施方案》:"强化体育课和课外锻炼,确保中小学生在校时每天 1 小时以上体育活动时间。严格落实国家体育与健康课程标准,确保小学一、二年级每周 4 课时,三至六年级和初中每周 3 课时,高中阶段每周 2 课时,中小学校每天安排 30 分钟大课间体育活动。"

口径:《全国学生常见病和健康影响因素监测与干预》。

计算方法:统计中小学校每周安排体育活动(包括体育课、早操或课间操、学校组织的课外体育活动等)的频次及每次时间,计算平均每天三种体育活动的总时间,符合率为体育活动总时间超过 1 小时的学校数/参加调查的学校总数 × 100%。

目前水平:63.8%(2019 年学生常见病和健康影响因素监测结果)。

目标确定依据：《综合防控儿童青少年近视实施方案》："强化体育课和课外锻炼，确保中小学生在校时每天 1 小时以上体育活动时间。"

9. 学校眼保健操普及率在 2022 年达到 100%

内涵：政府工作约束性指标。（需要再补充该指标具体内涵：《综合防控儿童青少年近视实施方案》："中小学校要严格组织全体学生每天上下午各做 1 次眼保健操，认真执行眼保健操流程，做眼保健操之前提醒学生注意保持手部清洁卫生。"）

口径：《全国学生常见病和健康影响因素监测与干预》。

计算方法：报告一天做 1 次及以上眼保健操的学校数/参加调查的学校总数 × 100% 。

目前水平：为每天一次及以上眼保健操的比例是 92.2% ，每天两次及以上眼保健操的比例是 50.6% （2019 年学生常见病和健康影响因素监测结果）。

目标确定依据：《综合防控儿童青少年近视实施方案》："中小学校要严格组织全体学生每天上下午各做 1 次眼保健操。"

10. 寄宿制中小学校或 600 名学生以上的非寄宿制中小学校配备专职卫生专业技术人员、600 名学生以下的非寄宿制中小学校配备专兼职保健教师或卫生专业技术人员的比例在 2022 年超过 70% ，在 2030 年超过 90%

内涵：政府工作约束性指标。（《学校卫生工作条例》："普通高等学校设校医院或者卫生科。校医院应当设保健科（室），负责师生的卫生保健工作。城市普通中小学、农村中心小学和普通中学设卫生室，按学生人数六百比一的比例配备专职卫生技术人员。中等专业学校、技工学校、农业中学、职业中学，可以根据需要，配备专职卫生技术人员。学生人数不足六百人的学校，可以配备专职或者兼职保健教师，开展学校卫生工作。"）

口径：《全国学生常见病和健康影响因素监测与干预》。

计算方法：中小学校报告学校卫生专业技术人员或保健教师（包括专职/兼职）的人数、学校类型以及学校学生总数。配备率为按要求配备保健教师或卫生专业技术人员的学校数/参加调查的学校总数 × 100% 。

目前水平：41.6% （2019 年学生常见病和健康影响因素监测结果）。

目标确定依据：GB/T 18205—2012《学校卫生综合评价》和《国家学校体育卫生条件试行基本标准》。

11. 配备专兼职心理健康工作人员的中小学校比例在 2022 年达到 80%，在 2030 年达到 90%

内涵：政府工作约束性指标。

口径：《全国学生常见病和健康影响因素监测与干预》。

计算方法：报告上一学年配备专兼职心理健康工作人员的学校数/参加调查的学校总数×100%。

目前水平：2019 年，89.3% 的学校开展了针对学生的心理咨询服务（2019 年学生常见病和健康影响因素监测结果）。

目标确定依据：教育部发《中小学心理健康教育指导纲要》。

三、个人应掌握的核心知识与技能

（一）科学运动

保证充足的体育活动，减少久坐和视屏（观看电视，使用电脑、手机等）时间。课间休息，要离开座位适量活动。每天累计至少 1 小时中等强度及以上的运动，培养终身运动的习惯。

（二）注意用眼卫生

主动学习掌握科学用眼护眼等健康知识，养成健康用眼习惯。保持正确读写姿势。握笔的指尖离笔尖一寸、胸部离桌子一拳，书本离眼一尺，保持读写坐姿端正。读写要在采光良好、照明充足的环境中进行。白天学习时，充分利用自然光线照明，避免光线直射在桌面上。晚上学习时，同时打开台灯和房间大灯。读写连续用眼时间不宜超过 40 分钟。自觉减少电子屏幕产品使用。避免不良用眼行为，不在走路、吃饭、躺卧时，晃动的车厢内，光线暗弱或阳光直射下看书或使用电子屏幕产品。自我感觉视力发生明显变化时，及时告知家长和教师，尽早到眼科医疗机构检查和治疗。

（三）保持健康体重

学会选择食物和合理搭配食物的生活技能。每天吃早餐，合理选择零食，在两餐之间可选择适量水果、坚果或酸奶等食物作为零食。足量饮水，首选白开水，少喝或不喝含糖饮料。自我监测身高、体重等生长发育指标，及早发现、科学判断是否出现超重、肥胖等健康问题。

（四）了解传染病防控知识，增强体质，预防传染病，特别是预防常见呼吸道传染病

（五）掌握科学的应对方法，促进心理健康

保持积极向上的健康心理状态，积极参加文体活动和社会实践。了解不良情绪对健康的影响，掌握调控情绪的基本方法。正确认识心理问题，学会积极暗示，适当宣泄，可以通过深呼吸或找朋友倾诉、写日记、画画、踢球等方式，将心中郁积的不良情绪如痛苦、委屈、愤怒等发泄出去，可向父母、老师、朋友等寻求帮助，还可主动接受心理辅导（心理咨询与治疗等）。

（六）合理、安全使用网络，增强对互联网信息的辨别力，主动控制上网时间，抵制网络成瘾

（七）保证充足的睡眠，不熬夜。科学用耳、注意保护听力

早晚刷牙、饭后漱口，采用正确的刷牙方法，每次刷牙不少于2分钟。发生龋齿及时提醒家长陪同就医。不吸烟，拒吸二手烟，帮助家长戒烟。增强自身安全防范意识，掌握伤害防范的知识与技能，预防道路交通伤害、校园暴力、溺水、性骚扰、性侵害等。远离不安全性行为。不以任何理由尝试毒品。

四、社会主要任务

社会组织以及媒体等应加大儿童青少年健康相关标准和知识宣传力度，创造支持性社会环境，倡导健康理念，传播科学的健康知识。充分发挥广播电视、报刊、网络、新媒体等作用，利用公益广告等形式，多层次、多角度宣传推广近视防治知识。

五、政府职责任务

政府相关主要职责包括确保中小学校开设符合要求的体育与健康课程、确保中小学生每天校内体育活动时间、确保学校眼保健操普及率、保障学校卫生专业技术人与一级专兼职保健教师、保障学校配备专兼职心理健康工作人员等。目前存在的主要问题包括相关人才紧缺、相关岗位晋升职称存在困难等。"中小学健康促进行动"主要从以下六个方面规定了政府的职责任务。

（一）加强制度建设

制修订《学校卫生工作条例》《中小学健康教育指导纲要》《学校食品安全和营养健康管理规定》和《健康学校标准》等文件，健全学校体育卫生发展制度和体系，开展健康学校建设。要求通过深化学校体育、健康教育教学改革，推动全国中小学全面开设体育与健康教育课程。强调根据学生的成长规律和特点，分阶段确定健康教育内容并纳入评价范围，做到教学计划、教学材料、课时、师资"四到位"，并逐步覆盖所有学生。该任务由教育部牵头，卫生健康委等按职责分工负责。

（二）加强机构建设

加强现有中小学卫生保健机构建设，并按照相关标准和要求完善人员和设备配备。强调完善义务教育学校食堂建设，保障师生在校用餐食品安全和营养健康。此外，相关部门和机构每年应对校外培训机构教室采光照明、课桌椅配备、电子屏幕产品等达标情况开展全覆盖专项检查，规范校外培训机构治理。该任务由教育部牵头，卫生健康委按职责负责。

（三）加强我国儿童青少年视力健康及其相关危险因素监测、数据收集和信息化建设

通过组建全国儿童青少年近视防治和视力健康专家队伍，加强对儿童青少年近视防治和视力健康管理工作的科学指导。相关政府机构要按照国家有关标准的要求，以"双随机"的方式对学校、托幼机构和校外培训机构教室（教学场所）进行抽检、记录并公布结果。此外，还要建立基层医疗卫生机构包片联系中小学校制度。该任务由卫生健康委牵头，教育部按职责负责。

（四）倡导多部门共同开展儿童青少年体育活动

引导支持社会力量，开展各类儿童青少年体育活动，并通过有针对性地开展各类冬（夏）令营、训练营和体育赛事等，进一步吸引儿童青少年参加体育运动。该任务由发展改革委、教育部、体育总局、共青团中央按职责分工负责。

（五）优化网络环境，控制未成年人网络游戏时间

对网络游戏总量和新增网络游戏上网运营数量进行调控，鼓励研发传播集知识性、教育性、原创性、技能性、趣味性于一体的优秀网络游戏作品。

同时探索符合我国国情的适龄提示制度，对未成年人使用网络游戏时间进行限制。该任务由中央网信办、工业和信息化部、国家新闻出版署按职责分工负责。

（六）完善学生健康体检制度和学生体质健康监测制度

将学校体育工作和学生体质健康状况纳入对地方政府、教育行政部门和学校的考核评价体系，与学校负责人奖惩挂钩。要求把健康知识、急救知识，特别是将心肺复苏纳入学生考试内容，将学生对这些知识的掌握程度和体质健康测试情况作为评优评先、毕业考核和升学的重要指标。此外，还要将高中体育科目纳入高中学业水平测试或高考综合评价体系，并鼓励高校探索在特殊类型招生中增设体育科目测试。该任务由教育部牵头，卫生健康委按职责负责。

（马军）

第九节　职业健康保护行动

一、行动背景

我国是世界上劳动人口最多的国家，2019年我国就业人口7.75亿人，占总人口数的55%，多数劳动者职业生涯超过其生命周期的1/2。工作场所接触各类危害因素引发的职业健康问题依然严重，职业病防治形势严峻、复杂，新的职业健康危害因素不断出现，疾病和工作压力导致的生理、心理等问题已成为亟待应对的职业健康新挑战。实施职业健康保护行动，强化政府监管职责，督促用人单位落实主体责任，提升职业健康工作水平，有效预防和控制职业病危害，切实保障劳动者职业健康权益，对维护全体劳动者身体健康、促进经济社会持续健康发展至关重要。

当前，我国正处在工业化、城镇化的快速发展阶段，前几十年粗放发展积累的职业病问题集中显现，职业健康工作面临诸多新问题和新挑战。一是职业病报告病例数居高不下，截至2019年年底，我国累计报告职业病99.4万例，其中，职业性尘肺病88.9万例，占报告职业病病例总数的近90%。由于职业健康检查覆盖率低和用工制度不完善等原因，实际发病人数可能高于报告病例数。二是存在职业病危害的企业和接害人数多。据抽样调查，全国约有1 200万家企业存在职业病危害，超过2亿名劳动者接触各类职业病危害。

另外，随着我国经济转型升级，新技术、新材料、新工艺广泛应用，新的职业、工种和劳动方式不断产生，职业病危害因素更为多样、复杂，传统的职业病危害尚未得到根本控制，社会心理因素和不良工效学因素所致精神疾患和肌肉骨骼损伤等与工作相关疾病问题日益突出，职业健康工作面临多重压力。

党和政府历来高度重视职业病防治工作。习近平总书记在全国卫生与健康大会上强调，加强安全生产工作，推进职业病危害源头治理，并多次就职业病防治工作和维护劳动者权益作出重要指示批示。2019年5月5日，李克强总理主持召开国务院常务会议，研究部署职业病防治工作。孙春兰副总理组织召开职业病防治工作推进会并作出工作部署。2019年7月11日，经国务院同意，国家卫生健康委等10部门联合印发了《尘肺病防治攻坚行动方案》。2019年7月25日，国务院召开了推进健康中国行动电视电话会议，李克强总理作出重要批示，强调进一步落实大卫生、大健康理念和预防为主方针，不断提升人民群众的健康获得感、幸福感和生活质量，孙春兰副总理出席会议并讲话，对职业病防治和职业健康保护提出具体要求。

实施职业健康保护行动是党中央国务院加强职业病防治工作，切实保障劳动者健康权益的又一重大战略决策。职业健康保护行动位于第二大任务（维护全生命周期健康）板块，是第9项专项行动。职业健康保护行动主要依据《职业病防治法》和有关职业病预防控制指南，分别提出劳动者个人、用人单位、政府应采取的举措。

二、行动目标与指标

（一）职业健康保护行动目标

到2022年和2030年，劳动工时制度得到全面落实；工伤保险参保人数稳步提升，并于2030年实现工伤保险法定人群参保全覆盖；接尘工龄不足5年的劳动者新发尘肺病报告例数占年度报告总例数的比例实现明显下降并持续下降；辖区职业健康检查和职业病诊断服务覆盖率分别达到80%及以上和

90%及以上；重点行业的用人单位职业病危害项目申报率达到90%及以上；工作场所职业病危害因素检测率达到85%及以上，接触职业病危害的劳动者在岗期间职业健康检查率达到90%及以上；职业病诊断机构报告率达到95%及以上。

提倡重点行业劳动者对本岗位主要危害及防护知识知晓率达到90%及以上并持续保持；鼓励各用人单位做好员工健康管理、评选"健康达人"，其中国家机关、学校、医疗卫生机构、国有企业等用人单位应支持员工率先树立健康形象，并给予奖励；对从事长时间、高强度重复用力、快速移动等作业方式以及视屏作业的人员，采取推广先进工艺技术、调整作息时间等措施，预防和控制过度疲劳和工作相关肌肉骨骼系统疾病的发生；采取综合措施降低或消除工作压力。

（二）职业健康保护行动主要指标

职业健康保护行动主要包含11项指标和目标，分别是3项预期性指标、4项倡导性指标、4项目标，并分别提出到2022年和2030年的目标值。核心指标是接尘工龄不足5年的劳动者新发尘肺病报告例数占年度报告总例数比例明显下降并持续下降。见表3-3。

表3-3 职业健康保护行动主要指标

指标性质	指标/目标	2022年目标值	2030年目标值
预期性指标1	工伤保险参保人数	稳步提升	实现法定人群参保全覆盖
预期性指标2	接尘工龄不足5年的劳动者新发尘肺病报告例数占年度报告总例数比例（%）	明显下降	持续下降
预期性指标3	辖区职业健康检查和职业病诊断服务覆盖率（%）	≥80	≥90
倡导性指标1	重点行业劳动者对本岗位主要危害及防护知识知晓率（%）	≥90	持续保持
倡导性指标2	鼓励各用人单位做好员工健康管理、评选"健康达人"，国家机关、学校、医疗卫生机构、国有企业等用人单位应支持员工率先树立健康形象，并给予奖励		

续表

指标性质	指标/目标	2022 年目标值	2030 年目标值
倡导性指标 3	对从事长时间、高强度重复用力、快速移动等作业方式以及视屏作业的人员，采取推广先进工艺技术、调整作息时间等措施，预防和控制过度疲劳和工作相关肌肉骨骼系统疾病的发生		
倡导性指标 4	采取综合措施降低或消除工作压力		
目标 1	重点行业的用人单位职业病危害项目申报率（%）	≥90	≥90
目标 2	工作场所职业病危害因素检测率（%）	≥85	≥85
目标 3	接触职业病危害的劳动者在岗期间职业健康检查率（%）	≥90	≥90
目标 4	职业病诊断机构报告率（%）	≥95	≥95

职业健康保护行动的目标和指标，与《国家职业病防治规划（2016—2020 年）》，尘肺病防治攻坚行动（2019.7—2020.12），在矿山、冶金、化工等行业领域开展尘毒危害专项治理（2019.4—2020.11）等任务的指标互有关联，相互支撑，指标内容有传承，目标值有调整或提高。见表 3-4。

表 3-4　职业健康保护行动与其他工作指标的联系与区别

指标	国家职业病防治规划（2016—2020 年）	职业健康保护行动（2019—2030 年）	尘肺病防治攻坚行动（2019.7—2020.12）	尘毒专项治理危害行动（2019.4—2020.11）
接尘工龄不足 5 年的劳动者新发尘肺病报告例数占年度报告总例数的比例	下降	明显下降（2022 年）、持续下降（2030 年）	—	—
辖区职业健康检查和职业病诊断服务覆盖率	地市能诊断县区能体检	≥80%（2022 年）、≥90%（2030 年）	地市能诊断县区能体检镇街有康复站村居有康复点	—

续表

指标	国家职业病防治规划（2016—2020年）	职业健康保护行动（2019—2030年）	尘肺病防治攻坚行动（2019.7—2020.12）	尘毒专项治理危害行动（2019.4—2020.11）
职业病危害项目申报率	≥85%（重点行业）	≥90%（重点行业）	≥95%	≥95%
职业病危害因素定期检测率	≥80%（重点行业）	≥85%	≥95%	≥95%
在岗期间职业健康检查率	≥90%（重点行业）	≥90%	≥95%	≥95%
职业病诊断机构报告率	≥90%	≥95%	—	—
重点职业病监测县区覆盖率	≥90%	—	—	—
主要负责人、职业卫生管理人员职业卫生培训率	≥95%（重点行业）	—	≥95%（含劳动者）	≥95%（含劳动者）
提倡重点行业劳动者知识知晓率	—	≥90%	—	—
新增建设项目"三同时"实施率	—	—	≥95%	—
医疗卫生机构放射工作人员个人剂量监测率	≥90%	—	—	—
劳动者依法应参加工伤保险覆盖率	≥80%	法定人群全覆盖（2030年）	≥80%	—

从实施内容看，职业健康保护行动主要依据《职业病防治法》和有关职业病预防控制指南制定，其主体内容是《国家职业病防治规划（2016—2020年）》的升级，这两项国家层面的重要工作，是全局性、综合性的，既是落实工作也是部署开展职业病防治和职业健康管理工作的重要依据。尘肺病防治攻坚行动、尘毒专项治理等任务，是突出重点，针对重点行业、重点病种、重点危害因素开展的重点工作，目标是解决当前制约职业病防治工作发展的

主要矛盾。

相对于《国家职业病防治规划（2016—2020 年）》，职业健康保护行动的指标面向的对象范围更广，要求更高。其中，重点行业职业病危害项目申报率由 85% 提高到 90%；职业病危害因素定期检测率由重点行业扩展到所有行业，由 80% 提高到 85%；在岗期间职业健康检查率也由重点行业扩展到所有行业，目标值保持 90% 不变。职业病诊断机构报告率由 90% 提高到 95%。将"地市能诊断、县区能体检"（即设区的市至少应确定 1 家医疗卫生机构承担本辖区内职业病诊断工作，县级行政区域原则上至少确定 1 家医疗卫生机构承担本辖区职业健康检查工作）转化成量化指标，即 2022 年和 2030 年分别达到 80% 以上和 90% 以上。尘肺病防治攻坚行动还要求到 2020 年年底前，每个地市至少确定 1 家医疗卫生机构承担职业病诊断，粉尘危害企业或者接触粉尘危害劳动者较多的县区至少确定 1 家医疗卫生机构承担职业健康检查，在重点地区开展尘肺病康复站（点）试点工作，常住尘肺病患者达到 100 人的乡镇，依托乡镇卫生院或社区卫生服务中心建立尘肺病康复站，常住尘肺病患者达到 10 人的村居，依托村卫生室建立尘肺病康复点等。

尘肺病防治攻坚行动和尘毒危害专项治理工作设定的指标目标值较高。但前者侧重于煤矿、非煤矿山、冶金、建材等尘肺病高发行业，要求到 2020 年年底，该行业纳入治理范围的用人单位粉尘危害申报率达到 95% 以上，粉尘浓度定期检测率达到 95% 以上，接尘劳动者在岗期间职业健康检查率达到 95% 以上，主要负责人、职业健康管理人员和劳动者培训率达到 95% 以上，劳动者依法应参加工伤保险覆盖率达到 80% 以上，新增建设项目职业病防护设施"三同时"实施率达到 95% 以上。后者侧重于矿山、冶金和化工等重点行业，聚焦粉尘和化学有害因素的治理，相应的指标值要求均达到 95% 以上。

从实施时间看，职业健康保护行动是中长期的，《国家职业病防治规划》是中期的，尘肺病防治攻坚行动、尘毒专项治理等是短期的，这些工作任务在实施时有部分时间是同步或者重合的。职业健康保护行动时间跨度较长，目标较长远；尘肺病防治攻坚行动、尘毒专项治理和执法工作等时间比较短，目标较集中，是远近结合的关系。

（三）劳动者个人应掌握的核心知识与技能

1. 职业健康保护行动提出倡导健康工作方式，积极传播职业健康先进理念和文化，国家机关、学校、医疗卫生机构、国有企业等单位的员工率先树立健康形象，争做"职业健康达人"。

根据国家卫生健康委办公厅、中华全国总工会办公厅于 2020 年 12 月 29 日联合印发的《关于开展争做"职业健康达人"活动的通知》（国卫办职健函〔2020〕1069 号），"职业健康达人"是指用人单位中自觉树立健康意识、主动践行健康行为、积极参与健康管理、善于传播健康理念、具有较好健康影响力的职业健康代表人物。"职业健康达人"应当符合《"职业健康达人"基本标准》提出的基本条件、健康素养、自主健康管理、健康影响力等 4 个方面 14 条标准。

基本条件包括：（1）热爱祖国，热爱人民，拥护中国共产党的领导，具有正确的世界观、人生观和价值观。（2）遵守国家法律法规，爱岗敬业，遵章守纪，无违法违纪行为。（3）身心健康，诚信友善，家庭和睦，人际关系良好。

健康素养包括：（1）掌握相关的职业病危害预防和控制知识，具有较强的健康意识，熟悉职业病防治相关法律法规的主要内容。（2）掌握本单位职业健康管理制度和操作规程的基本要求。（3）掌握职业病危害事故相关急救知识和应急处置方法，具有正确的自救、互救能力。（4）了解工作相关疾病和常见病的防治常识。

自主健康管理包括：（1）践行健康工作方式，严格遵守本单位职业健康管理制度和操作规程；规范佩戴或使用职业病防护用品。（2）自觉参加职业健康培训及健康教育活动；按规定参加职业健康检查，及时掌握自身健康状况。（3）践行健康生活方式，合理膳食、适量运动、戒烟限酒、心理平衡。

健康影响力包括：（1）主动参与职业健康管理，积极建言献策，在职业健康日常管理工作中作出突出贡献。（2）拒绝违章作业；发现职业病危害事故隐患及时报告，敢于批评、检举违反职业病防治相关法律法规的行为；提醒身边同事纠正不健康行为方式。（3）积极宣传职业病防治知识，传播职业健康先进理念和做法，宣传与传播作用显著。（4）热心职业健康公益事业，能够带动本单位和身边劳动者践行健康工作方式和生活方式。

2. 树立健康意识

积极参加职业健康培训，学习和掌握与职业健康相关的各项制度、标准，了解工作场所存在的危害因素，掌握职业病危害防护知识、岗位操作规程、个人防护用品的正确佩戴和使用方法。

用人单位是职业卫生培训的责任主体，因此，用人单位应当建立职业卫生培训制度，保障职业卫生培训所需的资金投入，将职业卫生培训费用在生产成本中据实列支。将职业卫生培训纳入本单位职业病防治计划、年度工作计划和目标责任体系，制定实施方案，落实责任人员。建立健全培训考核制度，严格考核管理，严禁形式主义和弄虚作假。建立健全培训档案，真实记录培训内容、培训时间、训练科目及考核情况等内容，并将本单位年度培训计划、单位主要负责人和职业卫生管理人员职业卫生培训证明，以及接触职业病危害的劳动者、职业病危害监测人员培训情况等，分类进行归档管理。用人单位应用新工艺、新技术、新材料、新设备或者转岗导致劳动者接触职业病危害因素变化的，应对劳动者重新进行职业卫生培训。用人单位将职业病危害作业整体外包或者使用劳务派遣工从事接触职业病危害作业的，应当将其纳入本单位统一管理，对其进行职业病防治知识、防护技能及岗位操作规程培训。用人单位接收在校学生实习的，应当对实习学生进行相应的职业卫生培训，提供必要的职业病防护用品。

3. 强化法律意识，知法、懂法

遵守职业病防治法律、法规、规章。接触职业病危害的劳动者，定期参加职业健康检查；罹患职业病的劳动者，建议及时诊断、治疗，保护自己的合法权益。

《职业病防治法》规定，劳动者既享有职业卫生保护权利，也需要履行相应的义务。劳动者享有的职业卫生保护权利包括：（1）获得职业卫生教育、培训；（2）获得职业健康检查、职业病诊疗、康复等职业病防治服务；（3）了解工作场所产生或者可能产生的职业病危害因素、危害后果和应当采取的职业病防护措施；（4）要求用人单位提供符合防治职业病要求的职业病防护设施和个人使用的职业病防护用品，改善工作条件；（5）对违反职业病防治法律、法规以及危及生命健康的行为提出批评、检举和控告；（6）拒绝违章指挥和强令进行没有职业病防护措施的作业；（7）参与用人单位职业卫生工作的民主管理，对职业病防治工作提出意见和建议。同时，劳动者应当履行的义务有：学习和掌握相关的职业卫生知识，增强职业病防范意识，遵守职业病防治法律、法规、规章和操作规程，正确使用、维护职业病防护设备和个人使用的职业病防护用品，发现职业病危害事故隐患应当及时报告。

4. 劳动者在生产环境中长期接触粉尘、化学危害因素、放射性危害因素、物理危害因素、生物危害因素等可能引起相关职业病

《职业病危害因素分类目录》（2015 年版）包含了 52 项粉尘因素、375 项化学因素、8 项放射性因素、15 项物理因素、6 项生物因素以及 3 项其他因素。因此，需要加强劳动过程防护，接触职业病危害因素的劳动者注意各类危害的防护，严格按照操作规程进行作业，并自觉、正确地佩戴个人职业病防护用品。职业病危害因素的预防控制原则，遵循消除替代、工程控制、管理控制、个体防护的优先顺序。

根据《用人单位劳动防护用品管理规范》（2018 年版），接触粉尘、有毒、有害物质的劳动者应当根据不同粉尘种类、粉尘浓度及游离二氧化硅含量和毒物的种类及浓度配备相应的呼吸器、防护服、防护手套和防护鞋等，具体可参照《呼吸防护用品自吸过滤式防颗粒物呼吸器》（GB 2626）、《呼吸防护用品的选择、使用及维护》（GB/T 18664）、《防护服装化学防护服的选择、使用和维护》（GB/T 24536）、《手部防护手套的选择、使用和维护指南》（GB/T 29512）和《个体防护装备足部防护鞋（靴）的选择、使用和维护指南》（GB/T 28409）等标准。接触噪声的劳动者，当暴露于 80dB≤LEX，8h < 85dB 的工作场所时，用人单位应当根据劳动者需求为其配备适用的护听器；当暴露于 LEX，8h≥85dB 的工作场所时，用人单位必须为劳动者配备适用的护听器，并指导劳动者正确佩戴和使用，具体可参照《护听器的选择指南》（GB/T 23466）。工作场所中存在电离辐射危害的，经危害评价确认劳动者需佩戴劳动防护用品的，用人单位可参照电离辐射的相关标准及《个体防护装备配备基本要求》（GB/T 29510）为劳动者配备劳动防护用品，并指导劳动者正确佩戴和使用。从事存在物体坠落、碎屑飞溅、转动机械和锋利器具等作业的劳动者，用人单位还可参照《个体防护装备选用规范》（GB/T 11651）、《头部防护安全帽选用规范》（GB/T 30041）和《坠落防护装备安全使用规范》（GB/T 23468）等标准，为劳动者配备适用的劳动防护用品。

5. 提升应急处置能力

学习掌握现场急救知识和急性危害的应急处置方法，能够做到正确的自救、互救。

同时，要求用人单位在可能发生急性职业损伤的有毒、有害工作场所，用人单位应当设置报警装置，配置现场急救用品、冲洗设备、应急撤离通道和必要的泄险区。现场急救用品、冲洗设备等应当设在可能发生急性职业损伤的工作场所或者临近地点，并在醒目位置设置清晰的标识。在可能突然泄漏或者逸出大量有害物质的密闭或者半密闭工作场所，用人单位还应当安装事故通风装置以及与事故排风系统相联锁的泄漏报警装置。

生产、销售、使用、储存放射性同位素和射线装置的场所，应当按照国家有关规定设置明显的放射性标识，其入口处应当按照国家有关安全和防护标准的要求，设置安全和防护设施以及必要的防护安全联锁、报警装置或者工作信号。放射性装置的生产调试和使用场所，应当具有防止误操作、防止工作人员受到意外照射的安全措施。用人单位必须配备与辐射类型和辐射水平相适应的防护用品和监测仪器，包括个人剂量测量报警、固定式和便携式辐射监测、表面污染监测、流出物监测等设备，并保证可能接触放射线的工作人员佩戴个人剂量计。

6. 加强防暑降温措施

根据《防暑降温措施管理办法》（安监总安健〔2012〕89 号），高温作业是指有高气温，或有强烈的热辐射，或伴有高气湿（相对湿度≥80% RH）相结合的异常作业条件、湿球黑球温度指数（WBGT 指数）超过规定限值的作业。高温天气是指地市级以上气象主管部门所属气象台站向公众发布的日最高气温 35℃ 以上的天气，高温天气作业是指用人单位在高温天气期间安排劳动者在高温自然气象环境下进行的作业。建议高温作业、高温天气作业等劳动者注意预防中暑。可佩戴隔热面罩和穿着隔热、通风性能良好的防热服，注意使用空调等防暑降温设施进行降温。建议适量补充水、含食盐和水溶性维生素等防暑降温饮料。

7. 长时间伏案低头工作或长期前倾坐姿职业人群的健康保护

应注意通过伸展活动等方式缓解肌肉紧张，避免颈椎病、肩周炎和腰背痛的发生。在伏案工作时，需注意保持正确坐姿，上身挺直；调整椅子的高低，使双脚刚好合适地平踩在地面上。长时间使用电脑的，工作时电脑的仰角应与使用者的视线相对，不宜过分低头或抬头，建议每隔 1～2 小时休息一段时间，向远处眺望，活动腰部和颈部，做眼保健操和工间操。

8. 教师、交通警察、医生、护士等以站姿作业为主的职业人群的健康保护

站立时，建议两腿重心交替使用，防止静脉曲张，建议通过适当走动等方式保持腰部、膝盖放松，促进血液循环；长时间用嗓的，注意补充水分，常备润喉片，预防咽喉炎。

9. 驾驶员等长时间固定体位作业职业人群的健康保护

建议合理安排作业时间，做到规律饮食，定时定量；保持正确的作业姿势，将座位调整至适当的位置，确保腰椎受力适度，并注意减少震动，避免颈椎病、肩周炎、骨质增生、坐骨神经痛等疾病的发生；作业期间注意间歇性休息，减少憋尿，严禁疲劳作业。

（四）用人单位的主要任务

1. 鼓励用人单位为劳动者提供整洁卫生、绿色环保、舒适优美和人性化的工作环境，采取综合预防措施，尽可能减少各类危害因素对劳动者健康的影响，切实保护劳动者的健康权益。

为贯彻落实《国务院关于实施健康中国行动的意见》《行动》等相关要求，进一步推动用人单位落实主体责任，加强职业健康管理，切实保护劳动者职业健康，国家卫生健康委办公厅、中华全国总工会办公厅于 2020 年 12 月 29 日联合印发《关于开展争做"职业健康达人"活动的通知》（国卫办职健函〔2020〕1069 号）。活动面向各类企业、事业单位和个体经济组织等所有用人单位，按照"政府部门组织实施，用人单位自愿参与"的原则开展。要求参加活动的用人单位在《"职业健康达人"基本标准》的基础上制定细化标准，重点面向一线劳动者组织开展活动。用人单位活动开展情况可作为参评"五一劳动奖章"、工人先锋号、模范职工之家等荣誉称号时的参考。用人单位要按照《健康中国行动推进委员会办公室关于印发推进实施健康中国行动 2019 年工作计划的通知》（国健推委发〔2019〕1 号）要求，对本单位的"职业健康达人"给予适当奖励。

2. 鼓励用人单位在适宜场所设置健康小贴士，为单位职工提供免费测量血压、体重、腰围等健康指标的场所和设施，一般情况下，开会时间超过 2 小时安排休息 10～15 分钟。鼓励建立保护劳动者健康的相关制度，如：工间操制度、健身制度、无烟单位制度等。根据用人单位的职工人数和职业健康

风险程度，依据《工业企业设计卫生标准》（GBZ 1）等有关标准设置医务室、紧急救援站、有毒气体防护站，配备急救箱等装备。

3. 新建、扩建、改建建设项目和技术改造、技术引进项目可能产生职业病危害的，建设单位应当依法依规履行建设项目职业病防护设施"三同时"（建设项目的职业病防护设施与主体工程同时设计、同时施工、同时投入生产和使用）制度。鼓励用人单位优先采用有利于防治职业病和保护员工健康的新技术、新工艺、新设备、新材料，如采用水基涂料或水基胶黏剂替代有机溶剂基的涂料或胶黏剂，用水性洗涤剂替代溶剂型洗涤剂，用三氯甲烷脱脂剂来替代三氯乙烯脱脂剂，改喷涂为电涂或浸涂，改手工分批装料为机械连续装料，改干法破碎为湿法破碎等。不得生产、经营、进口和使用国家明令禁止使用的可能产生职业病危害的设备或材料。对长时间、高强度、重复用力、快速移动等作业方式，采取先进工艺技术、调整作息时间等措施，预防和控制过度疲劳和相关疾病发生。采取综合措施降低或消除工作压力，预防和控制其可能产生的不良健康影响。

4. 依据《工作场所职业卫生管理规定》（中华人民共和国国家卫生健康委员会令第 5 号），产生职业病危害的用人单位，应当按照《职业病危害项目申报办法》的规定，及时、如实向所在地卫生健康主管部门申报职业病危害项目，并接受卫生健康主管部门的监督检查。应当在醒目位置设置公告栏，公布有关职业病防治的规章制度、操作规程、职业病危害事故应急救援措施和工作场所职业病危害因素检测结果。

存在或者产生职业病危害的工作场所、作业岗位、设备、设施，应当按照《工作场所职业病危害警示标识》（GBZ 158）的规定，在醒目位置设置图形、警示线、警示语句等警示标识和中文警示说明。警示说明应当载明产生职业病危害的种类、后果、预防和应急处置措施等内容。

存在或者产生高毒物品的作业岗位，应当按照《高毒物品作业岗位职业病危害告知规范》（GBZ/T 203）的规定，在醒目位置设置高毒物品告知卡，告知卡应当载明高毒物品的名称、理化特性、健康危害、防护措施及应急处理等告知内容与警示标识。

存在职业病危害的用人单位，应当实施由专人负责的工作场所职业病危害因素日常监测，确保监测系统处于正常工作状态。职业病危害严重的用人单位，应当委托具有相应资质的职业卫生技术服务机构，每年至少进行一次职业病危害因素检测，每三年至少进行一次职业病危害现状评价。职业病危害一般的用人单位，应当委托具有相应资质的职业卫生技术服务机构，每三年至少进行一次职业病危害因素检测。

5. 产生职业病危害的用人单位应建立职业病防治管理责任制，健全岗位责任体系，做到责任到位、投入到位、监管到位、防护到位、应急救援到位。《工作场所职业卫生管理规定》（中华人民共和国国家卫生健康委员会令第5号）要求建立健全的职业卫生管理制度和操作规程包括职业病危害防治责任制度、职业病危害警示与告知制度、职业病危害项目申报制度、职业病防治宣传教育培训制度、职业病防护设施维护检修制度、职业病防护用品管理制度、职业病危害监测及评价管理制度、建设项目职业病防护设施"三同时"管理制度、劳动者职业健康监护及其档案管理制度、职业病危害事故处置与报告制度、职业病危害应急救援与管理制度、岗位职业卫生操作规程、法律法规规章规定的其他职业病防治制度等13项。

用人单位应当根据存在的危害因素，设置或者指定职业卫生管理机构，配备专兼职的职业卫生管理人员，开展职业病防治、职业健康指导和管理工作。其中：职业病危害严重的用人单位，应当设置或者指定职业卫生管理机构或者组织，配备专职职业卫生管理人员。其他存在职业病危害的用人单位，劳动者超过一百人的，应当设置或者指定职业卫生管理机构或者组织，配备专职职业卫生管理人员；劳动者在一百人以下的，应当配备专职或者兼职的职业卫生管理人员。

6. 用人单位应建立完善的职业健康监护制度，依法组织劳动者进行职业健康检查，用人单位应当按照《用人单位职业健康监护监督管理办法》、《放射工作人员职业健康管理办法》、《职业健康监护技术规范》（GBZ 188）、《放射工作人员职业健康监护技术规范》（GBZ 235）等有关规定组织上岗前、在岗期间、离岗时的职业健康检查，并将检查结果书面如实告知劳动者，职业健康检查费用由用人单位承担。依据《职业病诊断与鉴定管理办法》（中华人民共和国国家卫生健康委员会令第6号），用人单位应当依法履行职业病诊断、鉴定的相关义务有：及时安排职业病病人、疑似职业病病人进行诊治，如实提供职业病诊断、鉴定所需的资料，承担职业病诊断、鉴定的费用和疑似职业病病人在诊断、医学观察期间的费用，报告职业病和疑似职业病，以及《职业病防治法》规定的其他相关义务。对女职工定期进行妇科疾病及乳腺疾病的查治。

7. 用人单位应贯彻落实《劳动合同法》和《工伤保险条例》的要求，规范劳动用工管理，依法与劳动者签订劳动合同，合同中应明确劳动保护、劳动条件和职业病危害防护、女职工劳动保护及女职工禁忌劳动岗位等内容。用人单位应当保证劳动者休息时间，依法安排劳动者休假，落实女职工产假、产前检查及哺乳时间，杜绝违法加班；要依法按时足额缴纳工伤保险费。鼓励用人单位组建健康指导人员队伍，开展职工健康指导和管理工作。

（五）政府职责任务

1. 研究修订《中华人民共和国职业病防治法》等法律法规，修订工作场所职业卫生管理、职业病危害项目申报、职业健康检查、职业病诊断与鉴定等职业病防治部门规章。梳理、分析、评估现有职业健康标准，以防尘、防毒、防噪声、防辐射为重点，以强制性标准为核心，研究制定、修订出台更严格、有效的国家职业健康标准和措施，完善职业病防治法规标准体系。除了传统的化学因素、物理因素、生物因素，还要加强对心理学因素、人类工效学因素等新型职业危害的研究识别、评价与控制，国际劳工组织（ILO）已将精神和行为障碍、肌肉骨骼系统疾病纳入职业病名单，因此，我们应组织开展相关调查，研究制定规范标准，提出防范措施，适时纳入法定管理，以应对产业转型、技术进步可能产生的职业健康新问题。具体实施由卫生健康委牵头，科技部、司法部、市场监管总局按职责分工负责。

2. 为了更好地预防控制职业危害，应加强科研及成果转化应用工作，研发、推广有利于保护劳动者健康的新技术、新工艺、新设备和新材料，逐步替代产生职业病危害的技术、工艺、设备、材料。以职业性尘肺病、噪声聋、化学中毒为重点，在矿山、建材、金属冶炼、化工等行业领域开展专项治理，要求职业病危害项目申报率，职业病危害因素定期检测率，接触职业病危害的劳动者在岗期间职业健康检查率，用人单位主要负责人、职业健康管理人员和接触职业病危害因素的劳动者培训率等均达到95%以上。严格源头控制，引导职业病危害严重的用人单位进行技术改造和转型升级。推动各行业协会制订并实施职业健康守则。具体实施由卫生健康委牵头，发展和改革委员会、科技部、工业和信息化部、国务院国资委按职责分工负责。

3. 完善职业病防治技术支撑体系，按照区域覆盖、合理配置的原则，加强职业病防治机构建设，做到布局合理、功能健全。设区的市至少有1家医疗卫生机构承担本辖区内职业病诊断工作，县级行政区域原则上至少有1家医疗卫生机构承担本辖区职业健康检查工作。充分发挥各类职业病防治机构在职业健康检查、职业病诊断和治疗康复、职业病危害监测评价、职业健康风险评估等方面的作用，健全分工协作、上下联动的工作机制。加强专业人才队伍建设，鼓励高等院校扩大职业卫生及相关专业招生规模。推动企业职业健康管理队伍建设，提升企业职业健康管理能力。具体实施由卫生健康委牵头，发展和改革委员会、教育部、财政部、人力资源和社会保障部按职责分工负责。

2020年4月6日，国家卫生健康委印发了《关于加强职业病防治技术支撑体系建设的指导意见》（国卫职健发〔2020〕5号），提出的总体目标是到2025年，健全完善国家、省、市、县四级并向乡镇延伸的职业病防治技术支撑体系，基础设施、人才队伍和学科建设进一步加强，监测评估、工程防护、诊断救治等技术支撑能力进一步提升，满足新时期职业病防治工作的需要。职业病防治技术支撑体系由职业病监测评估、职业病危害工程防护、职业病诊断救治三类技术支撑机构及相关专业机构组成。以疾病预防控制机构、职业病防治院（所、中心）为主干，完善"国家、省、市、县"四级职业病监测评估技术支撑网络。充分利用卫生健康系统内外技术资源，构建"国家—行业（领域）—省"的职业病危害工程防护技术支撑网络。充分发挥职业病专科医院、综合医院的作用，构建"国家—省—市"并向重点县区、乡镇延伸的职业病诊断救治技术支撑网络。支持职业卫生及放射卫生技术服务机构、职业健康检查机构、职业病诊断机构、化学品毒性鉴定机构及有关康复机构，发挥技术优势，积极参与技术支撑。支持条件较好的企业依托现有技术力量设立职业病防治技术支撑机构，支持高等院校、科研院所、企事业单位、行业学会协会、基金会等社会团体发挥专业优势，提供有特色、多样化的技术支撑，进一步增强技术支撑力量。

4. 职业健康保护行动提出，加强职业健康监管体系建设，健全职业健康监管执法队伍，重点加强县（区）、乡镇（街道）等基层执法力量，加强执法装备建设。加大用人单位监管力度，督促用人单位切实落实职业病防治主体责任。具体实施由卫生健康委牵头，发展改革委、财政部按职责分工负责。

国家卫生健康委办公厅于 2019 年 6 月 17 日印发《职业卫生监督协管服务技术规范》，围绕尘肺病等重点职业病，开展煤矿、非煤矿山、冶金、建材行业用人单位职业卫生监督协管工作，并将职业卫生纳入监督协管服务内容。于 2019 年 8 月 2 日印发《职业卫生执法装备标准》，明确了执法取证装备、个人防护和现场检测装备等名称和数量，并对各类个人防护和现场检测装备的用途、要求、使用注意事项等进行了详细指引。国家卫生健康委于 2020 年 8 月 31 日印发《用人单位职业卫生监督执法工作规范》，要求职业卫生监督执法工作以"双随机、一公开"监管为基本手段、以重点监管为补充、以信用监管为基础，落实行政执法公示制度、执法全过程记录制度、重大执法决定法制审核制度，推行基于风险的分类分级监督执法模式。监督执法内容主要包含职业病防治管理措施，建设项目职业病防护设施"三同时"，职业病危害项目申报，职业病危害因素检测、评价，职业病危害告知和警示，职业病防护设施和个人使用的职业病防护用品，职业卫生培训，劳动者职业健康监护，职业病病人、疑似职业病病人的报告及处置，职业病危害作业的转移（外包），急性职业病危害事故处置、报告，放射性职业病危害作业。通过这些措施，筑牢基层职业卫生监督执法网底，做好基层职业卫生监督执法工作。

5. 职业健康保护行动提出以农民工尘肺病为切入点，进一步加强对劳务派遣用工单位职业病防治工作的监督检查，优化职业病诊断程序和服务流程，提高服务质量。

《关于印发加强农民工尘肺病防治工作的意见的通知》（国卫疾控发〔2016〕2 号），要求认真做好农民工尘肺病诊断鉴定和医疗救治工作。《职业病诊断与鉴定管理办法》（中华人民共和国国家卫生健康委员会令第 6 号）进一步突出了用人单位的相关义务，劳动者只提供本人掌握的职业病诊断有关资料，明确了职业病诊断办理时限，缩短了职业病鉴定办理时限。

为进一步提升尘肺病工伤职工待遇保障能力和水平，人力资源和社会保障部、国家卫生健康委联合印发的《关于做好尘肺病重点行业工伤保险有关工作的通知》（人社部发〔2019〕125 号）要求，各地要全面落实职业病防治法和《工伤保险条例》等法律法规的规定，做好职业性尘肺病人诊断和相关待遇保障工作。职业病诊断机构应严格依据相关法律法规和规章规定，对符合职业性尘肺病相关诊断标准的，及时作出职业性尘肺病诊断。对已诊断且明确参加了工伤保险的职业性尘肺病工伤职工，社会保险经办机构要按规定及时支付工伤保险待遇。要加强尘肺病工伤职工的医疗救治工作，切实将工伤保险药品目录中尘肺病用药充分用于尘肺病工伤职工的治疗，及时将符合工伤医疗诊疗规范的尘肺病治疗技术和手段纳入工伤保险基金支付范围。要加强对尘肺病工伤职工的管理服务工作，为尘肺病工伤职工依法申请工伤保险待遇提供方便快捷的支持。要认真落实好工伤保险待遇定期调整的工作机制，切实做好尘肺病工伤职工权益保障工作。依据《职业病防治法》等法律法规的要求，对未参加工伤保险的，按规定通过医疗保险、医疗救助等保障其医疗保障合法权益。此外，还应加强部门间信息共享利用，及时交流用人单位职业病危害、劳动者职业健康和工伤保险等信息数据。由卫生健康委牵头，发展和改革委员会、民政部、人力资源和社会保障部、医保局按职责分工负责。

6. 改进职业病危害项目申报工作，建立统一、高效的监督执法信息管理机制。建立完善工作场所职业病危害因素检测、监测和职业病报告网络。适时开展工作场所职业病危害因素监测和职业病专项调查，系统收集相关信息。开展"互联网 + 职业健康"信息化建设，建立职业卫生和放射卫生大数据平台，利用信息化提高监管效率。由卫生健康委牵头，发展改革委、财政部按职责分工负责。

7. 职业健康保护行动提出，将"健康企业"建设作为健康城市建设的重要内容，逐步拓宽丰富职业健康范围，积极研究将工作压力、肌肉骨骼疾病等新职业病危害纳入保护范围。推进企业依法履行职业病防治等相关法定责任和义务，营造企业健康文化，履行企业社会责任，有效保障劳动者的健康和福祉。

全国爱卫办等 6 部门联合印发的《关于推进健康企业建设的通知》（全爱卫办发〔2019〕3 号）提出，健康企业建设坚持党委政府领导、部门统筹协调、企业负责、专业机构指导、全员共建共享的指导方针，按照属地化管理、自愿参与的原则，面向全国各级各类企业开展。

《健康企业建设规范（试行）》明确了企业重点落实的四个方面工作任务：一是建立健全管理制度，包括制订健康企业工作计划，结合企业性质、作业内容、劳动者健康需求和健康影响因素等，建立完善与劳动者健康相关的各项规章制度，规范企业劳动用工管理。二是建设健康环境，包括完善企业基础设施，为劳动者提供布局合理、设施完善、整洁卫生、绿色环保、舒适优美和人性化的工作生产环境。积极开展控烟工作，打造无烟环境。落实建设项目职业病防护设施"三同时"制度，做好职业病危害预评价、职业病防护设施设计及竣工验收、职业病危害控制效果评价。三是提供健康管理与服务，包括鼓励依据有关标准设立医务室、紧急救援站等，配备急救箱等设备。建立劳动者健康管理服务体系，实施人群分类健康管理和指导。制定应急预案，防止传染病等传播流行。制订并实施员工心理援助计划，提供心理咨询等服务。组织开展适合不同工作场所或工作方式特点的健身活动。落实《女职工劳动保护特别规定》。依法依规开展职业病防治工作。四是营造健康文化，包括广泛开展职业健康、慢性病防治、传染病防控和心理健康等健康知识宣传教育活动，提高员工健康素养。关爱员工身心健康，构建和谐、平等、信任、宽容的人文环境。切实履行社会责任。

（李珏）

第十节　老年健康促进行动

一、行动背景

我国目前社会经济持续健康发展，民生不断得到改善，社会和谐稳定，人民生活水平大幅提升，随着平均预期寿命的延长和生育率的下降，我国的人口年龄结构正在发生迅速的变化。据有关数据资料显示：2019年，我国60岁及以上老年人口超过2.4亿人，占总人口的17.9%；65岁及以上老年人口1.7亿人以上，占总人口的11.9%。随着人口老龄化进程的加剧，个体的寿命和生活质量越来越受到广泛关注。相比平均预期寿命，健康预期寿命既能反映寿命的数量，也能反映寿命的质量。根据世界卫生组织的测算，从2000年到2012年，中国男性和女性的平均预期寿命和健康预期寿命均有明显增长，但平均预期寿命和健康预期寿命之间的差距变化不大。如何提高健康预期寿命，让老年人有品质地生存是健康老龄化的重要目标。为了积极应对人口老龄化，稳步提高健康预期寿命，世界卫生组织 2015 年提出了健康老龄化战略目标。

"健康老龄化"概念最初是 1987 年 5 月在世界卫生大会上提出，并于 1990 年世界老龄大会上被世界卫生组织作为应对人口老龄化的一项发展战略。2002 年，世界卫生组织在健康老龄化的基础上，提出了"积极老龄化"的政策概念及理论框架。近年来，"健康老龄化"这一概念被广泛用于学术和政策领域，但其组成、定义和测量方法却一直缺乏共识。2016 年 WHO 从功能的角度出发，基于整个生命历程全局考虑健康老龄化，制定了老龄化公共卫生策略的目标。将健康老龄化定义为"发展和维护老年健康生活所需的功能发挥的过程"①。健康老龄化将核心目标聚焦于维护老年人的功能和提高生命质量，突破了传统对于人口老龄化的消极观点，鼓励社会积极面对人口老龄化挑战。健康老龄化通过老年友善社会的构建、卫生保障体系的整合、老人积极参与社会活动，发挥最大个人潜在能力，从而克服人口老龄化的不良后果，将其负面影响降到最低。

我国是世界上老年人口最多的国家，老年人整体健康状况不容乐观，近 1.8 亿老年人患有慢性病。患有一种及以上慢性病的比例高达 75.8%。失能、部分失能老年人约 4 000 万人。我国老龄化在短时间内发展太快，社会经济发展综合水平尚难以适应，老龄化在地区间的发展不平衡。同时，全社会以及医疗卫生系统对老年人的生物、心理和社会环境需求特点认识不足，应对老龄化的功能康复、长期照护、安宁疗护等服务短板突出。开展老年健康促进行动，对于提高老年人自我健康管理意识，建立老年友善的社会和卫生服务体系、提高老年人的功能和生活质量、实现健康老龄化具有重要的意义。

二、行动目标与指标

（一）到 2022 年和 2030 年，65～74 岁老年人失能发生率有所下降

高龄化的同时伴随着失能、失智老年人的增加。根据世界卫生组织统计，

---

① 世界卫生组织. 关于老龄化与健康的全球报告［R］. 瑞士：世界卫生组织，2016.

有 15% 世界人口（约 10 亿人）会出现不同程度的失能，大约 1 亿人有显著失能，其中主要是老年人。老年人的功能下降表现形式多样，有运动失能，失智，感官失能如视听障碍，器官失能如吞咽障碍和失禁等。美国统计老年人因疾病致残每 5 ~ 7 年增加 2 倍，75 岁以上近半数老年人因慢性病导致一种以上的失能，30% 居家老人和 50% 的住养老机构老人有尿失禁，8% ~ 19% 老人有步态不稳，15% 有抑郁症，25% ~ 30% 有视力和听力问题，20% 有营养不良[①]。我国 2015 年有研究统计老年人失能发生率为 18.3%[②]。目前判断失能的标准有吃、穿、上床睡觉、上厕所、运动和洗浴这六项指标，其中有一项做不了就属于完全失能，在日常行动和日常照护中有困难者属于半失能。老年人失能大多数是慢性病引起的，心脑血管疾病，恶性肿瘤排名前三，另外还有呼吸病、代谢病等其他疾病。未来 10 年，要降低 65 ~ 74 岁老年人失能发生率，将失能的发生尽可能延迟到生命的终末期，这是世卫组织提倡的健康老龄化目标。要实现这一目标，最重要的是以预防为主，早发现、早干预。一级预防是预防疾病的发生，二级预防是早期诊断早期治疗防止残疾，三级预防是疾病后期的功能康复和长期照护，通过功能康复治疗和辅具替代达到功能的维持。因此未来 10 年，实现 65 ~ 74 岁老年人失能发生率有所下降的目标就是要强化对老年人的健康宣教，保持良好的生活习惯，整合卫生服务体系，达到早期发现、早期治疗和康复的目的。

（二）到 2022 年和 2030 年，65 岁及以上人群老年期痴呆患病率增速下降

全球现有 4 700 万人患有痴呆症，平均每 3 秒钟会出现 1 例新的痴呆症病例，累计每年全世界痴呆症新发病例总数近 990 万人。到 2030 年预计痴呆症患者的人数将达到 7 500 万人，2050 年将达到 1.32 亿。虽然痴呆症主要影响老年人群，但它并不是正常衰老的表现。根据不同的文献记载，2% ~ 10% 的痴呆症在 65 岁之前开始。65 岁之后，每隔 5 年患病率增加 1 倍。痴呆是晚年

① Guiding Principles for the Care of Older Adults with Multimorbidity: An Approach for Clinicians [J]. J Am Geriatr Soc, 2012, 60 (10): E1 - E25.

② 李雪峰. 第四次中国城乡老年人生活状况抽样调查成果发布会在京召开 [OL]. 人民网, 2016 - 10 - 10. http://world.people.com.cn/n1/2016/1010/c57506 - 28764803.html.

残疾的主要原因之一，在高收入、中低收入国家，痴呆都是造成老年人依赖（即需要照护）和残疾的首位原因。全球每年用于痴呆患者的治疗和照护支出达 8 180 亿美元。2010 年全球 60 岁及以上痴呆患病率是 4.7%，欧洲、美洲和非洲分别是 6.2%、6.5% 和 2.6%。预测从 2010 年到 2030 年全球患病增长比例为 85%、从 2010 年到 2050 年该比例为 225%①。随着我国人口老龄化，老年期痴呆将是一个较长时期的疾病负担因素，老年期痴呆的流行病学负担、经济负担和社会负担均较为沉重。2018 年有研究结果显示我国 65 岁及以上人群老年期痴呆患病率为 5.56%。在 65 岁及以上人群中，老年期痴呆患病率随着年龄增加呈上升趋势，而老年期痴呆的相关因素与年龄、受教育程度和经济水平有关，年龄大、文盲/小学以下和经济水平低者发生老年期痴呆可能性大。我国目前老年期痴呆流行强度在世界范围内低于发达国家，但是未来呈现升高趋势不容忽视。因此要考虑如何采取相应措施降低老年痴呆患病率的增长速度。

痴呆症是一种综合征，其中主要是阿尔茨海默病，占到 60%～70%。其他包括血管性痴呆，占 20%～30%，路易体痴呆和额颞叶痴呆等。不同形式的痴呆也常同时存在。导致痴呆的风险因素有：缺乏身体活动、肥胖症、饮食不健康、嗜烟、嗜酒、糖尿病、高血压等。抑郁症、受教育程度低、与社会隔离以及缺乏认知活动也认为是影响因素。

痴呆症早期表现常常被忽视，常被认为是"年纪大了"，是老化过程的表现。比如：健忘、交流困难、熟悉的地方迷路、没有时间概念、理财困难、做复杂家务困难、行为被动、对兴趣爱好失去兴趣、偶尔会超乎寻常生气，并可能出现攻击、冷漠和其他形式的挑战性行为。

认知痴呆症和关爱痴呆患者是预防的第一步，通过加大宣传教育可以让人们更好地知晓和关心痴呆症，研究早期诊断和干预方法能够提高痴呆症患者寿命和照护者的生活质量。痴呆症的照护者承受着巨大的照护压力，包括身体上、情感上和经济上的压力，需要得到卫生、社会、财政和法律等方面的支持。老年痴呆友好社会的建设，包括痴呆患者的干预、照护者的关爱、

---

① 世界卫生组织. 痴呆：一个公共卫生重点. 北京：西苑出版社，2012.

社会的包容和关注、社区物理环境的改善是和谐社会的发展目标。

（三）到 2022 年和 2030 年，二级以上综合性医院设老年医学科比例分别达到 50% 及以上和 90% 及以上

老年人具有生理功能减退、发病隐匿、症状不典型、多种慢性病共存、伴有老年综合征，最后发展到失能、失智、需要生活照护和社会支持的特殊性，疾病与衰老共存。老年医学科的任务主要是针对老人的病理、生理特点和社会心理因素进行疾病、身心和功能的全面评估、分析和管理。在共病、多用药、围手术期管理、院内会诊、门急诊鉴别诊断、急性后期功能评估与多学科干预方面发挥作用。老年医学服务模式特点是以人为本的全人、全过程、多学科服务，重点关注功能状况和生活品质。医院的医师、护士、社会工作者、个案管理者、康复治疗师、营养师、药学师组成跨学科团队，通过与老年人沟通，了解老年人的心理和身体状况，积极预防谵妄、跌倒、压疮、窒息和坠床等风险。通过生物、心理、社会、环境全面功能评估，制定出个体化诊疗方案，采用团队医疗模式，综合的干预并及时调整方案，以提高生活品质为目标让老人尽早回归家庭和社会。目前虽然大多数医院都在收治老人，但老年人患病、患老年综合征及功能下降的复杂程度，相对精细分工的专科来讲远远超出了他们的能力。以疾病治愈为目的的医疗方法会让老年病患者辗转于多个专科就诊，出现老年病患者就医难、就医成本高、医源性损害大和医疗机构运转效率低等问题。因此世界卫生组织提出必须整合传统的医疗机构和改变服务模式，要建立起慢性病管理、急病救治、中期康复、长期照护和临终关怀全过程管理、无缝衔接的老年医疗服务体系。

老年医学科医师短缺和培训质量低下是目前一个亟待解决的问题。一个合格的老年医学专科医师在英国需要 9 年的培训，按照所有专科医师注册总人数排序，老年科医师排在首位。其他发达国家老年医学科医师是在取得专科医师资质后经过两年培训后才能考取老年医学科医师的资质。老年科医师的任务是要全面地评估和管理老年病人，全面分析诊断和治疗各种急、慢性病人，管理老年综合征，评价中期康复和长期照护效果，开展安宁疗护工作。老年专业护理人员包括照护人员、康复治疗师、营养师、临床药学师个人的

诊疗水平和协同工作同样重要。社会工作者和个案管理师在老年医学科里起到学科之间、院际之间、医养之间的整合作用,解决病人的费用、照护和家庭纠纷等社会问题。

老年医学科在建筑结构、设施布局、床面积和设备都有特殊要求,光线、颜色、声音、标识、材料、环境分布、设施和设备都有专业规范。例如黑色地砖可能造成痴呆老人的躲让(认为是水)、色彩和炫光容易造成谵妄、标识不清能引起迷失方向等。另外对于门的方向和大小、电梯关门速度、辅具、卫生间和清洁设备都有极高的要求。目前国内三级医院基本都设置了老年医学科,二级综合医院正在努力赶上。老年医学科的建立可以完善公共卫生体系对老年医疗服务的不足,建设目标是所有二级以上综合医院 2030 年实现 90% 的覆盖面。

(四)到 2022 年和 2030 年,三级中医医院设置康复科比例分别达到 75% 和 90%

康复医学是通过预防、诊断、评估、治疗、训练以消除和减轻功能障碍,弥补和重建功能缺失,改善和提高功能的医学学科。老年人由于衰老、各种疾病导致功能受损最终生活不能自理,需要大力发展康复医学。康复干预手段主要是利用物理因子和方法,包括电、光、热、声、机械设备和主动活动,分为物理疗法、职业疗法、言语疗法及其他方法。我国传统中医药诊疗技术在康复治疗中具有独特的疗效,现代康复技术结合中医药特色针对老年人多发的骨关节病、慢性疼痛、脑中风、睡眠障碍等老年常见问题及疾病导致的功能丧失进行康复治疗有很好的效果。康复医学科包括:康复门诊、康复病区、康复治疗区和中医康复治疗区。按照国家中医药管理局《中医医院康复科建设与管理指南》要求,三级医院康复病区床位不低于 30 张。在行动计划中到 2030 年三级中医医院设置康复科比例达到 90% 。

(五)养老机构以不同形式为入住老年人提供医疗卫生服务比例、医疗机构为老年人提供挂号就医等便利服务绿色通道均达到 100%

入住养老机构的老年人的医疗需求主要体现在预防疾病、慢性病管理、急病救治、中长期康复和护理以及安宁疗护。目前养老机构开展医养结合服务主要有以下两种形式:一是养老机构开展医疗服务。养老机构可根据服务需求和自身能力,按相关规定申请开办老年病医院、康复医院、护理院、中医医院、安宁疗护机构等，也可内设医务室或护理站，提高养老机构提供基本医疗服务的能力。二是养老机构与医疗机构建立协作关系。养老机构可与周边的医疗卫生机构开展多种形式的协议合作，建立健全协作机制。养老机构要落实不同形式的医养结合服务，让入住的老年人没有医疗救治的后顾之忧。要满足入住老年人医疗巡诊、健康管理、保健咨询、预约就诊、急诊急救、中医养生保健等服务需求，确保入住老年人能够得到及时有效的医疗救治。2030 年养老机构以不同形式为入住老年人提供医疗卫生服务比例达到 100%。

另外，到 2030 年医疗机构为老年人提供挂号就医等便利服务绿色通道比例也要达到 100%。老年人由于年老体衰和多病共存，医院原有的流程、方式和标识都难以适应，特别是信息化的采用虽然提高了工作效率，但对于老年人来讲增加了就医难度。因此各个医疗机构要针对老年人的特点简化就诊流程，要有网络信息化、智能化和人工服务预约挂号并存的手段满足老年人的不同需求，要建立适宜、便捷、安全的绿色通道。

（六）提倡老年人知晓健康核心信息。老年人参加定期体检，经常监测呼吸、脉搏、血压、大小便情况，接受家庭医生团队的健康指导

提倡老年人要了解基本的健康核心信息，要定期体检，管理好自身慢病。2019 年 6 月 10—16 日，由国家卫生健康委老龄健康司主办，中国疾控中心慢病中心作为技术支持举办了全国第一个老年健康宣传周。宣传周主题为"懂健康知识，做健康老人"。衰老是人生必然的生理过程，人到了一定年龄出现各种慢性疾病以及功能退化均属于增龄性改变是自然衰老造成的。所以，老年朋友们就要学习自我保健。国家卫生健康部门从预防护理、生活习惯、保健常识等方面对老年人提升健康素养提出了《老年健康核心信息 20 条》建议。

（七）鼓励和支持老年大学、老年活动中心、基层老年协会、有资质的社会组织等为老年人组织开展健康活动。鼓励和支持社会力量参与、兴办居家养老服务机构

这两条是对社会的倡导性指标。鼓励社会组织和各种社会力量举办和支持老年大学、老年活动中心、基层老年协会、居家养老服务机构等。组织老

年人开展各种健康活动，支持鼓励老年人走出家门，积极参与社会有意义包括老年志愿者的活动。通过学习、沟通、交流促进老年人身心健康，体现了社会的友善性。除了上述指标外还明确指出要加强社区日间照料中心等社区养老机构建设，为居家养老提供医疗服务和日常生活服务的社会支持；逐步建立支持家庭养老的政策体系，比如开展"喘息服务"和"时间银行"等项目，支持成年子女和老年父母共同生活，推动夯实居家社区养老服务基础等，这些同样是老年健康促进行动的重要指标。

三、个人应掌握的核心知识与技能

（一）改善营养状况

老年人由于胃肠消化吸收功能下降或者因为查出血脂高、血糖高等状况控制饮食，导致许多老年人出现营养不良。这个营养不良不是过去年代因贫穷饥饿而造成，而是由于不均衡饮食及身体原因引发的。因此老年人要主动学习膳食知识，合理选择营养食品，保证食物摄入量和摄入营养成分充足，吃足量的蛋白质。如：鱼、虾、瘦肉、鸡蛋、牛奶、大豆及豆制品，多晒太阳，适量运动，避免缺钙导致肌肉组织衰减和骨质疏松。老年人与成年人饮食种类和量基本一样，不同点在于更多地喝水和补充适量的矿物质和维生素。老年人的体重指数（BMI）在全人群正常值偏高的一侧为宜，消瘦的老年人可采用多种方法增加食欲和进食量，吃好三餐，合理加餐。消化能力明显降低的老年人宜制作细软食物，少食多餐。

（二）加强体育锻炼

选择与自身体质和健康状况相适应的运动方式，量力而行地进行体育锻炼。合理的运动分为强度运动、柔韧性运动、平衡性运动和耐力性运动。要重视肌肉负重力量练习，比如运动器械一周 2～3 次；做柔韧性和平衡能力锻炼，比如打太极和做体操；根据年龄状况经常跑步、打球和广场舞等可以强健骨骼肌肉系统，预防跌倒，对心脏功能也有极大改善作用，还能延缓心脑血管疾病的发生。此外还要学会安全的负重或运动方法，避免运动损伤，比如搬运重物导致椎间盘突出的发生。参加运动期间，建议根据身体健康状况及时调整运动量。

（三）定期进行体检

注意观察自己的呼吸、脉搏、血压、大小便、体重情况，发现异常情况及时做好记录，必要时就诊。现在很多地方都实行了老年人免费健康体检，要积极配合家庭医生团队完成健康状况评估、体格检查、辅助检查，条件允许可以做直肠镜、乳腺、视力、听力检查和功能评估，了解自身脑、心、肺、胃、肝、肾等主要器官的功能情况，接受家庭医生团队的健康指导。

（四）做好慢性病管理

患有慢性病的老年人应树立战胜疾病的信心，配合医生积极治疗，主动向医生咨询慢性病自我管理的知识、技能，并在医生指导下，做好自我管理，延缓病情进展，减少并发症，学习并运用老年人中医保健饮食调养，改善生活质量。

（五）促进精神健康

了解老年是生命的一个过程，坦然面对老年生活身体和环境的变化。多运动、多用脑、多参与社会交往，通过健康的生活方式延缓衰老、预防精神障碍和心理行为问题。老年人及其家属要了解老年期痴呆等疾病的有关知识，发现可疑症状及时到专业机构检查，做到早发现、早诊断、早治疗。一旦确诊老年人患有精神疾病，家属应注重对患者的关爱和照护，帮助患者积极遵循治疗训练方案。对认知退化严重的老年人，要照顾好其饮食起居，防止走失。

（六）注意安全用药

老年人年老、体衰、多病共存常常去看多科医生，而各专科医生仅仅考虑本科疾病用药结果导致老人同时服用多种药物。老年人药物代谢、转化、排泄能力下降，极容易发生药物不良反应。建议要在老年医学科医生指导下用药或者咨询临床药师用药。主动监测用药情况，记录用药后主观感受和不良反应，复诊时及时向医生反馈。

（七）注重家庭支持

家庭成员和养老护理员是老年人的主要照护者，要学习老年人健康维护的相关知识和技能，照顾好其饮食起居，关心关爱老年人心理、身体和行为变化情况，及早发现异常情况，及时安排就诊。同时要关爱照护者，由于长期照护老人特别是失智老人，这些照护者比常人更容易患有身心疾患。对于失能老人家居环境要进行适老化改造，保证足够的照明亮度，地面采取防滑措施并保持干燥，在水池旁、马桶旁、浴室安装扶手，预防老年人跌倒。

四、社会主要任务

（一）全社会要关注老龄化

目前我国老龄化程度不断加深，人口老龄化从缓速发展到了急速发展时期。老龄人口结构发生转变，80 岁及以上高龄化现象日益凸显。按照国际老龄社会的标准，当 65 岁及以上老年人占比总人口的 14% 时，即为老龄社会。2020 年中国 65 岁及以上的老年人约有 1.8 亿，约占总人口的 13%；2025 年"十四五"规划完成时，65 岁及以上的老年人将超过 2.1 亿，占总人口数的约 15%[①]。

人口老龄化对就业结构产生影响；对社保收支平衡影响日益凸显，养老金缺口将日益增加；对老年医疗服务和医疗支出压力也将越来越大；虽然老龄化提高消费占比但降低消费增速，消费结构发生了改变。

（二）要积极宣传老年健康知识，加强自我健康管理，提高全人群老人的健康素质

鼓励社会健康服务相关产业结合老年人身心特点，大力开展老年健康知识、健康养生、健康体检、咨询管理、体育健身、运动康复和健康旅游等多样化培训服务。鼓励老年大学、老年活动中心、基层老年协会、有资质的社会组织培训社会科学知识和老年健康知识，组织开展有益身心的活动，鼓励老年人走出家门积极参与志愿者和社会公益性活动。加强自我健康管理，提高全人群老人的健康素质。

（三）整合社区医疗卫生和社会支持服务，创建老年友好型社会

全社会在尊重老年人的同时也要发挥老年人的才能和智慧，为老年人参与和融入社会创造条件。构建尊老、孝老的社区环境，加快社区适老化环境改造。鼓励和支持社会组织为失能、失智老年人提供居家、社区和机构的长期照护和医疗卫生服务。社会支持服务要与医疗卫生服务紧密融合，支持社

---

① 中国发展研究基金会. 中国人口老龄化的发展趋势和政策［M］. 北京：中国发展出版社，2020.

会力量参与、兴办长期照护和安宁疗护服务机构。

（四）智能化应对老龄化挑战

鼓励和支持科研机构与高新技术企业合作，充分运用互联网、物联网、大数据等信息技术手段，评估老年人功能状况和预测老年健康的指标，为政府决策提供依据。研发提供老年人可穿戴的健康支持技术和设备，智能化应对老龄社会挑战。

五、政府职责任务

（一）开展老年健身、老年保健、老年疾病防治、康复、长期照护和安宁疗护等内容的教育活动

积极宣传适宜老年人的中医养生保健方法。加强老年人自救互救卫生应急技能训练。推广老年期常见疾病的防治适宜技术，开展预防老年人跌倒等干预和健康指导。安宁疗护是宣传教育的难点，因为中国文化都忌讳谈论死亡，因此需要从长计议，从医务工作者开始，从学校开始逐步走向全社会。宣传、教育和培训的作用在于正确引导。

（二）实施老年人心理健康预防和干预计划，为贫困、空巢、失能、失智、计划生育特殊困难家庭和高龄独居老年人提供日常关怀和心理支持服务

在国外许多国家是通过社会工作者和志愿者经过短期培训后开展心理支持服务，也可以开展个案管理工作，经过分析后进入个案立案，有针对性地进行关怀和心理支持。加强对严重精神障碍老年患者的社区管理和康复治疗，鼓励老年人积极参与社会活动，促进老年人心理健康。

（三）建立和完善老年健康服务体系

建立和完善急性医疗、中期康复、长期照护和安宁疗护的分级管理、无缝衔接的老年医疗保障服务体系是应对老龄化社会的重要举措。中长期和末期医疗是目前的短板，因此要优化老年医疗卫生资源配置，鼓励以城市二级医院转型、新建等多种方式，合理布局，积极发展老年医院、康复医院、护理院等医疗机构。推动二级以上综合医院开设老年医学科，增加老年病床位数量，建立完善机构与社区之间双向转诊的连续医疗服务模式，提高老年人医疗卫生服务的可及性。

（四）强化基层医疗卫生服务网络功能，发挥家庭医生（团队）作用，为老年人提供综合、连续、协同、规范的基本医疗和公共卫生服务

为 65 岁及以上老年人提供家庭医生签约服务，免费建立健康档案，每年免费提供健康体检。研究制定上门巡诊、家庭病床的服务标准和操作规范。居家医疗是老年医疗服务体系建设的一部分，其难点在包括医疗保险、医养结合等多部门整合，各个具体服务人员配合高效的管理水平，从而减少老年人住院率，提高生存品质和满意度，提高医疗资源合理配置和降低医疗费用。

（五）扩大中医药健康管理服务项目的覆盖广度和服务深度，根据老年人不同体质和健康状态提供更多的中医养生保健、疾病防治等健康指导

推动中医医院与老年护理院、康复疗养机构等开展合作，推动三级医院开设康复科，二级以上中医医院开设老年医学科，增加老年服务资源，提供老年健康服务。同时要整合中西医各种医疗资源合理利用，避免过度医疗。

（六）完善医养结合政策，推进医疗卫生与养老服务融合发展，推动发展中医药特色医养结合服务

鼓励养老机构与周边的医疗卫生机构开展多种形式的合作，推动医疗卫生服务延伸至社区、家庭。支持社会力量开办非营利性医养结合服务机构。很多地方养老服务机构由于没有医疗服务造成高空床率，在调研中发现高龄老人目前最担忧的是如何去看病和住院。医养结合是一种解决办法，医养结合的方法要从机构发展到社区和家庭，最终是要形成家庭、社区、机构相协调的服务体系，为老年人提供综合连续的健康养老服务。

（七）全面推进老年医学学科基础研究，提高我国老年医学的科研水平

推行多学科协作诊疗，重视老年综合征和老年综合评估。大力推进老年医学研究中心及创新基地建设，促进医研企共同开展创新性和集成性研究，打造高水平的技术创新与成果转化基地。老年医学的发展面临极大阻力，由于是全人、全程、跨学科服务，医生要从治病转变为全人的功能维护，从医院治疗转变为到社区家庭的全程服务，从单一治病到护理、心理、社会环境的跨学科服务。因此卫生管理部门和医院管理人员都要了解老年医学的本质，

才能推进老年医学的发展。

（八）支持高等院校和职业院校开设老年医学相关专业或课程

以老年医学、康复、护理、营养、心理和社会工作为重点，加快培养适应现代老年医学理念的复合型多层次人才。将老年医学、康复、护理人才作为急需紧缺人才纳入卫生人员培训规划，加强专业技能培训。

（九）加快提出推进长期护理保险制度试点的指导意见

抓紧研究完善长期照护评估和服务标准，建立健全长期照护失能、失智等级认定服务标准、项目内涵以及质量评价等行业规范和体制机制。老龄化社会的产出之一是失能老人的大量增加，单靠个人退休金难以维持长期照护的质量。长期护理保险是解决社会养老的唯一办法，德国和日本都有先进的经验提供借鉴。

（十）逐步建立完善支持居家养老的政策体系，支持成年子女与老年父母共同生活

从老年人实际需求出发，强化家庭养老功能，从社区层面整合资源，开展日间照料、喘息服务和安宁疗护等社区居家养老服务机构和相关服务队伍建设，鼓励为老年人提供上门服务，为居家养老提供依托。弘扬敬老、养老、助老的社会风尚。

（十一）开展老年友好城市建设，改善老年人住、行、医、养等社会环境，营造安全、便利、舒适、无障碍的老年宜居环境

推进老年人社区和居家适老化改造，支持适老住宅建设，改善交通设施，提高交通意识，鼓励老年人的社会参与和全社会对老年人的包容性，推进老年友善医疗机构建设。

（十二）鼓励专业技术领域人才延长工作年限，各地制定老年人力资源开发利用专项规划，鼓励引导老年人为社会做更多贡献

发挥老年人优良品行及传帮带作用，支持老党员、老专家、老军人、老劳模、老干部开展关心教育下一代活动。鼓励老年人参加志愿服务，繁荣老年文化，做到"老有所为"。

（陈峥）

第十一节　心脑血管疾病防治行动

一、行动背景

心血管疾病（Cardio Vascular Diseases，CVD）已经成为全世界及我国居民的首要死亡原因[1]，占全球总死亡病例的32%[2]。随着我国人口老龄化和社会城镇化步伐的加快，CVD的发病率和患病率仍在持续上升。据推算，心血管病现患人数2.9亿，其中脑卒中1 300万，冠心病1 100万。而根据世界银行的估计，到2030年，这两种疾病的患病人数将分别增至3 177万和2 263万。与此同时，CVD往往病情较长且治疗复杂，使其成为诊疗费用最昂贵的疾病之一。2016年我国医院CVD患者出入院总人次数为1 002.63万人次，占6.30%[3]。总的来说，CVD不仅造成极大的疾病负担，也带来沉重的经济负担。

在CVD疾病负担持续加重的同时，高血压、血脂异常、糖尿病，以及肥胖、吸烟、缺乏体力活动、不健康饮食习惯等相关危险因素仍在快速上升。如高血压患病率从1958年的5.15%上升到2012年的23.2%[4]；我国18岁及以上人群血脂异常率从2002年的18.6%上升至2012年的40.0%[5]；我国18

[1] Roth G A, Huffman M D, Moran A E, et al. Global and Regional Patterns in Cardiovascular Mortality From 1990 to 2013 [J]. Circulation, 2015, 132 (17): 1667 – 1678.
Weiwei C, Runlin G, Lisheng L, et al. Outline of the report on cardiovascular diseases in China, 2014 [J]. European Heart Journal Supplements, 2016, 18 (suppl F): F2 – F11.
[2] GBD 2013 Mortality and Causes of Death Collaborators. Global, regional, and national age – sex specific all – cause and cause – specific mortality for 240 causes of death, 1990 – 2013: a systematic analysis for the Global Burden of Disease Study 2013 [J]. The Lancet, 2015, 385: 117 – 171.
[3] 国家心血管病中心. 中国心血管病报告2018 [M]. 北京：中国大百科全书出版社，2019.
[4] 李立明，饶克勤，孔灵芝，等. 中国居民2002年营养与健康状况调查 [J]. 中华流行病杂志，2005 (7): 478 – 484.
[5] 赵文华，张坚，由悦，等. 中国18岁及以上人群血脂异常流行特点研究 [J]. 中华预防医学杂志，2005, 39 (5): 306 – 310.

岁及以上居民的肥胖率从 2002 年的 4.8% 上升为 2012 年的 11.9%[①]；我国吸烟人数从 2010 年的 3.01 亿人增长到 2015 年的 3.16 亿人[②]。对这些危险因素采取干预措施不仅能够预防或推迟 CVD 的发生，而且能够和药物治疗协同作用预防 CVD 的复发。

国内外的经验表明 CVD 是可防可治的。20 世纪 70 年代起，西方发达国家开始重视 CVD 的预防和干预，美国先后实施了高血压宣教计划、胆固醇宣教计划、全国营养调查和宣传戒烟、提倡运动等一系列的宣教活动，同时加紧了冠心病的一级和二级预防，冠心病死亡率在 1976—1985 年的 10 年间下降 48%；英国通过实施减盐干预项目，使 CVD 年死亡人数减少了 6 000 人[③]；芬兰在 1972 年开展以社区为基础的 CVD 的防治规划，通过降低人群中主要致 CVD 危险因素的水平，包括控制血清中胆固醇含量，降低高血压和控制吸烟等综合措施，以减轻 CVD 的沉重负担，从防治项目开始前期（1967—1971 年）到 1995 年，年龄标化的冠心病死亡率在全国范围下降 65%[④]。在我国，近年来，政府高度重视包括 CVD 在内的慢性病防治工作，印发实施《中国防治慢性病中长期规划（2017—2025 年）》、推进国家慢性病综合防控示范区建设及全民健康生活方式行动等工作，有效地推进了 CVD 的防治工作。有研究表明，通过药物治疗和生活方式干预将收缩压/舒张压降低至 133mmHg/76mmHg，在 10 年内中国所有高血压患者将避免 220 万例冠心病事件、440 万例脑卒中事件和 7 万例因心血管疾病造成的死亡事件[⑤]。自 2009 年政府启动实施国家基本公共卫生服务项目以来，全国近 1 亿名高血压患者接受社区管理。一项基于此项目的研究发现，在接受国家基本公共卫生服务的人群中高血压控制率增长了 7.9%，高血压药物使用率增长了 10.3%，血压检测率增加了

①　国家卫生计生委疾病预防控制局 . 中国居民营养慢性病状况报告 2015 ［M］. 北京：人民卫生出版社，2015.

②　杨功焕 . 2010 年全球成人烟草调查中国报告 ［M］. 北京：中国三峡出版社，2011.

③　He, Feng J. , Jenner Katharine H. , Macgregor Graham A. WASH – World Action on Salt and Health ［J］. Kidney International, 2010, 78：745 – 753.

④　李摘 . 芬兰长期实施心血管疾病防治规划的成就 ［J］. 中国慢性病预防与控制 . 1999, 7 (4)：187.

⑤　Xiaolei Xie, Tianhua He, Jian Kang, David S. Siscovick, Yan Li, José A. Pagán. Cost – effectiveness analysis of intensive hypertension control in China ［J］. Preventive Medicine, 2018, 111：110 – 114.

10.5%。通过不同地区的比较还发现，国家基本公共卫生服务缓解了血压监测等卫生服务方面的地域差异。国务院印发的《关于实施健康中国行动的意见》着重强调要加强心脑血管疾病的防控，全面落实35岁及以上人群首诊测血压制度，加强高血压、高血糖、血脂异常的规范化管理①。

目前我国CVD防治工作依旧面临诸多挑战。广大民众不健康饮食、缺乏运动等日益加剧，公众健康素养亟待提升；患者在病中的症状早期识别救治、病后的治疗依从和自我管理等方面仍大幅落后于发达国家。这些问题亟待解决。

二、行动目标与指标

（一）行动目标

《行动》提出以下行动目标（2022年和2030年）：

1. 心脑血管疾病死亡率分别下降到209.7/10万及以下和190.7/10万及以下；

2. 30岁及以上居民高血压知晓率分别不低于55%和65%；

3. 高血压患者规范管理率分别不低于60%和70%；

4. 高血压治疗率、控制率持续提高；

5. 所有二级及以上医院卒中心均开展静脉溶栓技术；

6. 35岁及以上居民年度血脂检测率不低于27%和35%；

7. 乡镇卫生院、社区卫生服务中心提供6类以上中医非药物疗法的比例达到100%，具备中医药服务能力的村卫生室比例分别达到70%和80%；

8. 鼓励开展群众性应急救护培训，取得培训证书的人员比例分别提高到1%及以上和3%及以上；

9. 提倡居民定期进行健康体检；

10. 18岁及以上成人定期自我监测血压，血压正常高值人群和其他高危人群经常测量血压；

---

① Xiaolei Xie, Tianhua He, Jian Kang, David S. Siscovick, Yan Li, José A. Pagán. Cost-effectiveness analysis of intensive hypertension control in China [J]. Preventive Medicine, 2018, 111: 110 – 114.

11. 40 岁以下血脂正常人群每 2~5 年检测 1 次血脂，40 岁及以上人群至少每年检测 1 次血脂，心脑血管疾病高危人群每 6 个月检测 1 次血脂。

（二）相关指标

涉及的相关指标包括结果性指标、个人和社会倡导性指标；政府工作指标。其中结果性指标是预期性的，是国家期望的发展目标。其中"提供中医非药物疗法的比例"为约束性的，其余指标均为倡导性的。所有指标的科学性、可行性已经过充分的研究论证，以保证规划的可操作性。需要说明的是，其中"高血压知晓率"指的是 30 岁及以上人群，"血脂检测率"指的是 35 岁及以上人群，其余指标所指均为 18 岁及以上人群。

具体定义、目前水平及确定依据如下：

1. 心脑血管疾病死亡率

定义：指特定人群中，每年因心脑血管疾病死亡的人数占年度总人口的比例。特定人群可以是某一地区，如省市县；也可以指特殊人群，如老年人。通常以 1/10 万为单位。

$$心脑血管疾病死亡率 = \frac{每年因心脑血管疾病死亡的人数}{年度观察人群的人口总数} \times 100\%$$

基线水平：根据中国疾病预防与控制中心 2015 年死因监测数据，我国心脑血管疾病死亡率为 238.4/10 万。

2. 高血压知晓率

定义：指调查确定的高血压人群中，在测量血压之前即知道自己患有高血压者（经过有资质的医疗机构或医生诊断）所占比例。

$$高血压知晓率 = \frac{在测量血压之前知道自己患有高血压者}{调查确定的所有高血压患者} \times 100\%$$

基线水平：根据 2010—2013 年中国疾病预防与控制中心开展的中国居民营养与健康状况监测可知，2012 年 30 岁及以上居民高血压知晓率为 47%。有资料显示，2012—2015 年 18 岁及以上高血压患者的知晓率为 51.6%。

3. 高血压患者规范管理率

定义：指按照国家基本公共卫生服务规范要求接受高血压规范管理的患者人数占年内已管理的高血压患者人数的比例。

$$高血压患者规范管理率 = \frac{按照要求接受管理的高血压患者人数}{年内已管理的高血压患者人数} \times 100\%$$

基线水平：根据国家卫生健康委基层司提供的数据，2015 年高血压患者规范管理率为 50%。

4. 高血压治疗率

定义：指高血压人群中，近两周内服用降压药物者所占的比例。

$$高血压治疗率 = \frac{近两周内服用降压药物者}{调查确定的所有高血压患者} \times 100\%$$

基线水平：根据 2010—2013 年中国疾病预防与控制中心开展的中国居民营养与健康状况监测数据，2012 年高血压治疗率为 41.1%。有资料显示，2012—2015 年 18 岁及以上高血压患者的治疗率为 45.8%。

5. 高血压控制率

定义：指高血压人群中，通过治疗将血压水平控制在 140mmHg/90mmHg 以下者所占的比例。

$$高血压控制率 = \frac{通过治疗血压水平控制在 140mmHg/90mmHg 以下者}{调查确定的所有高血压患者} \times 100\%$$

基线水平：根据 2010—2013 年中国疾病预防与控制中心开展的中国居民营养与健康状况监测可知，高血压控制率为 13.8%。有资料显示，2012—2015 年 18 岁及以上高血压患者的知晓率为 16.8%。

6. 静脉溶栓技术开展情况

定义：指所有二级及以上医院卒中中心静脉溶栓技术的开展情况。

确定依据：根据国家卫生健康委医政医管局提供的数据，到 2020 年和 2030 年所有二级及以上医院卒中中心均应开展静脉溶栓技术。

7. 血脂检测率

定义：指居民中每年对自身血脂进行测定的人群比例。主要是测定血清中的总胆固醇、甘油三酯、低密度脂蛋白胆固醇和高密度脂蛋白胆固醇的水平等。

$$血脂检测率 = \frac{每年对自身血脂检测者}{调查总人数} \times 100\%$$

基线水平：根据 2010—2013 年中国疾病预防与控制中心开展的中国居民营养与健康状况监测可知，35 岁及以上居民年度血脂检测率为 19.4%。

8. 糖尿病知晓率

定义：指调查确定的糖尿病人群中，在测量血糖之前即知道自己患有糖尿病者（经过有资质的医疗机构或医生诊断）所占比例。

$$糖尿病知晓率 = \frac{在测量血糖之前即知道自己患有糖尿病者}{调查确定的所有糖尿病患者} \times 100\%$$

基线水平：根据中国疾病预防与控制中心 2010—2012 年慢性病及其危险因素监测结果可知，2012 年 18 岁及以上居民糖尿病知晓率为 36.1%。

9. 糖尿病患者规范管理率

定义：指按照国家基本公共卫生服务规范要求接受糖尿病管理的患者人数占年内已管理的糖尿病患者人数的比例。

$$糖尿病患者规范管理率 = \frac{按照要求接受管理的糖尿病患者人数}{年内已管理的糖尿病患者人数} \times 100\%$$

基线水平：根据国家卫生健康委基层司提供的数据可知，2015 年糖尿病患者规范管理率约为 50%。

10. 糖尿病治疗率

定义：指调查确定的糖尿病人群中，采取控制和治疗措施 [包括生活方式改变和（或）药物] 者所占的比例。

$$糖尿病治疗率 = \frac{接受管理的糖尿病患者人数}{调查确定的所有糖尿病患者} \times 100\%$$

目前水平：根据中国疾病预防与控制中心 2010—2012 年中国慢性病及其危险因素监测可知，2012 年糖尿病治疗率为 33.4%。

11. 糖尿病控制率

定义：指调查确定的糖尿病人群中，空腹血糖控制在 7.0mmol/L 及以下或糖化血红蛋白控制在 7% 及以下者所占的比例。

$$糖尿病控制率 = \frac{空腹血糖 \leqslant 7.0mmol/L \text{ 或糖化血红蛋白} \leqslant 7\% 者}{调查确定的所有糖尿病患者} \times 100\%$$

基线水平：根据中国疾病预防与控制中心 2010—2012 年中国慢性病及其危险因素监测可知，2012 年糖尿病控制率为 30.6%。

12. 乡镇卫生院、社区卫生服务中心提供中医非药物疗法的比例，村卫生室提供中医非药物疗法的比例

定义：乡镇卫生院、社区卫生服务中心提供 6 类以上中医非药物疗法的比例，具备中医药服务能力的村卫生室比例。

确定依据：根据"十三五"基层中医服务能力提升工程相关文件，到

2020 年和 2030 年乡镇卫生院、社区卫生服务中心提供 6 类以上中医非药物疗法的比例均达到 100%，具备中医药服务能力的村卫生室比例达到 70% 以上。

13. 鼓励开展群众性应急救护培训，取得培训证书的居民比例

定义：指依托红十字会等社会组织和急救中心等医疗机构开展心肺复苏、止血包扎等应急救护培训，并颁发相应资格证书的合格者。

基线水平：现阶段国内开展的尚有限。这是一个预期性指标。期望通过开展此类工作，在 2022 年、2030 年分别达到 ≥1%、≥3%。

三、个人应掌握的核心知识与技能

（一）了解心脑血管疾病防治的相关知识

心脑血管疾病是我国居民第一位死亡原因。高血压、血脂异常、糖尿病以及肥胖、吸烟、缺乏体力活动、不健康饮食习惯等是心脑血管疾病主要的且可以改变的危险因素。经常进行血压监测、血脂检测，开展自我健康管理，合理膳食、规律运动。

（二）参与心脑血管疾病防治的行动

每个人是自己健康的第一责任人，要养成符合自身和家庭特点的健康生活方式，合理膳食、科学运动、戒烟限酒、心理平衡。不吸烟，少喝酒。积极参加健康的文体活动和社会活动。关注自身健康状况，定期健康体检。

（三）科学就医

根据病情和医生的建议，选择合适的医疗机构就医，小病诊疗首选基层医疗卫生机构，大病到医院。遵医嘱治疗，按时、按量使用药物。不轻信偏方，不相信"神医神药"。

（四）掌握必备的健康技能

1. 知晓个人血压

18 岁及以上成人都应定期自我监测血压，关注血压变化，控制高血压危险因素。超重或肥胖、高盐饮食、吸烟、长期饮酒、长期精神紧张、体力活动不足者等是高血压的高危人群。建议血压为正常高值者（120～139 mmHg／80～89 mmHg）及早注意控制以上危险因素。建议血压正常者至少每年测量 1 次血压，高危人群 1 年内至少测量 2 次血压并接受医务人员的健康指导。

2. 自我血压管理

在未使用降压药物的情况下，非同日 3 次测量收缩压 ≥ 140mmHg 和（或）舒张压 ≥ 90mmHg，可诊断为高血压。高血压患者要学会自我健康管理，认真遵医嘱服药，经常测量血压和复诊。

3. 注重合理膳食

建议高血压高危人群及患者注意膳食盐的摄入，每日食盐摄入量不超过 5g，并戒酒，减少摄入富含油脂和高糖的食物，限量食用烹调油。

4. 适当体力活动

结合健康状况及个人运动习惯，开展以大肌肉群参与的有氧耐力运动，如健走、慢跑、游泳、太极拳等运动，活动量一般应达到中等强度。要注意循序渐进。

5. 关注并定期进行血脂检测

40 岁以下血脂正常人群，每 2 ~ 5 年检测 1 次血脂；40 岁及以上人群至少每年检测 1 次血脂。心脑血管疾病高危人群每 6 个月检测 1 次血脂。

6. 学习掌握心脑血管疾病发病初期正确的自救措施及紧急就医指导

要学会识别急性心肌梗死、脑卒中的一些典型特点。急性心肌梗死疼痛的部位多位于心前区、胸骨后、剑突下、左肩等，持续时间较长，程度重。早期脑卒中发病的特点是突然一侧肢体无力或者麻木，突然说话不清或听不懂别人讲话，突然视物旋转、站立不能，一过性视力障碍、眼前发黑，视物模糊，出现难以忍受的头痛，症状逐渐加重或呈持续性。

发生急性心肌梗死时，应让病人绝对卧床，有条件者可立即吸氧，舌下含服硝酸甘油 1 片，同时立即呼叫急救中心，切忌乘公共汽车或扶病人步行去医院。

早期脑卒中时，应将患者放平，仰卧位，不要枕枕头，头偏向一侧，注意给病人保暖。同时，立即拨打急救电话，尽量快速到达医院。

四、社会主要责任

心脑血管疾病防治工作是全社会的共同责任，需要凝聚全社会力量，形成健康促进的强大合力，形成互帮互助、互相监督的良好氛围。

（一）营造心脑血管疾病防治的健康环境

宣传心脑血管疾病的健康知识，防治手段，急救措施。鼓励个人和家庭积极参与健康中国行动，落实个人健康责任，养成健康生活方式。正确引导科学就医，遵从医嘱的重要性。

（二）提供心脑血管疾病防治的服务

卫生健康相关行业学会、协会和群团组织以及其他社会组织要充分发挥作用，指导、组织心脑血管健康促进和健康科普工作，开展解释咨询工作。对民众关注的问题做出科学合理的解释说明。通过提供有偿性的服务，提升健康服务的公平性、可及性、有效性，促进预防、治疗和康复的效果，维持健康状况。

（三）鼓励社会机构积极参与

1. 鼓励各单位特别是各学校、各社区（村）要充分挖掘和利用自身资源，积极开展心脑血管健康细胞工程建设，创造健康支持性环境。

2. 鼓励企业研发生产符合心脑血管健康需求的产品，增加健康产品供给，国有企业特别是中央企业要作出表率。

3. 鼓励社会捐资，依托社会力量依法成立中国心脑血管健康行动基金会，形成资金来源多元化的保障机制。

4. 鼓励金融机构创新心脑血管健康类产品和服务。

五、政府职责任务

心脑血管疾病成为制约健康预期寿命提高的重要因素。近年来，政府高度重视，推行了诸如"中国防治慢性病中长期规划""国家慢性病综合防控示范区建设""全民健康生活方式行动"等项目，有效地推进了 CVD 的防治工作。自 2009 年政府启动实施国家基本公共卫生服务项目以来，全国近 1 亿高血压患者接受社区管理。一项基于此项目的研究发现，在接受国家基本公共卫生服务的人群中高血压控制率增长了 7.9%，高血压药物使用率增长了 10.3%，血压检测率增加了 10.5%。

但高血压、血脂异常、糖尿病，以及肥胖、吸烟、缺乏体力活动、不健康饮食习惯等相关危险因素仍在快速上升。同时，城乡和东中西地区卫生资源与医疗可及性差距显著；广大民众不健康饮食、缺乏运动等日益加剧，公众健康素养亟待提升；患者在病中的症状早期识别救治、病后的治疗依从和自我管理等方面仍大幅落后于发达国家。

国内外的经验表明 CVD 是可防可治的。美国先后实施了高血压宣教计划、胆固醇宣教计划、全国营养调查和宣传戒烟，芬兰以社区为基础降低人群中血清中胆固醇含量、降低高血压和控制吸烟等措施，都收到了良好的效果。在心脑血管病防治方面，我国政府也大有作为。

（一）发挥政府主导的作用

强化跨部门协作，鼓励和引导单位、社区、家庭、居民个人行动起来，对主要健康问题及影响因素采取有效干预，形成政府积极主导、社会广泛参与、个人自主自律的良好局面，持续提高健康预期寿命。

（二）营造健康环境

在城市建设、体育设施、无烟环境、科学膳食、媒体宣传等方面，要协调有关各方把健康融入考虑范围，并认真履行。要积极倡导、大力弘扬、明确地鼓励社会各方参与其中。

（三）强化制度建设

全面实施 35 岁及以上人群首诊测血压制度。基层医疗卫生机构为辖区 35 岁及以上常住居民中原发性高血压患者提供规范的健康管理服务。乡镇卫生院和社区卫生服务中心应配备血脂检测仪器，扩大心脑血管疾病高危人群筛查干预覆盖面，在医院就诊人群中开展心脑血管疾病机会性筛查。增加高血压检出的设备与场所。

（四）组织实施重点项目

第一，鼓励、支持红十字会等社会组织和急救中心等医疗机构开展群众性应急救护培训，普及全民应急救护知识，使公众掌握基本必备的心肺复苏等应急自救互救知识与技能。第二，完善公共场所急救设施设备配备标准，在学校、机关、企事业单位和机场、车站、港口客运站、大型商场、电影院等人员密集场所配备急救药品、器材和设施，配备自动体外除颤器（AED）。第三，切实推进"三高"（高血压、高血糖、高血脂）共管，开展超重肥胖、血压血糖增高、血脂异常等高危人群的患病风险评估和干预指导，做好高血压、糖尿病、血脂异常的规范化管理。第四，依托现有资源在所有市（地）、县建设胸痛中心，形成急性胸痛协同救治网络。继续推进医院卒中中心建设。

强化培训、质量控制和督导考核，推广普及适宜技术。第五，强化脑卒中、胸痛诊疗相关院前急救设备设施配备，建设医院急诊脑卒中、胸痛绿色通道，实现院前急救与院内急诊的互联互通和有效衔接，提高救治效率。二级及以上医院卒中心具备开展静脉溶栓的能力，脑卒中筛查与防治基地医院和三级医院卒中心具备开展动脉取栓的能力。第六，开展考核评估。为确保有效实施，建立健全组织架构，以现有统计数据为基础，依托互联网和大数据，对主要指标、重点任务的实施进度进行监测。建立相对稳定的考核指标框架，并将主要健康指标纳入各级党委、政府绩效考核指标。

（王增武）

第十二节　癌症防治行动

一、行动背景

癌症已经成为严重威胁中国人群健康的主要公共卫生问题，是导致劳动力人口缺失、家庭因病致贫返贫的重要原因，影响着国家经济和社会的可持续发展。我国新发恶性肿瘤病例约 392.9 万例，死亡病例约 233.8 万例[①]。根据最新统计数据显示[②]，2019 年恶性肿瘤死亡分别占城市、乡村居民全部死因的 25.73% 和 23.27%。其中，肺癌发病率和死亡率居中国恶性肿瘤首位，根据全国第三次死因调查[③]，我国肺癌死亡率 30 年间升高 261%。食管癌、胃癌、肝癌等消化道肿瘤是我国特有的高发癌种，其发病病例和死亡病例均在全球一半以上[④]。我国恶性肿瘤疾病负担甚重。

我国肺癌、胃癌和食管癌患者 5 年生存率分别为 16% 、35.1% 和 30.3% ，

---

① 郑荣寿，孙可欣，张思维 . 2015 年中国恶性肿瘤流行情况分析 ［J］. 中华肿瘤杂志，2019，41（1）：19 – 28.

② 国家卫生健康委员会 . 2020 中国卫生健康统计年鉴 ［M］. 北京：中国协和医科大学出版社，2020.

③ 陈竺 . 全国第三次死因回顾抽样调查报告 ［M］. 北京：中国协和医科大学出版社，2008.

④ Bray F, Ferlay J, Soerjomataram I, et al. Global cancer statistics 2018: GLOBOCAN estimates of incidence and mortality worldwide for 36 cancers in 185 countries ［J］. CA Cancer J Clin, 2018, 68（6）：394 –424.

与发达国家仍有较大差距[1]，但早期癌症 5 年生存率分别可达 80% 和 90% 以上。由此可见，确诊时间晚是疾病负担重的关键原因。而且随着人口老龄化、城镇化与工业化进程不断加快，加之慢性感染、不健康生活方式的广泛流行和环境污染、职业暴露等因素的逐渐累积，我国总体恶性肿瘤发病率和死亡率均呈持续上升态势，可能对个人、家庭和社会造成严重危害和负担。

癌症已成为世界各国的主要公共卫生问题之一。国际普遍共识和既往的防控实践均证实：癌症是可防、可控、可治的。自 1990 年来，通过科学预防、早期筛查、规范诊疗，美国的癌症死亡率已经下降了 26%，呈现癌症发病死亡双降低的趋势[2]。总结国际癌症防控经验，结合我国癌症防控需求，自 21 世纪初，国家卫生健康委员会设立重大公共卫生项目，从农村、城市及高发区逐步推广癌症早诊早治。目前已有城市癌症早诊早治项目、农村癌症早诊早治项目等 10 余项，已涵盖"8 + 1"个常见癌种：肺癌、结直肠癌、肝癌、上消化道癌（胃癌和食管癌）、乳腺癌、宫颈癌、鼻咽癌、口腔癌。以上消化道癌为例，初步总结 6 个上消化道癌高发区 10 年（2005—2015 年）发病与死亡情况发现：与没有参加内镜筛查的人群相比，参加上消化道癌筛查和早诊早治的人群的总癌发病率和死亡率分别降低 23% 和 57%，筛查效果显著[3]。

在筛查和早诊早治大步推进的同时，体系建设、肿瘤登记、规范诊疗、科技创新、科普宣教等癌症防控重要领域均在稳步推进。初步建立多部门癌症综合防控协作机制；推进肿瘤登记工作不断深入，覆盖人口数超过 4 亿人，新版中国癌症地图集绘制完成；推进癌症规范化诊疗管理，诊疗能力和水平不断提高；加强科技创新，部分关键技术和药物攻关取得成果；开展科普宣传，全社会防癌抗癌社会氛围逐步形成。

---

① Zeng H, Chen W, Zheng R, et al. Changing cancer survival in China during 2003 - 15: a pooled analysis of 17 population - based cancer registries [J]. The Lancet Global Health, 2018, 6 (5): e555 - e567.

② Byers T, Wender R C, Jemal A, et al. The American Cancer Society challenge goal to reduce US cancer mortality by 50% between 1990 and 2015: Results and reflections [J]. CA: A Cancer Journal for Clinicians, 66 (5), 359 - 369.

③ Ru Chen, Yong Liu, Guohui Song, et al. Effectiveness of one - time endoscopic screening programme in prevention of upper gastrointestinal cancer in China: a multicentre population - based cohort study [J]. Gut, 2020, 4 (2).

但必须清醒地看到，随着社会经济的不断发展，我国目前癌症防治体系和服务能力仍难以满足人民群众日益增长的健康需求，癌症防治工作中存在的不平衡、不充分和不规范问题仍然较为突出，癌症仍然是威胁我国居民健康的重大公共卫生问题，癌症防治形势仍然严峻，癌症防控工作仍面临诸多挑战，包括整体防治体系不够健全、基层癌症防控专业技术人员短缺、预防与治疗缺乏有机结合、基础数据和信息化程度无法满足癌症防治的需求、临床诊治规范化程度不高等。

为了应对严峻的癌症防控形势，近年来，政府高度重视癌症防控工作，将癌症等慢性病防控纳入国家战略，将降低癌症等四类重大慢性病过早死亡率作为《纲要》①的重要发展目标，印发实施《中国防治慢性病中长期规划（2017—2025 年)》②、《健康中国行动（2019—2030 年)》③、《国务院关于实施健康中国行动的意见》④，聚焦癌症防控的关键环节。2019 年 9 月，印发《健康中国行动——癌症防治实施方案（2019—2022 年)》⑤，正式启动健康中国行动癌症防治专项行动，以病因及危险因素预防为基础，建立健全肿瘤登记制度，推广筛查及早诊早治，规范化诊疗为保障，逐步完善癌症防、诊、治综合服务体系，近期以提高早诊率、生存率，长期降低癌症发病率和死亡率，增进群众健康福祉、共建共享健康中国。中国的癌症防控工作进入一个新的阶段。

二、行动目标与指标

（一）行动目标

经参考国外癌症防治典型案例、总结国内癌症防治经验以及国民素质提

---

① 中华人民共和国中央人民政府. "健康中国 2030" 规划纲要 ［EB/OL］. http：//www.gov.cn/xinwen/2016/10/25/content_ 5124174. htm. 2016 – 10 – 25/2020 – 11 – 27.

② 中华人民共和国中央人民政府. 中国防治慢性病中长期规划（2017—2025 年）［EB/OL］. http：//www.gov.cn/zhengce/content/2017 – 02/14/content_ 5167886. htm. 2017 – 02 – 14/2020 – 11 – 27.

③ 中华人民共和国中央人民政府. 健康中国行动（2019—2030）［EB/OL］. http：//www.gov.cn/xinwen/2019 – 07/15/content_ 5409694. htm. 2019 – 07 – 15/2020 – 11 – 27.

④ 中华人民共和国中央人民政府. 国务院关于实施健康中国行动的意见 ［EB/OL］. http：//www.gov.cn/zhengce/content/2019 – 07/15/content_ 5409492. htm. 2019 – 07 – 15/2020 – 11 – 27.

⑤ 中华人民共和国中央人民政府. 健康中国行动——癌症防治实施方案（2019—2022 年）［EB/OL］. http：//www.gov.cn/chengce/zhengceku/2019 – 11/13/content——5451694. htm. 2019 – 09 – 20/2020 – 11 – 27.

升状况，《行动》提出以下行动目标：

1. 到 2022 年和 2030 年，总体癌症 5 年生存率分别不低于 43.3%和 46.6%；

2. 到 2022 年和 2030 年，癌症防治核心知识知晓率分别不低于 70%和 80%；

3. 高发地区重点癌种早诊率达到 55% 及以上并持续提高；

4. 基本实现癌症高危人群定期参加防癌体检。

（二）相关指标

涉及的相关指标包括结果性指标、个人和社会倡导性指标以及政府工作指标。各类指标、目前水平及确定依据如下：

1. 总体癌症 5 年生存率

定义：所有癌种患者发病后生存满 5 年的概率。

类型：结果性指标。

基线水平：2015 年为 40.5%。

目标值：《行动》指出，到 2022 年和 2030 年，总体癌症 5 年生存率分别不低于 43.3% 和 46.6%。

国际水平：SEER 数据库（Survei uance，Epidcnioloqy and End Results）显示，2009 年美国总体癌症 5 年生存率为 69.3%。

2. 30—70 岁人群因心脑血管疾病、癌症、慢性呼吸系统疾病和糖尿病导致的过早死亡率

定义：30—70 岁人群因心脑血管疾病、癌症、慢性呼吸系统疾病和糖尿病死亡的概率。

类型：结果性指标。

基线水平：2015 年为 18.5%。

目标值：《行动》指出，到 2022 年和 2030 年 30—70 岁人群因心脑血管疾病、癌症、慢性呼吸系统疾病和糖尿病导致的过早死亡率分别低于 15.9% 和 13.0%。

国际水平：根据世界卫生组织及各国统计数据，美国为 14.3%，英国为 12.0%，俄罗斯为 29.9%，印度为 26.2%。

3. 基本实现癌症高危人群定期参加防癌体检

定义：癌症高危人群中定期参加防癌体检的比例。

类型：个人和社会指导性指标。

基线水平：2015 年为 18.5%。

目标水平：《行动》指出，基本实现癌症高危人群定期参加防癌体检。

国际水平：2015 年美国 50 岁及以上的成年人中，行结肠镜者占 60%。

4. 癌症防治核心知识知晓率

定义：全部调查对象正确回答癌症防治核心信息问题数量占问题总数的比例。

类型：政府工作指标。

基线水平：66.4%。

目标值：《行动》指出，到 2022 年和 2030 年癌症防治核心知识知晓率分别高于 70.0% 和 80.0%。

国际水平：美国成年人 HPV 知晓率为 60.2%[1]；美国宫颈癌、乳腺癌和结直肠癌的筛查起始年龄知晓率分别为 65.1%、67.2% 和 49.8%，筛查频率知晓率分别为 34.0%、14.2% 和 72.1%[2]。

5. 高发地区重点癌种早诊率

定义：高发地区主要指癌症早诊早治项目覆盖的项目地区；重点癌种是指肺癌、肝癌、胃癌、食管癌、大肠癌、乳腺癌、宫颈癌。该指标是指发现的癌症患者中患早期癌的比例。

类型：政府工作指标。

基线水平：2015 年为 48.0%。

目标值：《行动》指出，高发区重点癌种早诊率达 55.0% 以上并持续提高。

国际水平：SEER 数据库显示，美国肺癌、食管癌早诊率分别为 24.0% 和

---

① Onyema Greg Chido - Amajuoyi, Inimfon Jackson, Robert Yu, et al. Declining awareness of HPV and HPV vaccine within the general US population [J] Human Vaccines & Immunotherapeutics, 2020, 1 - 8. Online ahead of print.

② Echo L. Warner, Laura Martel, Judy Y. Ou, et al. A Workplace - Based Intervention to Improve Awareness, Knowledge, and Utilization of Breast, Cervical, and Colorectal Cancer Screenings Among Latino Service and Manual Labor Employees in Utah [J] Journal of Community Health, 2019 (44)：256 - 264.

11.0%；日本登记数据显示，食管癌早诊率为 35.3%[①]。

三、个人应掌握的核心知识与技能

癌症防控需要政府、社会、家庭和个人都积极行动起来，合力推进、重在落实，共同抗击癌症。其中，每个人都是自己健康的"第一健康负责人"，是癌症防控的关键环节。

（一）尽早关注癌症预防

癌症是一大类疾病的总称，其发生是一个多因素、多阶段、复杂渐进的过程。其中，1/3 的癌症完全可以预防，1/3 的癌症可以通过早期发现得到根治，1/3 的癌症可以运用现有的医疗措施延长生命、减轻痛苦、改善生活质量。建议每个人尽早学习掌握《癌症防治核心信息及知识要点》，了解癌症防控相关知识，并通过病因预防、"三早"和临床预防积极参与癌症防控。

（二）践行健康生活方式

世界卫生组织认为癌症是一种生活方式疾病。吸烟、肥胖、缺少运动、不合理膳食习惯、酗酒、压力过大、心理紧张等都是癌症发生的危险因素。戒烟限酒、平衡膳食、科学运动、心情舒畅可以有效降低癌症发生。如：戒烟可降低患肺癌的风险，合理饮食可减少结肠癌、乳腺癌、食管癌、肝癌和胃癌的发生。此外，癌症的发生是人全生命周期相关危险因素累积的过程，应从小养成健康生活方式，避免接触致癌因素，降低癌症的发生风险。

（三）合理膳食营养

进食腌制食物、果蔬摄入少等不良饮食习惯是消化道癌症的危险因素，应养成良好饮食习惯，降低消化道癌症发生风险。此外，癌症患者普遍存在体重减轻现象，其食物摄入可参考《恶性肿瘤患者膳食指导》。对于胃肠道损伤患者，推荐制作软烂细碎的动物性食品。在抗肿瘤治疗期和康复期膳食摄入不足，且在经膳食指导仍不能满足目标需要量时，可积极接受肠内、肠外营养支持治疗。

（四）减少致癌相关感染

癌症是由于自身细胞基因发生变化而产生的，是不传染的，但一些与癌

---

① Tachimori Y, Ozawa S, Numasaki H, et al. Comprehensive Registry of Esophageal Cancer in Japan, 2010 [J]. Esophagus, 2017, 14（3）：189-214.

症发生密切相关的细菌（如幽门螺杆菌）、病毒（如人乳头瘤病毒、肝炎病毒、EB 病毒等）则是会传染的。通过保持个人卫生和健康生活方式、接种疫苗（如肝炎病毒疫苗、人乳头瘤病毒疫苗）可以避免感染相关的细菌和病毒，从而预防癌症的发生。

（五）重视心理健康

在癌症的发生、发展和治疗过程中，心理因素起重要作用。当一个人长期处于负面情绪状态下，就会导致神经内分泌活动紊乱，器官功能活动失调，并使机体的免疫能力降低，免疫监视功能减弱，从而影响免疫系统识别和消灭细胞，使癌细胞增殖。癌症确诊后，焦虑、抑郁等不良心理状态也可能影响患者治疗、生存效果。应重视心理健康，积极心理疏导和心理调整，保持良好心态。

（六）密切关注癌症危险信号

癌症的治疗效果和生存时间与癌症发现的早晚密切相关，发现越早，治疗效果越好，生存时间越长。应密切关注癌症危险信号，及时诊治。如：身体浅表部位出现的异常肿块；体表黑痣和疣等在短期内色泽加深或迅速增大；身体出现哽咽感、疼痛等异常感觉；皮肤或黏膜出现经久不愈的溃疡；持续性消化不良和食欲减退；大便习惯及性状改变或带血；持久性声音嘶哑、干咳、痰中带血；阴道异常出血，特别是接触性出血；不明原因的发热、乏力、进行性体重减轻等。

（七）定期防癌体检

规范的防癌体检是在癌症风险评估的基础上，针对常见癌症进行的身体检查，是发现癌症或癌前病变、进行早期干预的重要途径。目前的技术手段可以早期发现大部分的常见癌症，如使用胃肠镜可以发现消化道癌，采用醋酸染色肉眼观察/碘染色肉眼观察（VIA/VILI）、宫颈脱落细胞学检查或高危型人乳头瘤病毒（HPV）DNA 检测，可以发现宫颈癌，胸部低剂量螺旋 CT 可以发现肺癌，超声结合钼靶可以发现乳腺癌。建议高危人群选择专业的体检机构进行定期防癌体检，根据个体年龄、既往检查结果等选择合适的体检间隔时间。

（八）主动参加癌症筛查，按期随访治疗

癌症筛查是指通过试验、检查或其他快速的方法，将表面健康的人分为可能患病者或可能无病者，目的在于找出提示某种癌症异常症状和体征的个体进行进一步检查，其意义不仅是筛查出癌症患者，更重要的是能够早期发现癌症和癌前病变，并为其提供及时治疗。很多早期发现的癌症患者通过及时治疗而治愈或者其生存时间明显延长，治疗费用明显降低，生命质量得到提高。高危人群应积极、主动参加癌症筛查和早诊早治，癌前病变和早癌患者应按时随访或接受治疗，有效延缓、逆转或阻止癌症的发生发展。

（九）接受规范治疗，重视康复治疗

癌症的治疗方法包括手术治疗和非手术治疗两大类，非手术治疗包括放射治疗、化学治疗、靶向治疗、免疫治疗等。规范化治疗是长期临床治疗工作的科学总结，根据癌症种类和疾病分期来决定综合治疗方案，是治愈癌症的基本保障。癌症患者应到正规医院进行规范化治疗，不要轻信偏方或虚假广告，以免贻误治疗时机。癌症康复治疗可以有效提高患者的生存时间和生活治疗，包括心理康复和生理康复两大类。癌症患者应正视癌症，积极调整身体免疫力，保持良好心理状态，达到病情长期稳定。其中，疼痛是癌症患者最常见、最主要的症状，可以在医生帮助下通过科学的止痛方法积极处理疼痛。

四、社会主要责任

癌症不仅仅是健康问题，同时也是民生问题、经济问题以及社会问题。癌症防治是全社会的共同责任，需在政府主导下，凝聚全社会力量，形成健康促进的强大合力，形成互帮互助、互相监督的良好氛围。自 2018 年开始，每年 4 月 15 日被作为"全国抗癌日"。

（一）营造癌症防治健康环境

宣传癌症防治知识，鼓励个人和家庭积极参与健康中国行动，落实个人健康责任，养成健康生活方式。正确引导科学就医、遵从医嘱的重要性。卫生健康相关行业学会、协会和群团组织以及其他社会组织要充分发挥作用，指导、组织健康促进和科普工作，对民众关注的问题做出科学合理的解释说明。通过提供癌症防治相关服务，提升健康服务的公平性、可及性、有效性促进预防、治疗和康复的效果。

（二）创新医疗卫生服务模式

探索基层医疗机构县—乡—村三级有机结合的工作模式，推动早诊早治和疾病防控及日常临床诊疗相融合，逐步形成我国癌症乃至慢性病防治可持续发展模式，将癌症早诊早治工作与推进健康中国战略和落实健康中国行动计划等国家大政相结合，与已经开展的健康城市和国家慢性病综合防控示范区建设相结合，与分级诊疗、县域的医联体、医共体建设相结合，与家庭医生签约服务、社区基本公卫服务相结合，创新服务模式，确保群众受益。

（三）社会组织积极科普宣传

科普宣传是疾病预防控制的"社会疫苗"。中国抗癌协会，作为我国癌症医学领域的国家一级协会，一直把学术交流和科普宣传作为协会的立会之基、发展之本，其发起和主办的"全国肿瘤防治宣传周"至今已成功举办25届，充分发挥资源优势、专家优势，聚焦癌症"预防—早筛—诊治—康复"的热点话题和核心知识，秉承"全人—全程—全息"的整合医学原则和大健康理念，开展形式多样的科普宣传活动，有力推动癌症防控事业的发展。

（四）专业机构推动癌症防控

协助制定全国癌症防治规划，制定防控指南、规划、标准和科普教材；通过公众号、短视频、科普文章等多种形式等积极开展癌症防控宣传，建设面向公众的癌症防控科普网站，例如中文版癌症综合信息库网站、中国抗癌协会肿瘤防治科普平台等；建立全国癌症防治协作网络，构建国家癌症防控平台，组织开展癌情监测、防癌科普、肿瘤登记等工作；拟定诊治技术规范和有关标准，为筛查和早诊早治提供规范标准；推广适宜有效的防治技术，探索癌症防治服务模式；开展科学研究、学术交流、国际合作；等等。

（五）相关人员提高早癌意识以及早癌筛查和诊疗能力

医生需要具有早癌意识以及规范的早癌筛查、诊断和治疗能力，积极配合推动不同癌种的筛查和早诊早治工作，提高早诊率，降低发病率和死亡率。为满足扩大筛查和早诊早治覆盖面的癌症防控需求，需通过专业培训、自主学习等多种方式不断强化癌症防治知识技能，提高基层医生的早癌意识以及癌症筛查和早诊早治能力。

（六）各级医疗机构加强诊疗规范化

加强抗肿瘤药物临床应用管理，督促各级医疗机构配备和使用谈判抗癌药，满足当地合理用药需求。开展患者康复指导、疼痛管理、长期护理和营养、心理支持，建立癌痛规范化治疗示范病房和安宁疗护试点。各级肿瘤质控中心在卫生健康行政部门的指导下定期对区域内医疗机构进行肿瘤诊疗质量信息收集、分析并反馈，形成质控管理闭环。借助全国抗肿瘤药物临床应用监测网，相关医疗机构应开展抗肿瘤药物用药监测和评价，进行肿瘤单病种质控分析。

（七）提高癌症治疗水平

随着医疗新技术的出现，医疗机构应充分整合目前能够利用的各种专业技术力量，如开展肿瘤单病种多学科诊疗模式，提高肿瘤规范化诊疗水平和保障医疗质量安全；同时，开展远程会诊等形式的诊疗服务，减少肿瘤患者的治疗和时间成本；有条件的医疗机构提倡应用规范化诊治辅助系统，规范并提升医生的肿瘤诊治能力，进而提高癌症患者治疗效果。

（八）科研院所加快科研攻关

国家恶性肿瘤临床医学研究中心已经建立了覆盖全国 31 个省区市的协同研究网络，联合国内各省级肿瘤医院，二、三级医院，基层医疗机构和早诊早治项目点开展数据、资源集成共享及相关临床研究工作，承担多项国家任务，携手分子肿瘤学国家重点实验室，配合国家癌症中心，积极参与顶层设计，加快科研攻关。

（九）医疗公司助力癌症防控

随着精准医学成为医学关注热点，精准化诊疗和个体化预防逐渐成为慢病防控的普遍共识，其中大数据挖掘、多组学、分子影像、分子病理等前沿生物技术至关重要，相关医疗公司起到重要桥梁作用。此外，医疗公司提供简单、便捷的居家自测工具可辅助识别癌症风险；提供器械、药品、耗材等保障癌症防控；提供基因检测、高通量测序技术等检测服务用于癌症病因学研究、高危人群识别和浓缩以及辅助诊断等。

（十）公益慈善温暖癌症防控

发挥公益慈善组织的重要补充作用，填补医疗救助的空白。通过慈善组织开展抗癌药品患者援助项目，减轻疾病对患者家庭和社会的经济负担。希望马拉松为癌症患者及癌症防治研究募捐义跑，扶助全国 9 个省份的贫困癌症患者近千人次，资助癌症防治研究课题 960 余项，其中一批研究成果已经应用于临床，为癌症患者带来了福音。此外，还有"肺癌筛查防治公益行动""为了姐妹们的健康与幸福"全国子宫颈癌和乳腺癌防治大型公益活动等。

五、政府职责任务

近年来，政府高度重视癌症防治工作，聚焦癌症防控的关键环节，在体系建设、肿瘤登记、早诊早治、规范诊疗、科技创新、科普宣教等癌症防控重要领域稳步推进。但当前癌症防治体系和服务能力仍难以满足人民群众日益增长的健康需求，癌症防治工作中存在的不平衡、不充分和不规范问题仍然较为突出，癌症防治形势仍然严峻。应坚持以政府为主导，社会、家庭和个人积极行动，合力推进、重在落实，共同抗击癌症。

（一）全民健康促进

建设权威的科普信息传播平台，组织专业机构编制发布癌症防治核心信息和知识要点。深入组织开展全国肿瘤防治宣传周等宣传活动，将癌症防治知识作为学校、医疗卫生机构、社区、养老机构等重要健康教育内容，加强对农村居民癌症防治宣传教育。推进以"三减三健"为重点的全民健康生活方式行动，科学指导大众开展自我健康管理。加强青少年健康知识和行为方式教育。

（二）积极控制烟草

吸烟严重危害人民健康，是导致多种癌症的重要不良因素。要积极倡导健康生活方式，控制烟草消费，推进无烟环境建设，努力通过强化卷烟包装标识的健康危害警示效果、价格调节、限制烟草广告等手段减少烟草消费。让个人和家庭充分了解吸烟和二手烟暴露的危害，降低吸烟导致的癌症发生。

（三）促进相关疫苗接种

我国从 2002 年将乙型肝炎疫苗纳入常规计划免疫，使得肝癌发生率显著下降。鼓励有条件地区逐步开展成年乙型肝炎病毒感染高风险人群的乙肝疫苗接种工作。HPV 疫苗可以预防全球 2/3 以上的浸润性宫颈癌和一半的宫颈高度鳞状上皮内瘤变。需加强人乳头瘤病毒疫苗（HPV 疫苗）接种的科学宣传，促进适龄人群接种。

（四）加强环境与健康工作

80%的癌症都和环境有关。研究表明周围环境 PM 2.5 每增加 $10\mu g/m^3$，肺癌的发病风险增加 1.43 倍。食品和水安全则与消化道癌症密切相关。因此加强饮用水、大气、土壤等环境健康影响监测与评价，深入开展爱国卫生运动，推进城乡环境卫生综合整治，是癌症防治的重要组成部分。

（五）推进职业场所防癌抗癌工作

开展健康企业建设，创造健康、安全的工作场所环境。制订工作场所防癌抗癌指南。用人单位负责开展工作场所致癌职业危害因素的定期检测、评价和个体防护管理工作，依法依规安排接触职业病危害因素的劳动者进行职业健康检查，全面保障职业人群健康。

（六）推动高水平癌症防治机构均衡布局

区域癌症防治中心负责区域癌症防治能力建设和技术工作的统筹协调，通过技术支持、人才帮扶等形式，整体带动区域内癌症防治水平的提升。目前全国已成立 23 个省（自治区、直辖市）级癌症中心，包括河北省、山西省、辽宁省、吉林省、黑龙江省、江苏省、浙江省、福建省、江西省、山东省、河南省、湖北省、湖南省、广东省、广西壮族自治区、海南省、重庆市、四川省、贵州省、云南省、甘肃省、青海省、新疆维吾尔自治区癌症中心，基本实现癌症省级防治网络的构建。下一步将继续推进区域医疗中心建设和国家癌症区域医疗中心建设。

2019 年，国家癌症中心受国家卫生健康委的委托，牵头完成国家癌症区域医疗中心建设设置标准的编写，建立癌症区域医疗中心疑难病种清单（270 种疾病）和关键技术清单（334 项关键技术），为国家癌症区域医疗中心的建设提供了智力支持。经国家卫生健康委医政医管局批复，国家癌症中心作为输出单位支持区域医疗中心的建设。与此同时，推动完善癌症防治服务体系还需充分发挥省级癌症防治中心的作用，强化省、地（市）、县三级癌症防治，提升医疗资源不足地区整体癌症防治能力。

（七）强化癌症防治机构职责

进一步明确各级癌症防治中心的癌症防治职责，包括癌症危险因素监测、流行病学调查、人群干预、信息管理等。各中心应承担建立本地区癌症防治协作网络的任务，带动癌症防治水平的提升，以及各级各类医疗卫生机构在宣传教育、健康咨询及指导、高危人群筛查、健康管理等方面的能力。通过建立多种形式的癌症专科医联体，提高当地癌症早期筛查和常见多发癌种的诊疗能力。目前，国家癌症中心已制定《国家肿瘤医联体工作方案》《肿瘤防治专科医联体协议书》等制度规范。与山西、湖南等地建立肿瘤防治紧密型医疗联合体、与全国 70 家肿瘤医院建立肿瘤防治专科医联体，全面加强各地癌症防治水平的提升。

（八）推动癌症信息化

截至 2017 年，我国肿瘤登记处共 574 个，覆盖人口 4.38 亿人，占全国人口 31.5%，但传统登记监测手段已无法满足需求。针对现阶段存在的登记点数量不足和分布不均衡、肿瘤登记数据深度和广度不足、信息资源交互共享利用度低等问题，新的癌症防治实施方案以制度标准、数据质量和资源共享为切入点，通过"扩面""提质""增效"推进癌症信息化行动，最终实现中国肿瘤数据实时上报、动态监测和多维呈现，及时有效地为我国肿瘤防控的政策制定、工作实施、效果评估等提供科学依据。

"扩面"：通过修订《肿瘤登记管理办法（2015）》和《中国肿瘤登记工作指导手册（2016）》、发布肿瘤登记共识性政策文件和肿瘤登记工作实施方案、扩大登记年报覆盖面、落实省级责任制等，进一步健全肿瘤登记报告制度。"提质"：通过推动国家肿瘤登记平台工程、建立多级肿瘤登记点专家团队、制定登记数据收集标准以及随访监测数据质量标准等工作，提升肿瘤登记数据质量。"增效"：通过加强肿瘤登记信息化建设、制定数据管理方法和数据信息安全管理方法、推进不同信息资源对接、开展大数据应用研究等，促进信息资源共享利用。

（九）制定重点癌症早诊早治指南

目前，国际已有结直肠癌、宫颈癌、乳腺癌和肺癌筛查指南，但我国癌症发病危险因素与西方国家有异，且社会卫生和经济体制不同，不能直接照搬国外经验。因病理类型不同，国内外关注角度不同。以食管癌为例，国外多关注巴雷特食管和食管腺癌，多从临床诊治角度出发，缺乏基于人群的筛查方案；而食管鳞癌是我国主要食管癌病理类型，其人群筛查方案已成形，是我国领军国际的癌症防治工作重要领域。因此，制定重点癌症早诊早治指南是我国的切实需求，也是加强中国在国际癌症防控领域竞争力的重要助力。

（十）加快推进癌症早期筛查和早诊早治

筛查和早诊早治可有效降低癌症发病率和死亡率。因此从国家层面，将进一步加大组织性筛查投入力度，逐步扩大筛查和早诊早治覆盖范围。加强区域癌症筛查早诊早治能力建设，推进机会性筛查试点工作。试点开展癌症早期筛查和早诊早治能力提升建设工程，支持县级医院建设"癌症筛查和早诊早治中心"，逐步开展和推动食管癌、胃癌的人群筛查向机会性筛查转变。开展筛查后诊疗和健康管理服务，加强筛查后续诊疗的连续性，切实提高人群癌症筛查参与度，将筛查出的癌症患者及时转介到相关医疗机构，提高筛查和早诊早治效果。

（十一）健全癌症筛查长效机制

癌症筛查和早诊早治工作需要个人、社会与政府的全方位参与，对普通社区人群，基层卫生机构提供健康宣教和患癌风险评估等服务，提高国人对癌症的主动防治意识；对评估出的高风险人群，建议其到正规、专业的体检机构定期防癌筛查；对体检出的疑似病例建议到肿瘤专科医院或具有肿瘤诊疗能力的综合医院早诊早治。由此形成风险评估—初筛—早诊—早治—随访管理全链条的癌症筛查路径和长效管理机制。

（十二）中西医结合协作攻关

紧密围绕中医诊疗具有优势的癌症及并发症，开展中西医临床协作，优势互补，目标同向，协作攻关，促进中西医临床协作机制建设和服务模式创新。建立以国家癌症中心/中国医学科学院肿瘤医院为负责单位的全国中西医结合肿瘤医联体，加强专病防治网络建设，发挥示范作用。制定完善癌症中医药防治指南、诊疗方案和临床路径，挖掘整理并推广应用癌症中医药防治技术方法，探索符合中医理论的癌症诊疗模式，培养癌症中医药防治专业人才，提升癌症中医药防治能力。综合运用现代诊疗技术和中医体质辨识等方法，早期发现高危人群，积极开展癌前病变人群的中西医综合干预，逐步提高癌症患者中医药干预率。

（十三）建立健全保障政策

在医疗保险政策上推动、促进、引导人们主动进行癌症筛查、早诊和早治，此外，也应在医保、新农合和商业保险方面提供保障措施，为促进人们主动筛查早诊早治提供有力保障。按照整合资金、合理分担的原则，积极探索国家财政补助、基本公共卫生经费、医保经费、保险费用以及个人自付等多方筹资机制，逐步形成我国肿瘤乃至慢性病防治可持续发展模式。建立和完善基本医保、大病保险、医疗救助和政府兜底保障相互衔接的综合医疗保障体系。畅通临床急需抗癌药的进口渠道及注册审批，完善医保药品目录动态调整机制，保障临床用药需求，降低患者用药负担。推进"精准扶贫""健康扶贫"和"健康中国"，做好建档立卡、特困等农村贫困人口癌症防控和救治工作，加强癌症筛查、大病专项救治和重点癌症集中救治。

（十四）推进科技创新对接防治需求

按照研究与防控协同、一体化设计与分类实施推进协同、整体规划与有序衔接相统一的原则，坚持需求导向，聚焦发病机制、筛查早诊、临床诊疗的科学问题环节，结合基础资源支撑和网络建设，进行全流程设计、一体化推进、工程式实施，强化基础前沿研究、诊治技术和应用示范的全链条部署。探索成果推广和产业化有效途径，以产学研用融合发展为支撑，以疑难病诊治中心、区域医疗中心等建设为载体，推动融合，打造若干具有国际影响力的癌症医疗健康产业集群，持续提升我国癌症防治科技水平。

（李敏娟　魏文强）

第十三节　慢性呼吸系统疾病防治行动

一、行动背景

慢性呼吸系统疾病是严重危害我国人民健康的一类疾病，包括慢性阻塞性肺疾病（慢阻肺）、支气管哮喘、间质性肺疾病、肺动脉高压等。根据我国2012—2015 年中国成人肺部健康研究（CPHS）调查结果显示，我国 20 岁及以上人群慢阻肺患病率 8.6%，40 岁及以上人群慢阻肺患病率 13.7%，而20 岁及以上人群支气管哮喘患病率 4.2%，按照 2015 年人口普查数据，我国有慢阻肺患者约 9 990 万人、支气管哮喘患者约 4 570 万人。儿童作为好发人群，仍有大量哮喘患者。随着诊断水平和人民健康意识的提高，间质性肺疾病和肺功能高压等慢性呼吸系统疾病也逐渐变得多见。根据全球疾病负担研究最新数据显示，2017 年慢阻肺居我国居民死因排序第三位，导致伤残调整生命损失（DALY）居第四位，构成重大疾病负担。与以慢阻肺等为代表的慢性呼吸系统疾病的重大疾病负担不相符的是，我国居民慢阻肺知晓率低，慢性呼吸系统疾病诊断检测的核心检查——肺功能检查的使用率极低。慢阻肺最重要的危险因素是吸烟、室内外空气污染物以及职业性粉尘和化学物质的吸入。哮喘的主要危险因素包括遗传性易感因素、环境过敏原的暴露、空气污染、病毒感染等。通过积极控制相关危险因素，可以有效预防慢性呼吸系统疾病的发生发展，显著提高患者预后和生活质量。因此有必要在我国开展以慢阻肺为代表的慢性呼吸系统疾病的专项健康行动，以提高我国居民呼吸健康水平。

国际上已针对慢阻肺防治开展较多相关研究。在疾病预防方面，已有大量研究阐明吸烟与慢阻肺发病之间的因果关系，近年也逐渐确认大气污染、生物燃料暴露等作为慢阻肺发病危险因素的地位。药物治疗方面，多项国际研究证实中重度慢阻肺患者吸入药物治疗能延缓疾病进展，降低急性加重风险，而国内在 2017 年的研究证实早期慢阻肺患者规律吸入药物治疗亦能够延缓肺功能下降。疫苗注射和呼吸康复治疗也被国内外学会和专家推荐作为慢阻肺综合干预的重要组成部分。在分级诊疗方面，国际上，如英国已经有较成熟的慢性病分级诊疗实践经验，已被证实能够有效地管理慢阻肺等慢性呼吸疾病，在群体水平获得较好的干预结果。因此，以国际国内已有的防治经验为依托，有望在我国对慢性呼吸系统疾病进行行之有效的干预。

二、行动目标与指标

慢行呼吸系统疾病防治行动的目标是到 2022 年和 2030 年，70 岁及以下人群慢性呼吸系统疾病死亡率下降到 9/10 万及以下和 8.1/10 万及以下；40 岁及以上居民肺功能检测率分别不低于 20% 和 30%；40 岁及以上居民慢阻肺知晓率分别达到 15% 及以上和 30% 及以上。40 岁及以上人群或慢性呼吸系统疾病高危人群每年检查肺功能 1 次。

慢性呼吸系统疾病死亡率是反映慢性呼吸系统疾病控制水平的重要指标，指每年因慢性呼吸系统疾病死亡的人数，用每 10 万人中因慢性呼吸系统疾病死亡的人数表示。2015 年我国慢性呼吸系统疾病死亡率为 10.2/

10 万,而根据全球疾病负担研究世界范围内 2013 年慢性呼吸系统疾病死亡率 73.0/10 万，但较发达国家仍有较大的差距。

慢阻肺是最常见的慢性呼吸系统疾病，但是在我国的知晓率极低，CPHS 研究显示 2012 年我国 40 岁及以上慢阻肺患者中仅 2.6% 曾被诊断过慢阻肺，相应治疗率更低。慢阻肺知晓率是指在测量肺功能之前即知道自己患有慢阻肺者（经过有资质的医疗机构或医生诊断）的比例。通过专项行动开展，提高慢阻肺在我国居民中的知晓率，方可进一步开展针对慢阻肺患者的干预措施。其计算方法：在测量肺功能之前即知道自己患有慢阻肺者（经过有资质的医疗机构或医生诊断）/调查的 40 岁及以上慢阻肺患者人数×100%。

由于肺功能检测在我国普及率低，CPHS 研究显示我国 40 岁及以上居肺功能检测率 9.1%，慢阻肺患者肺功能检测率 12.0%，显示我国肺功能普及推广仍需开展大量工作。国务院亦发文推荐 40 岁及以上居民因每年进行肺功能检查。40 岁及以上居民肺功能检测率是指 40 岁及以上人群中，运用肺功能检测仪器进行呼吸系统功能状态检查的人群比例，其计算方法：调查的 40 岁及以上人群中接受过肺功能检测者/调查的 40 岁及以上人群总人数×100%。

三、个人应掌握的核心知识与技能

（一）关注疾病早期发现

呼吸困难、慢性咳嗽和（或）咳痰是慢阻肺最常见的症状，40 岁及以上人群，长期吸烟、职业粉尘或化学物质暴露等危险因素接触者，有活动后气短或呼吸困难、慢性咳嗽咳痰、反复下呼吸道感染等症状者，建议每年进行 1 次肺功能检测，确认是否已患慢阻肺。哮喘主要表现为反复发作的喘息、气急、胸闷或咳嗽，常在夜间及凌晨发作或加重，建议尽快到医院确诊。

（二）注意危险因素防护

减少烟草暴露，吸烟者尽可能戒烟。加强职业防护，避免与有毒、有害气体及化学物质接触，减少生物燃料（木材、动物粪便、农作物残梗、煤炭等）燃烧所致的室内空气污染，避免大量油烟刺激，室外空气污染严重天气减少外出或做好戴口罩等防护措施。提倡家庭中进行湿式清扫。

（三）注意预防感冒

感冒是慢阻肺、哮喘等慢性呼吸系统疾病急性发作的主要诱因。感冒时上呼吸道病毒感染，而严重者感染会导致下呼吸道甚至全身多脏器，造成严重后果。建议慢性呼吸系统疾病患者和老年人等高危人群主动接种疫苗，包括每年接种流感疫苗，每五年接种肺炎链球菌疫苗。

（四）加强生活方式干预

建议哮喘和慢阻肺患者注重膳食营养，多吃蔬菜、水果，进行中等量的体力活动，如太极拳、八段锦、走步等，也可以进行腹式呼吸，呼吸操等锻炼，在专业人员指导下积极参与康复治疗。呼吸康复治疗能够改善慢性呼吸系统疾病患者远期预后，提高生活质量，它不仅包括运动锻炼，还包括健康教育、营养干预、心理支持等在内的一套综合干预措施。应鼓励基层医疗机构逐步开展呼吸康复治疗，以满足对呼吸康复日益增长的需求。建议积极了解医疗机构提供的"三伏贴"等中医药特色服务。

（五）哮喘患者避免接触过敏原和各种诱发因素

宠物毛发、皮屑是哮喘发病和病情加重的危险因素，建议有哮喘患者的家庭尽量避免饲养宠物。母乳喂养可降低婴幼儿哮喘发病风险。有条件者，可到专业机构进行过敏原检测，以明确和避免过敏原接触。

四、社会主要任务

第一，呼吸学会和协会发挥专业带头作用，调动呼吸领域医护人员，主动参与到慢性呼吸系统疾病防治行动中。利用中华医学会呼吸病学分会、中国医师协会呼吸医师分会等呼吸医学领域学术组织的平台以及呼吸与危重症医学学科（PCCM）规范化建设项目，开展有关慢性呼吸系统疾病防治的各类培训、讲座、参访、学术交流等活动，鼓励慢性呼吸系统疾病防治领域的各类科研创新，切实提高呼吸学科医护人员在防治慢性呼吸系统疾病领域的工作能力和参与程度。

第二，社会媒体、网络等宣传单位，广泛积极参与到慢性呼吸系统疾病防治宣传中，宣传防治理念、措施和慢性呼吸系统疾病知识。由国家和地方卫生管理部门牵头，由慢性呼吸系统疾病领域的专家参与，通过书籍、报纸杂志、广播电视、网络平台等多种渠道，向社会宣传专业且实用的慢性呼吸系统疾病防治相关知识和理念，提高公众对慢性呼吸系统疾病的认知和重视程度，使得防治慢性呼吸系统疾病的观念深入人心。

第三，社区机构组织居民参与慢性呼吸系统疾病防治行动，如了解收集居民健康需求、开展戒烟讲座和呼吸健康讲座、组织锻炼和运动等，提高呼吸健康素质。以基层医疗机构为主体，通过医联体网络与医疗管理部门、公共卫生部门、上级医院充分联动，并鼓励社会福利组织参与，深入基层，对慢性呼吸系统疾病患者和高危人群开展广泛的健康教育讲座，戒烟咨询、康复锻炼等活动，指导基层群众养成良好的生活习惯，做好慢性呼吸系统疾病的预防工作。

五、政府职责任务

第一，将肺功能检查纳入 40 岁及以上人群常规体检内容。推行高危人群首诊测量肺功能，发现疑似慢阻肺患者及时提供转诊服务。推动各地为社区卫生服务中心和乡镇卫生院配备肺功能检查仪等设备，做好基层专业人员培训。

第二，研究将慢阻肺患者健康管理纳入国家基本公共卫生服务项目，落实分级诊疗制度，为慢阻肺高危人群和患者提供筛查干预、诊断、治疗、随访管理、功能康复等全程防治管理服务，提高基层慢阻肺的早诊早治率和规范化管理率。

第三，着力提升基层慢性呼吸系统疾病防治能力和水平，加强基层医疗机构相关诊治设备（雾化吸入设施、氧疗设备、无创呼吸机等）和长期治疗管理用药的配备。

第四，加强科技攻关和成果转化，运用临床综合评价、鼓励相关企业部门研发等措施，提高新型疫苗、诊断技术、治疗药物的可及性，降低患者经济负担。

（杨汀）

第十四节　糖尿病防治行动

一、行动背景

糖尿病作为以高血糖为特征并可引起眼、肾、神经、心血管等多脏器多系统损害的代谢性疾病，发病率在中国逐年升高，已成为继心脑血管疾病、肿瘤之后的第三大致死性疾病。据不完全统计，全球糖尿病患者达 4.63 亿人，我国约有 1.3 亿名糖尿病患者，约占全球糖尿病患者的 28%，已成为世界上糖尿病患者最多的国家[①]，其中 2 型糖尿病患者占 85% ~ 90%。

糖尿病特别是 2 型糖尿病的综合防治，在世界范围内都是巨大的公共卫生难题，各国在抗击以糖尿病为代表的慢性非传染性疾病（NCDS）过程中都进行了相关政策的制定与引导，并且根据国情进行了诸多富有成效的探索和尝试。2006 年芬兰在欧盟主席国会议上提出的"将健康融入所有政策"的理念，得到欧盟成员国的广泛认可，尝试建立跨部门合作机制，将核心行动理念定位在"以社区为基础，引导人们形成更健康、更可持续的生活方式"。

美国政府把每年的 11 月定为"美国国家糖尿病月"，鼓励人们在网上进行风险测试并积极倡导糖尿病患者使用移动健康管理平台促进生活方式改变，提高治疗和管理的依从性，而"美国国家糖尿病教育计划"将约40% 的资源分配给了糖尿病综合控制，其核心工作就是支持专业团队和社工组织充分利用各种监测和评估工具进行持续的管理和追踪服务。近年来，包括我国在内的很多国家和地区都在积极进行以糖尿病患者为核心、院内院外一体化、多学科协作的专业糖尿病照护团队持续协作进行的糖尿病自我管理的教育与支持（Diabetes Self – Management Education Support,DSMES）的实践模式探索。

面对我国糖尿病综合防治中呈现出来的知晓率低（36.5%）、治疗率低（32.3%）、治疗达标率低（49.2%）的现实困境[②]，糖尿病专业医护人员和管理团队在未来相当长的时期内，从数量到质量都不能有效满足疾病防治和综合管理的巨大需求，因此我们需要借鉴国际成功经验，结合中国国情，依托互联网和物联网技术的快速发展，不断收集管理数据进行质量持续改进，并以线上线下、院内院外一体化的数字化服务提高管理效率，逐步摸索适合中国的糖尿病综合防治与高效规范管理的模式。

[①]　Yongze Li, et al. Prevalence of diabetes recorded in mainland China using 2018 diagnostic criteria from the American Diabetes Association：national cross sectional study ［J］. BMJ, 2020, 369：m997.

[②]　Wang, L , et al. Prevalence and Ethnic Pattern of Diabetes and Prediabetes in China in 2013 ［J］.JAMA, 2017, 317（24）：2515 – 2523.

二、行动目标与指标

糖尿病防治行动的核心是有效提升规范管理率，糖尿病患者规范管理率是一个综合性指标，可体现糖尿病的综合管理工作是否有效、到位。调查显示，2013—2014 年我国内地的糖尿病患者规范管理率不足 20%[1]，处于较低水平[2]。

为了全面提升规范管理率，行动指标包含以下七个部分。

（一）对工作中发现的糖尿病高危人群进行有针对性的健康教育

建议其每年至少测量 1 次空腹血糖和 1 次餐后 2 小时血糖，并接受医务人员的生活方式指导，如果空腹血糖≥6.1 mmol/L 或任意点血糖≥7.8 mmol/L 时，建议行 OGTT（空腹血糖和糖负荷后 2 h 血糖）。

（二）对确诊的糖尿病患者，在关键时间点为患者提供系统的自我管理教育和支持

糖尿病自我管理教育和支持者的 4 个关键时间点包括：（1）诊断时；（2）每年的教育、营养和情感需求评估时；（3）出现新问题（健康状况、身体缺陷、情感因素或基本生活需要），影响自我管理时；（4）需要过渡护理时。

（三）对确诊的糖尿病患者在治疗未达标时，要提供每 3 个月 1 次，每年至少累计 4 次的面对面随访

随访的内容包括：测量空腹血糖、糖化血红蛋白和血压，并评估是否存在危急症状；测量体重，计算体质指数（BMI），检查足背动脉搏动；询问患者疾病史、生活方式，包括心脑血管疾病、吸烟、饮酒、运动、主食摄入情况等；了解患者服药情况。在治疗达标后，糖化血红蛋白每年至少测量 1 次，每年的面对面随访至少 1 次，随访内容不变。

（四）对确诊的糖尿病患者，应立即启动并坚持生活方式干预

内容包括控制体重、合理膳食、适量运动、戒烟、限酒、限盐、心理平

---

[1] 中华医学会糖尿病学分会. 中国 2 型糖尿病防治指南（2017 年版）[J]. 中华糖尿病杂志，2018，10（1）：4-67.

[2] Gaede P. , Lund–Andersen H. , Parving HH, et al. Effect of a multifactorial intervention on mortality in type 2 diabetes [J]. N Engl J Med, 2008, 358（6）：580-591.

衡。并根据患者血糖控制情况和症状体征，对患者进行分类干预。

1. 对初诊血糖控制较好（空腹血糖 <7.0mmol/L 且糖化血红蛋白 <7.0%）的糖尿病患者，可根据病情及患者意愿采取单纯生活方式干预。

2. 如果单纯生活方式干预不能使血糖控制达标（空腹血糖 >7.0mmol/L 或糖化血红蛋白 <7.0%），应开始单药治疗，2 型糖尿病药物治疗的首选是二甲双胍。若无禁忌证，二甲双胍应一直保留在糖尿病的治疗方案中。不适合二甲双胍治疗者可选择 α - 糖苷酶抑制剂或胰岛素促泌剂。

3. 如单独使用二甲双胍治疗血糖仍未达标（空腹血糖 >7.0mmol/L 或糖化血红蛋白 <7.0%），则可进行二联治疗，加用胰岛素促泌剂、α - 糖苷酶抑制剂、TZDs、胰岛素等。三联治疗：上述不同机制的降糖药物可以 3 种药物联合使用。如三联治疗控制血糖仍不达标，则应将治疗方案调整为多次胰岛素治疗。采用多次胰岛素治疗时应停用胰岛素促泌剂。

（五）糖尿病患者至少应每年评估 1 次心血管病变的风险因素

评估的内容包括心血管病现病史及既往史、年龄、有无心血管风险因素（吸烟、高血压、血脂紊乱、肥胖特别是腹型肥胖、早发心血管疾病的家族史）、肾脏损害（尿蛋白排泄率增高等）、心房颤动（可导致卒中）。静息时的心电图检查对 2 型糖尿病患者心血管疾病的筛查价值有限，对大血管疾病风险较高的患者应进一步检查来评估心脑血管病变情况。

（六）糖尿病患者每年至少应进行 1 次糖尿病并发症筛查

内容包括以下三点。（1）肾脏病变筛查，包括尿常规和血肌酐（计算 eGFR）测定。有条件的地区开展 UACR 检测。（2）足部病变筛查，包括：①足外观检查（足有否畸形、胼胝、溃疡、皮肤颜色变化等）；②周围神经评估（踝反射、针刺痛觉、震动觉、10g 尼龙单丝压力觉、温度觉）；③周围血管评估（足背动脉搏动）。（3）糖尿病视网膜病变筛查，在没有条件全面开展由眼科医师进行眼部筛查的情况下，由内分泌科经培训的技术人员使用免散瞳眼底照相机，拍摄至少两张以黄斑及视乳头为中心的 45°角的眼底后极部彩色照片，进行分级诊断。

（七）每次提供教育管理、随访或监测服务后及时将相关信息记入患者的电子病历或健康管理档案

三、个人应掌握的核心知识与技能

糖尿病是一种慢性终身性疾病，患者日常行为和自我管理能力是糖尿病能否有效管理的关键。糖尿病管理的近期目标是通过控制高血糖和代谢紊乱来消除糖尿病症状和防止出现急性代谢并发症，糖尿病管理的远期目标是通过良好的代谢控制达到预防慢性并发症、提高患者生活质量和延长寿命的目的。结合糖尿病管理的目标，糖尿病患者应掌握的知识与技能应涵盖以下方面[①]：

（一）知识部分应该掌握

1. 糖尿病的自然进程

糖尿病（Diabetes Mellitus，DM）是由于不同原因引起胰岛素分泌缺陷和（或）胰岛素作用缺陷导致糖、蛋白质、脂肪代谢异常，以慢性高血糖为突出表现的疾病。临床表现为多尿、多饮、多食、消瘦，可并发眼、肾、神经、心脏、血管等组织的慢性损伤，病情严重时可发生急性代谢紊乱，如酮症酸中毒、高渗性昏迷等。

2. 糖尿病的临床表现

1 型糖尿病多发生于青少年，起病急，症状明显且重，可以酮症酸中毒为首发症状；2 型糖尿病多见于 40 岁以上成人和老年人，多为肥胖体型，起病缓慢，症状较轻。

多尿：血糖升高后，大量葡萄糖从肾脏排出，引起渗透性利尿而多尿。每日尿量可达 2~10L。

多饮：因多尿失水而口渴、多饮。

多食：由于葡萄糖不能被机体充分利用而随尿排出，机体热量来源不足，患者常感饥饿，导致易饥多食。

消瘦：外周组织对葡萄糖利用障碍，脂肪、蛋白质分解增多，代谢呈负氮平衡，因而患者逐渐消瘦，疲乏无力，加之失水，体重明显减轻。

以上症状即为"三多一少"，即多尿、多饮、多食和体重减轻。

3. 糖尿病的危害及如何防治急慢性并发症

糖尿病可引起严重的并发症，包括急性并发症，如糖尿病酮症酸中毒、

---

① 中华医学会糖尿病学分会. 中国 2 型糖尿病防治指南（2017 年版）[J]. 中华糖尿病杂志，2018，10（1）：4 - 67.

糖尿病非酮症高渗透性昏迷、乳酸酸中毒；慢性病发症，如糖尿病肾脏病变，糖尿病神经病变，糖尿病眼部病变，糖尿病心血管、脑血管及下肢血管病变。糖尿病及其并发症是引起患者致死、致残及医疗费用增加的原因，尤其是糖尿病的慢性并发症。

4. 个体化血糖控制目标

空腹血糖 4.4～7.0 mmol/L，餐后血糖<10.0 mmol/L，糖化血红蛋白 <7.0%。

5. 个体化的生活方式干预措施和饮食计划

明确糖尿病饮食的目的，根据体重、体力劳动情况制订个性化的饮食计划，合理分配碳水化合物、蛋白质与脂肪三大营养素的比例。同时合理安排餐次，根据实际需要安排加餐以及加餐食物。限制饮酒，科学选择水果，掌握饮食治疗的各项注意事项。

6. 规律运动和运动处方

规律运动具有控制血糖，增强胰岛素，预防心血管疾病，调整血脂代谢，降低血压，控制体重，活血，改善心肺功能，防治骨质疏松，增强身体灵活度，放松紧张情绪等作用。做好运动前的各项准备，选择适合自身情况的运动种类和方式，控制好运动强度、时间和频率，在专业医生的指导下使用运动处方锻炼身体，享受运动带来的身体获益。

7. 血糖测定结果的意义和应采取的干预措施

血糖监测对于鼓励患者参与糖尿病管理，评估治疗有效性，指导饮食、运动和药物方案的调整都具有非常重要的意义。在专业医生的指导下，合理安排血糖监测的时间和频率，掌握自我血糖监测的方法与操作注意事项，正确记录血糖监测数值。

8. 特殊情况应对措施

特殊情况及人群的糖尿病管理主要包括儿童和青少年糖尿病，老年糖尿病，糖尿病患者围手术期等。可根据相关人群的特点，制定特殊的治疗管理方案，有针对性地采取相关措施，防止风险的发生。

9. 糖尿病妇女受孕必须做到有计划，并全程监护

筛查发生 GDM 的高危因素，开展妊娠期娩前、娩后糖尿病管理，全程进行饮食、运动、心理等指导。

10. 糖尿病患者的社会心理适应

糖尿病患者心理问题主要表现为抑郁、焦虑、饮食紊乱等。可通过疏导、

鼓励、安慰等方式对患者进行相应的预防和调节，增强医护以及社会的认知意识，提高医护的应对技巧，建立良好的家庭与社会的沟通氛围。

11. 糖尿病自我管理的重要性

糖尿病患者的自我管理行为在保持患者生理和心理健康中起到至关重要的作用。行为改变能改善患者的血糖、血脂，减轻体重，从而降低糖尿病慢性并发症的发生和患者的医疗费用，提高患者的生活质量。

（二）技能部分应该掌握

1. 饮食、运动、口服药、胰岛素治疗及规范的胰岛素注射技术，包括总热量计算和食物交换份，运动强度和运动前准备和运动注意事项，药物种类、服药方法和不良反应，胰岛素种类，血糖预防，注射技术和脂肪增生预防。

2. 自我血糖监测（Self monitoring of blood glucose，SMBG）、尿糖监测，包括监测血糖时间频率和如何记录。

3. 口腔护理、足部护理、皮肤护理的具体技巧。

四、社会主要任务

（一）推动科学规范的全民科普

在全媒体时代充分利用电视、报纸、广播、书刊等传统媒体与网站、微博、微信、App 等新兴媒体，面向全人群进行糖尿病科普知识的有效传播和互动交流，在科学严谨的媒体监督与学术指导下，引导全民关注血糖，推动健康生活方式转变"从知到行"的价值跨越，有效满足高危人群、患病人群和患者家属的实际需求，进行有针对性的科普教育。

（二）实现社会化的服务与支持

糖尿病作为一种典型的生活方式病，在综合防治与管理中，需要各级主管部门、医疗结构、第三方服务机构、保险公司、社工组织等相关各方充分交流，深入协作，在规范化、社会化、数字化的基础上，实现从体检筛查到高危教育管理，从院内强化到院外社区和家庭的一体化管理与服务支持，需要探索以各类保险公司和社会化健康管理公司参与的可持续发展模式，促进糖尿病分级管理与分阶段教育的落地实践，通过满足个体化需求拉动个人付费及第三方机构付费，让参与糖尿病防治与管理的各方获益，并实现价值兑现。

（三）持续进行专业培训与管理团队建设

糖尿病教育管理服务应该以普及性的基本服务为基础，以个体化的管理服务为重要补充，需要一个庞大的专业管理与服务体系支撑，糖尿病教育与管理的相关专业学术组织、行业协会需要在相关卫生管理和人事部门支持下，通过系统、专业的糖尿病教育者培训认证和教育管理团队的考核认证，推动教育者定岗定编定酬，推动院内院外教育管理团队的一体化建设，以专业团队带动社会化团队，以标准化、同质化的管理与服务，满足高危人群和患者与家属的不同层次的健康管理需求，实现全生命周期的糖尿病教育管理服务体系建设。

（四）持续推动行业标准和服务细化

糖尿病教育与管理的相关专业学术组织、行业协会需要积极组织糖尿病、营养、护理、运动康复、心理等多专业的专家，开展相关科研和交流，编辑出版学术、技术、信息、科普等各类期刊、图书资料及电子音像制品，不断更新行业指南和专家共识，不断细化各类服务流程和管理细则，持续开展继续医学教育和技术培训，组织相关专业医护人员不断学习和实践，同时推进产、学、研、用的有效结合，研制和推广适合糖尿病患者日常使用的教育与管理工具。

五、政府职责任务

（一）加强组织领导各相关部门要按照职责分工，将预防为主、防病在先融入各项政策举措中，研究具体政策措施，推动落实重点任务

把改变生活方式和预防糖尿病慢性并发症的措施安排落实到位，并利用付费和绩效考核手段督促执行。

（二）制定政策引导糖尿病防治体系向教育管理人才培养和团队建设倾斜

因为糖尿病教育管理服务的细节决定了必须专业的人做专业的事，欧美等发达国家和地区在糖尿病教育管理方面都是从人才培养和团队加深的双重认证体系建设开始，目前，中华医学会糖尿病学分会糖尿病教育管理学组与中国健康促进与教育协会糖尿病教育与管理分会经过十多年的系统建设，已经初步完成了糖尿病教育者培训认证、专业管理团队考核认证以及多项专业教育管理技能培训的体系建设，但落实到分级诊疗体系中，需要有政策支持各级医疗机构建立专业的管理团队（应由具有资质的糖尿病教育者或专科护

士、营养师和运动指导师以及心理师等多学科人才）为患者提供高质量的教育和管理服务，为糖尿病教育者定岗定编定酬，支持糖尿病教育管理门诊成为常设门诊，支持专业化管理与服务团队的建设与完善。

（三）支持糖尿病诊疗管理服务的创新模式探索

目前糖尿病患者的诊疗与教育管理和康养问题一直混杂在各级医疗机构中，未能实现有效的社会化，也未能实现谁获益、谁付费，谁付出、谁取费的合理机制，因此糖尿病的教育管理在公立医院体系内以高成本、低收益或无收益的状态不能实现可持续发展，需要政策支持引导普及性的免费教育与自主定价、自主收费的分级管理服务相结合的灵活机制，支持数字化的创新服务模式提高管理效率，支持医疗机构与社会服务机构携手在院内管理服务与院外社会化管理服务的衔接方面支持一体化管理与创新收费机制的探索，最终通过社会力量和实际需求的分级，满足进一步合理地分配医疗资源和教育管理服务资源，提高规范管理率，满足更多病人的实际需求。要在付费体系中增加教育管理的项目；但也应探讨合理的考核机制，以保证教育管理有质量地进行。

（四）注重宣传引导

采取多种形式，强化舆论宣传，及时发布政策解读，回应社会关切。编制群众喜闻乐见的糖尿病教育材料和文艺作品，以有效的方式引导群众了解和掌握必备的健康知识，践行健康生活方式。加强科学引导和典型报道，增强社会的普遍认知，营造良好的社会氛围。

（郭晓蕙）

第十五节　传染病及地方病防控行动

传染病防控行动

一、行动背景

传染病（Communicable Diseases）是指由特异病原体（或它们的毒性产

物）所引起的一类疾病，这些病原体及其毒性产物可以通过感染的人、动物或储存宿主（成为传染源）以直接或间接方式（经由中介的动物、昆虫、植物或其他环境因素，成为传播途径）传染给易感宿主，使宿主发生感染或产生疾病①。

人类与传染病一直相伴相随，人类的发展史就是一部与传染病的斗争史。时至今日，传染病仍然是人类健康的重要威胁之一。我国长期坚持"预防为主，防治结合"的工作方针，传染病防控工作取得了巨大成就，消灭了天花，消除了丝虫病，持续维持无脊灰野病毒传播态势，国家免疫规划工作有序推进，2013 年国家免疫规划疫苗接种率以乡为单位实现了 90% 的目标②，并持续维持在较高水平；传染病暴发应对更加及时、有效。

但是我国幅员辽阔，区域间差异较大，基本公共卫生服务水平在不同区域之间存在不均衡性，传染病防控水平存在差异，广大农村传染病发病率仍然较高，传染病患者绝对数量巨大。随着社会经济发展，国内外交流以及人口流动的日益频繁，生态环境、行为方式等因素发生了改变，部分重点传染病尚未得到有效控制，一些已经基本控制的传染病死灰复燃，一些新发的传染病尚未研究出有效的防治对策，输入性传染病流行风险不断增大，媒介生物传染病和人畜共患病出现扩散趋势。因此，传染病防控工作仍然是当前疾病控制工作中的重要任务之一。从全球来看，美国沙门氏菌感染事件屡屡发生，欠发达国家如非洲马达加斯加鼠疫、塞拉利昂埃博拉出血热等传染病暴发，传染病无国界，是各国共同面临的严峻挑战，防控任重道远。监测是疾病防控的基石，只有在对监测数据进行科学分析研判的基础上，制定针对性的干预措施或政策才能做到有效应对传染病。

二、行动目标与指标

（一）到 2022 年和 2030 年，艾滋病全人群感染率分别控制在 0.15% 以下和 0.2% 以下

$$艾滋病全人群感染率 = \frac{艾滋病估计存活感染者和病人数}{人口总数} \times 100\%$$

① 李立明，姜庆五 . 中国公共卫生理论与实践［M］. 北京：人民卫生出版社，2015：634.
② 中国疾控中心 . 我国免疫规划疫苗接种率持续保持在 90% 以上［EB/OL］. http：//www. xinhuanet. com/politics/2019 – 02/25/c_ 1124161376. htm.

艾滋病，全称是"获得性免疫缺陷综合征"（英文名：Acquired Immuned-eficiency Syndrome，AIDS），是由艾滋病病毒即人类免疫缺陷病毒（HIV）引起的一种病死率极高的恶性传染病。据中国疾控中心、联合国艾滋病规划署、世界卫生组织联合评估，截至 2018 年底，中国估计存活艾滋病感染者约 125 万人。参照国际标准，与其他国家相比，中国艾滋病疫情处于低流行水平，但疫情分布不平衡。性传播是主要传播途径，2017 年报告感染者中经异性传播占比为 69.6%，男性同性传播为 25.5%。联合国艾滋病规划署提出"3 个 90%"防治目标，即 90% 的感染者知道自己的感染状况，90% 已经诊断的感染者接受抗病毒治疗，90% 接受抗病毒治疗的感染者病毒得到抑制。我国要实现第一个目标还面临很大的挑战，目前还有约 30% 的感染者没有被发现。第二个治疗覆盖率目标总体进展较好，但部分边远贫困地区基层的医疗能力还比较弱。第三个目标，治疗成功率现已基本实现，但随着治疗人数的增加，可能出现耐药问题。

（二）到 2022 年和 2030 年，5 岁以下儿童乙型肝炎病毒表面抗原流行率分别控制在 1% 和 0.5% 以下

流行率，又称现患率或患病率，是指特定时间内一定人群中新旧病例数所占的比例。5 岁以下儿童乙型肝炎病毒表面抗原流行率 = 5 岁以下儿童乙型肝炎病毒表面抗原阳性人口数/5 岁以下儿童人口总数 × 100%。

乙型肝炎是由乙型肝炎病毒造成的可能威胁生命的肝脏感染。它是一个严重的全球卫生问题。1992 年，我国 < 5 岁儿童 HBsAg 流行率为 9.67%。为有效控制乙肝新发感染，我国制定并实施以乙肝疫苗接种为主的综合防控措施，1992 年将乙肝疫苗纳入儿童计划免疫管理，2002 年将乙肝疫苗纳入儿童免疫规划，2005 年实现新生儿乙肝疫苗接种全部免费。2009—2011 年，在全国范围内对 1994—2001 年出生人群实施了乙肝疫苗查漏补种[1]。2014 年 5 岁以下儿童乙肝病毒携带率已下降至 0.3%[2]。随着免疫策略不断完善，儿童乙肝疫苗接种率不断提高并保持较高水平，儿童乙

① 中国疾病预防控制中心. 中国乙肝防控策略和工作进展［EB/OL］. http：//www.chinacdc.cn/jkzt/crb/zl/bdxgy/yxbdxgy/201301/t20130106_ 75114.html.

② 中国疾病预防控制中心. 中国疾控中心举办 2019 年全国儿童预防接种日主题宣传活动［EB/OL］. http：//www.chinacdc.cn/yw_ 9324/201904/t20190423_ 201587.html.

肝病毒感染得到有效控制。

（三）肺结核发病率下降到 55/10 万以下，并呈持续下降趋势

发病率表示在一定期间内，一定人群中某病新发生的病例出现的频率。是反映疾病对人群健康影响和描述疾病分布状态的一项测量指标。结核病是由结核分枝杆菌感染引起的慢性传染病。结核菌可以侵入人体全身各种器官，但主要侵犯肺脏，称为肺结核病。我国结核菌感染人群基数大，每年新发结核病患者约 80 万例，是全球结核感染负担较重的国家之一。近年来，我国肺结核报告发病率和发病数呈下降趋势，2019 年肺结核报告发病率为 55.55/10万，较 2015 年的 63.42/10 万下降了 12.41%，年递降率为 3.26%（高于全球1.5% 的水平），仍居甲乙类传染病的第 2 位。死亡率持续维持在较低水平，2018 年我国结核病报告死亡率为 2.19/10 万。

（四）以乡（镇、街道）为单位，适龄儿童免疫规划疫苗接种率保持在 90% 以上

接种率是指在疫苗的预防接种中，实际接种人数占应接种人数的比例。接种率 = 实际接种人数/应该接种人数 ×100%。

2002 年，我国将新生儿乙肝疫苗纳入国家免疫规划[①]。2007 年，我国把预防 15 种传染病的疫苗纳入国家免疫规划，也就是扩大国家免疫规划范围[②]。包括乙肝疫苗、卡介苗、无细胞百白破疫苗、脊髓灰质炎疫苗、麻疹疫苗、白破疫苗、麻腮风疫苗、流脑 A 群疫苗、流脑 A＋C 群疫苗、乙脑减毒活疫苗、甲肝减毒活疫苗、钩端螺旋体疫苗、流行性出血热疫苗、炭疽疫苗。这些疫苗可用于预防乙型肝炎、结核病、百日咳、白喉、破伤风、脊髓灰质炎、麻疹、风疹、腮腺炎、流行性脑脊髓膜炎、流行性乙型脑炎、甲型肝炎、钩端螺旋体病、流行性出血热、炭疽等 15 种传染病。其中，钩端螺旋体疫苗、流行性出血热疫苗和炭疽疫苗是在流行区或疫情暴发时应急接种。2013 年我国以乡为单位国家免疫规划疫苗接种率达到 90% 的目标，并一直保持。

（五）法定传染病报告率保持在 95% 以上

根据现行《传染病防治法》等规定，我国法定传染病共计 40 种，其中甲

---

① 图解中国免疫规划 40 年成就［EB/OL］. http：//nyws. nanyang. gov. cn/jkjy/337651. htm.
② 卫生部. 卫生部关于印发《扩大国家免疫规划实施方案》的通知（卫疾控发〔2008〕16 号）［EB/OL］. http：//www. nhc. gov. cn/bgt/pw10803/200805/06e538cad856458bba92730b81e0f29c. shtml.

类传染病 2 种，乙类传染病 27 种，丙类传染病 11 种。

传染病疫情报告率 = 网络报告的传染病病例数/登记传染病病例数 × 100%[①]

为加强传染病信息报告管理，提高报告质量，为预防控制传染病的暴发、流行提供及时、准确的信息，卫生部于 2006 年制定印发了《传染病信息报告管理规范》（以下简称《管理规范》）。《管理规范》规定各级各类医疗机构、疾病预防控制机构、采供血机构均为责任报告单位；其执行职务的人员和乡村医生、个体开业医生均为责任疫情报告人。《管理规范》要求，责任报告单位和责任疫情报告人发现甲类传染病和按甲类管理的乙类传染病（如肺炭疽、传染性非典型肺炎、新型冠状病毒性肺炎）时，应于 2 小时内将传染病报告卡通过网络报告。对其他乙、丙类传染病，实行网络直报的责任报告单位应于 24 小时内进行网络报告。中国疾病预防控制中心发布的《2019 年中国传染病监测报告》中全国法定传染病报告质量现场评估结果显示，法定传染病报告率为 96.88%。

（六）到 2020 年消除疟疾并持续保持

消除疟疾是指连续 3 年无本地原发感染病例报告、具有敏感高效的全国疟疾防控监测系统。2016 年，中国报告最后一例本地原发疟疾病例后，2017—2020 年，连续四年没有本地原发感染病例报告，每年报告输入性疟疾病例分别为 2861、2678、2674 例和 1084 例。绝大多数报告的输入疟疾病例为劳务输出回国人员。中国每年有大量劳务输出人员，主要流向地为非洲、东南亚等地区。随着全球一体化和"一带一路"倡议的推进，中国出境劳务、对外经济合作交流和旅行等跨境人员数量快速上升。据预测，未来中国与疟疾流行国家之间的人口流动仍将持续增加。虽然中国消除疟疾的进展顺利，传疟媒介大量减少，但是媒介滋生的环境没有完全改变，出现输入再传播的风险仍然存在。防止消除后疟疾再传播，维持敏感高效的全国疟疾防控监测系统，是巩固消除疟疾成果，也是健康中国行动的重要体现。

---

① 国家卫生计生委. 国家卫生计生委关于印发《国家基本公共卫生服务规范（第三版）》的 通 知 ［EB/OL］. http://www.nhc.gov.cn/cms-search/xxgk/getManuscriptXxgk.htm? id = d20c37e23e1f4c7db7b8e25f34473e1b.

（七）到 2022 年有效控制和消除血吸虫病危害，到 2030 年消除血吸虫病

有效控制和消除血吸虫病危害是指现症晚期血吸虫病人全部得到有效救治，防治措施全面落实，防控体系得到稳固加强。消除血吸虫病，是指达到传播阻断要求后，连续 5 年未发现当地感染的血吸虫病病人、病畜和感染性钉螺。

"十三五"期间全国晚期血吸虫病患者维持在 3 万人，均得到了有效救治，全国 450 个血吸虫病流行县均纳入了血吸虫病监测网络，各项防控措施得到有效落实。截至 2020 年底，全国 450 个血吸虫病流行县（市、区）中，337 个（74.89%）达到消除标准、97 个（21.56%）达到传播阻断标准、16 个（3.55%）达到传播控制标准。在"十三五"期间，95.8% 的流行县达到了新一级标准。预计 16 个传播控制县在"十四五"期间全部达到传播阻断，进而在 2030 年年底以前全国 450 个县均达到消除。

（八）到 2022 年 70% 以上的流行县基本控制包虫病流行，到 2030 年所有流行县基本控制包虫病流行

基本控制包虫病流行是指流行县人群患病率小于 1%，犬及家畜感染率小于 5%。

根据各流行省份包虫病年度防治工作报表数据，截至 2019 年，全国人群平均患病率 0.06%，人群患病率 1% 以下的县占全部流行县的 97.30%。全国犬平均感染率 1.17%，犬感染率 5% 以下的县占全部流行县的 90.30%。全国家畜平均患病率 1.26%，家畜患病率 5% 以下的县占全部流行县的 87.32%。近年来，各级政府高度重视包虫病防治工作，中央转移支付包虫病项目资金稳定投入，防治工作力度加大，健康教育工作逐步深入，人群筛查与治疗、犬管理与驱虫、家畜免疫等防治措施全面落实，包虫病防治成效明显，与 2012 年全国流行情况调查结果相比，流行区人群患病、犬感染和家畜患病率均显著下降。

三、个人应掌握的核心知识与技能

（一）学法知法，履行法定义务

认真学习《传染病防治法》等法律法规，个人发现传染病病人或者疑似

传染病病人时，应当及时向附近的疾病预防控制机构或者医疗机构报告①。在传染病防控工作中，个人要服从工作人员安排，积极配合流行病学调查等各项防控工作的开展。

（二）积极主动了解传染病防治知识，提高个人防范意识

主动抵制卖淫嫖娼、聚众淫乱、吸食毒品等违法犯罪行为，不滥用血制品及进行不必要的输血，不滥用静脉注射治疗。忠诚于性伴侣，提倡负责任和安全的性行为，鼓励使用安全套。避免和减少易感染艾滋病、乙肝、丙肝的危险行为，不共用针头和针具、剃须刀和牙刷，积极参与防治宣传活动，发生易感染危险行为后主动检测，不歧视感染者和患者。可能接触艾滋病感染者的医护与检验人员等高危职业，要加强个人防护与消毒措施，规范操作。

出现咳嗽、咳痰 2 周以上，或痰中带血等可疑症状时要及时到结核病定点医疗机构就诊。结核病患者要遵循早期、联合、规律、适量、全程的治疗原则，遵医嘱坚持规范治疗后大多数可以治愈。家中有传染性肺结核患者时应采取适当的隔离措施。传染期肺结核患者应尽量避免去公共场所，外出时必须佩戴口罩，避免乘坐密闭交通工具。与传染性肺结核患者接触，或出入有较高传染风险的场所（如医院、结核科门诊等）时，建议佩戴医用防护口罩。

被犬、猫抓伤或咬伤后，应当立即冲洗伤口，并在医生的指导下尽快注射抗狂犬病免疫球蛋白（或血清）和人用狂犬病疫苗。正确清洗伤口，方法是用肥皂水（或其他弱碱性清洗剂）和一定压力的流动清水（如自来水）交替清洗咬伤和抓伤部位，冲洗伤口周围，最后用生理盐水冲洗伤口。自行清洗伤口后，也应尽早到专业机构进行后续伤口处理。除非接触猫狗的皮肤没有任何伤口，或者没有接触到黏膜，否则都需要接种疫苗。接种疫苗时一定要严格按照时间规律接种，不可中断！孕妇和哺乳期妈妈、儿童、老人都可以接种疫苗②。

（三）接种疫苗是预防传染病最有效最经济的方式

适龄儿童的父母应当按照《预防接种证》要求，严格遵照免疫程序和时

---

① 法律出版社．中华人民共和国传染病防治法．北京：法律出版社，2013．

② 中国疾病预防控制中心．狂犬病防治知识问答［OL］．http：//www.chinacdc.cn/jkzt/crb/zl/kqb/kqbzstd/201809/t20180928_ 194351.html．

间，全程完成孩子的国家免疫规划疫苗的注射。有条件的家庭可以根据需要选择接种非免疫规划疫苗①。接种乙肝疫苗是预防乙肝最安全有效的措施，医务人员、经常接触血液的人员、托幼机构工作人员、乙肝病毒表面抗原携带者的家庭成员、男性同性恋或有多个性伴侣者和静脉内注射毒品者等，建议接种乙肝疫苗②。乙肝病毒表面抗原携带者母亲生育的婴儿，建议在出生24小时内（越早越好）接受乙肝免疫球蛋白和乙肝疫苗联合免疫，阻断母婴传播。注意饮食和饮水卫生，可预防甲肝和戊肝病毒感染。

儿童、老年人、慢性病患者等免疫力低、抵抗力弱的人群以及医生、护士等职业暴露高危人群，建议在医生的指导下及时接种流感疫苗③。

（四）养成良好的卫生习惯

保持良好的卫生习惯，是预防呼吸道传染病的重要手段。避免飞沫传播、空气传播；避免接触传播。学校、办公室或居民家中应做到每天开窗至少3次，每次不少于10分钟。流感流行季节，尽量减少到人员密集场所或人员密集的封闭空间活动。咳嗽、打喷嚏时用胳膊或纸巾掩口鼻，正确、文明吐痰。

大力开展爱国卫生运动，改善居住环境，减少蚊媒滋生，夏季使用蚊帐，安装纱门纱窗，减少蚊虫接触，防止被叮咬。

饲养者应为犬、猫接种兽用狂犬病疫苗，带犬外出时，要使用犬链或给犬戴上笼嘴，防止咬伤他人。

包虫病流行区居民要养成"不玩狗、勤洗手、吃熟食、喝开水"等良好卫生习惯；家犬拴养；不用家畜病变脏器喂犬，并做好无害化处理。做到饭前洗手，家犬定期驱虫④，犬粪深埋或焚烧进行无害化处理，染病牲畜内脏深埋不随意丢弃，防止其他动物进食；屠宰人员不随意丢弃牲畜内脏、不用生鲜内脏喂犬。血吸虫病流行区居民避免接触疫水，渔船民下水前做好防护措

---

① 中国疾病预防控制中心．新手爸妈必备的疫苗知识［OL］．http：//www. chinacdc. cn/jkzt/ymyjz/ymlbgd/201901/t20190128_ 199174. html.

② 中国疾病预防控制中心乙肝疫苗接种问与答［OL］．http：//www. chinacdc. cn/tzgg/201312/t20131230_ 92034. html.

③ 中国疾病预防控制中心．中国流感疫苗预防接种技术指南（2018—2019）［OL］．http：//www. china cole. cn/yw‐9324/201809/t20180929_ 194396. html.

④ 中国疾病预防控制中心防治策略和措施［OL］．http：//www. chinacdc. cn/jkzt/crb/bl/bcb/zstd/200506/t20050608_ 24541. html.

施。肝吸虫病流行区居民不生食或半生食鱼类、螺类和肉类，不用未经无害化处理的粪便喂鱼和施肥。钩虫病流行区居民避免赤足下田或赤手耕种，加强防护。黑热病流行区居民不随意与流浪犬接触，及时向有关部门报告病犬，使用驱蛉药物清洗宠物犬，使用药浸或长效蚊帐，安装纱门纱窗，外出涂抹驱蚊药物，减少人蛉接触，防止被叮咬。不与病畜、病禽、病犬接触。不加工、不食用病死禽畜，或未经卫生检疫合格的禽畜肉。动物源性传染病病区内不吃生的或未煮熟煮透的禽畜肉，不食用野生动物。发现病死禽畜要及时向畜牧部门报告，并按照要求妥善处理。

回归自然的旅游、探险等活动爱好者，不要随意接触野生动物及其分泌物、排泄物等。

四、社会主要任务

传染病防控工作不仅仅是卫生健康部门和个人的事，而是需要社会整体联动。按照"共建共享"的基本路径[①]，社会各界各尽所能，积极参与力所能及的艾滋病、乙肝、结核病等的防治工作，社会团体、企业、基金会、有关组织和志愿者开展艾滋病、乙肝、结核病等防治宣传、感染者扶贫救助等公益活动，对易感艾滋病危险行为人群开展动员检测和综合干预、感染者关怀救助等工作，营造非歧视的良好氛围。

充分发挥新媒体作用，采取受众喜闻乐见的形式，宣传传染病防控法律法规，普及健康防病知识。加强重点人群宣传教育，积极推动艾滋病、乙肝、结核病、疟疾、血吸虫病、包虫病等传染病防治知识进学校、社区、农村、厂矿企业、公共场所活动，做到应知尽知。

五、政府职责任务

（一）进一步建立健全预防控制机构，加强专业队伍建设，完善工作机制。积极践行"大卫生、大健康"理念，落实"把健康融入所有政策""共建共享"，充分发挥联防联控机制，实现艾滋病、乙肝、结核病等传染病防治

---

① 国务院. 国务院关于实施健康中国行动的意见（国发〔2019〕13 号）. ［EB/OL］. 中华人民共和国中央人民政府, 2019 - 07 - 15. http：//www. gov. cn/zhengce/content/2019 - 07/15/content_5409492. htm.

工作从依靠卫生健康系统向社会整体联动转变。

（二）鼓励社会团体、企业、基金会、有关组织和志愿者开展艾滋病、乙肝、结核病等防治宣传、感染者扶贫救助等公益活动，消除"污名"，营造非歧视的社会环境。

（三）采取针对性措施，确保疫苗质量，保障足量供给。

（四）大力支持抗艾滋病病毒、抗乙肝病毒以及抗结核等药物的研究和开发。

（五）落实采供血机构血液艾滋病病毒、乙肝病毒、丙肝病毒核酸检测全覆盖，落实预防艾滋病、梅毒和乙肝母婴传播措施全覆盖，落实感染者救治救助政策。综合提高预防艾滋病宣传教育的针对性，提高综合干预的实效性，提高检测咨询的可及性和随访服务的规范性。全面实施病毒性肝炎各项防治措施，控制病毒性肝炎及其相关肝癌、肝硬化死亡上升趋势。鼓励有条件的地区对医务人员、经常接触血液的人员、托幼机构工作人员、乙型肝炎病毒表面抗原携带者家庭成员等高风险人群开展乙型肝炎疫苗接种，为食品生产经营从业人员、托幼机构工作人员、集体生活人员等易传播甲型肝炎病毒的重点人群接种甲型肝炎疫苗

（六）加大结核病筛查力度，提高结核病诊疗水平。加强基层医疗卫生机构结核病患者全疗程健康管理服务。

（七）持续开展流感监测和疫情研判，掌握流感病毒活动水平及流行动态，及时发布预警信息。鼓励有条件地区为 60 岁及以上户籍老人、托幼机构幼儿、在校中小学生和中等专业学校学生免费接种流感疫苗。保障流感疫苗供应。

（八）开展寄生虫病综合防控工作，结合爱国卫生运动的开展，加强环境卫生治理，降低农村寄生虫病流行区域人群感染率。在血吸虫病流行区坚持以传染源控制为主的综合防治策略，强化传染源管控关键措施，落实有螺环境禁牧，在血吸虫病流行区推广、建设无害化厕所和船舶粪便收容器，统筹综合治理阻断措施，压缩钉螺面积，结合河长制、湖长制工作严控涉河湖畜禽养殖污染。在包虫病流行区加实施"以控制传染源为主、中间宿主防控与病人查治相结合"的综合防治策略。大力开展宣传教育，通过试点探索藏区包虫病综合防治工作经验，健全监测网络，提升基层工

作能力。

（九）关爱因病致贫、返贫人员，做好医保社保衔接。

（孙成玺）

地方疾病防控行动

一、加强艾滋病防治

（一）行动背景

多年来，各地、各部门认真贯彻党中央、国务院决策部署，落实艾滋病防治各项措施，取得了显著进展。艾滋病检测力度持续加大，经注射吸毒传播、输血传播和母婴传播得到有效控制，艾滋病病毒感染者和病人发现率大幅提高，病死率显著降低，重点地区疫情快速上升势头得到基本遏制，全国整体疫情控制在低流行水平。

目前，我国艾滋病流行形势依然严峻，防治工作中新老问题和难点问题并存。一是性传播成为主要传播途径，性传播波及范围广，影响因素复杂，行为干预难度大。卖淫嫖娼、聚众淫乱等违法犯罪行为短期内难以根除，故意传播现象一定程度存在。社会对婚前、婚外、同性性行为容忍度增加。社交软件等新媒介普遍使用，寻找性伙伴变得方便和隐蔽。新型毒品滥用、人口频繁流动加剧艾滋病病毒传播。二是防控任务仍然艰巨。大众艾滋病感染风险和防护意识普遍较差，尚有一定数量的感染者和病人未被检测发现，随着存活感染人数增加，随访治疗任务越来越重。三是现有防治技术手段不足，疫苗、可治愈药物等关键技术尚未取得突破。四是防治力量相对薄弱，防治能力不足，防控不稳定，难以满足工作需要。

从全球艾滋病防治情况看，2018 年，全球存活感染者和病人 3 790 万人。男男同性性行为者、注射吸毒、暗娼等高危人群仍处于感染高风险。联合国艾滋病规划署和世界卫生组织提出了实现 3 个 90% 目标（指经诊断发现并知晓自身感染状况的感染者和病人比例达 90% 以上，符合治疗条件的感染者接受抗病毒治疗比例达 90% 以上，接受抗病毒治疗的感染者和病人治疗成功率达 90% 以上），并在此基础上增加了预防路线图，促进更多的资源投入和全社会参与。

（二）行动目标与指标

1. 艾滋病防治目标：到 2022 年和 2030 年，艾滋病全人群感染率分别控制在 0.15% 以下和 0.2% 以下。

目标定义：艾滋病全人群感染率指当年存活的艾滋病感染者人数占当年全部人口数的比例。

目标内涵和口径：存活的艾滋病感染者人数包括已经检测发现的艾滋病感染者人数和尚未发现的艾滋病感染者人数，采用国家使用的数学模型和方法估计。

目标计算方法：分子是出当年存活的艾滋病感染者人数；分母是国家统计局公布的当年全部人口总数。

目前水平：2018 年全人群感染率为 0.09%。

目标确定依据：2018 年存活感染者和病人数约 125 万人，随着治疗覆盖面的进一步扩大和治疗水平提高，病死率进一步降低，加上每年一定数量的新发感染，存活人数必然增加。部分国家全人群感染率分别为：美国（0.4%）、俄罗斯（0.7%）、巴西（0.6%）、印度（0.16%）、南非（18.9%）、泰国（1.1%）、印度尼西亚（0.4%）。

2. 提倡负责任和安全的性行为，鼓励使用安全套

负责任的性行为是指发生的性行为对身体和心理、现在和未来、他人和社会都不会造成伤害，既考虑双方的感受，又要考虑对周围的影响。安全性行为，从预防控制艾滋病角度出发，是指在性行为过程中避免接触别人的阴道分泌物、精液、血液等，防止发生体液交换的行为。安全性行为最重要的是在性交过程中坚持正确使用安全套，避免发生多性伴以及其他无法判断风险等的危险性行为。坚持正确使用安全套，能有效阻隔艾滋病病毒的传播、有效防止意外怀孕及感染艾滋病病毒的风险。

（三）个人应掌握的核心知识与技能

个人应提高自我防范意识。主动了解艾滋病、乙肝、丙肝的危害、防治知识和相关政策，抵制卖淫嫖娼、聚众淫乱、吸食毒品等违法犯罪行为，避免和减少易感染艾滋病、乙肝、丙肝的危险行为，不共用针头和针具、剃须

刀和牙刷，忠诚于性伴侣，提倡负责任和安全的性行为，鼓励使用安全套。积极参与防治宣传活动，发生易感染危险行为后主动检测，不歧视感染者和患者。大众个人应掌握的核心知识与技能要点，具体如下：

1. 艾滋病离我们的生活并不遥远。艾滋病是一种危害大、死亡率高的严重传染病，目前不可治愈、无疫苗预防。

2. 艾滋病威胁着每一个人和每一个家庭，预防艾滋病是全社会的责任。

3. 艾滋病病毒通过性接触、血液和母婴三种途径传播。

4. 性病可增加感染艾滋病病毒的风险，应当及时到正规医疗机构诊治。

5. 避免共用注射器静脉吸毒，可有效预防艾滋病病毒经血液传播。

6. 感染了艾滋病病毒的孕产妇应及时采取医学手段阻止艾滋病病毒传给婴儿。

7. 艾滋病目前没有疫苗可以预防，掌握预防知识、拒绝危险行为，做好自身防护才是最有效的预防手段。

从青少年起，应树立健康的恋爱、婚姻、家庭及性观念是预防和控制艾滋病、性病传播的治本之策。

8. 坚持每次正确使用安全套，可有效预防艾滋病经性病的途径传播。

9. 暴露后 72 小时内尽早使用阻断药可减少艾滋病病毒感染的风险。

10. 艾滋病检测是及早发现感染者和病人的重要措施。

11. 感染艾滋病病毒后及早接受抗病毒治疗可提高生活质量，减少艾滋病病毒传播。

12. 艾滋病病毒感染者也是艾滋病的受害者，应该得到理解和关心，但故意传播艾滋病的行为既不道德，也要承担法律责任。

（四）社会主要任务

1. 社会团体、企业、基金会、有关组织和志愿者应该开展与艾滋病防治相关的社会宣传、捐款捐物、扶贫救助等公益活动，消除社会艾滋病歧视，支持艾滋病防治工作，弘扬中华民族扶危济困的传统美德，为艾滋病患者献爱心、送温暖。

2. 社区居民委员会、村民委员会和老年人服务机构采取老年人喜闻乐见的方式开展艾滋病防治宣传教育。

3. 社会组织应当在医疗卫生机构指导下，在易感染艾滋病危险行为人群中开展健康教育、安全套推广、艾滋病咨询和动员检测、艾滋病性病诊疗和戒毒药物维持治疗转介等服务，在感染者和病人中开展心理支持、安全性行为教育和治疗依从性教育等服务，动员感染者和病人的配偶或与其有性关系者主动检测。社会组织应不断加强自身能力建设，积极申请社会组织参与艾滋病防治基金和地方政府购买艾滋病防治服务项目，并做好项目实施。

（五）政府职责任务

1. 落实血站血液艾滋病病毒、乙肝病毒、丙肝病毒核酸检测全覆盖。继续巩固临床用血艾滋病病毒核酸检测全覆盖，加强质量控制，完善技术规程、标准和规范。

2. 落实预防艾滋病、梅毒和乙肝母婴传播措施全覆盖。加强感染艾滋病育龄妇女健康管理和指导，及时发现孕情并尽早纳入专案管理。鼓励各地在婚前医学检查和孕前优生健康检查中开展艾滋病检测咨询。在孕妇首次接受孕产期保健时进行艾滋病筛查，对检测发现阳性的孕妇及时纳入专案管理。规范感染孕产妇及所生婴儿艾滋病抗病毒治疗。优化孕产妇和暴露儿童艾滋病检测流程，建立临产妇艾滋病检测绿色通道。完善预防母婴传播信息收集与管理制度，加强信息的分析利用。制定国家消除艾滋病母婴传播方案，鼓励各地以消除为目标，以省为单位逐步开展消除艾滋病母婴传播工作。积极推动部分省份艾滋病母婴传播率达到2%的消除标准，为全国申请消除母婴传播认证奠定基础。

3. 落实感染者救治救助政策。优化定点医疗机构布局、实现承担抗病毒治疗任务全覆盖。推广检测咨询、诊断治疗"一站式"服务，加强耐药监测。强化对感染者的关怀救助，加强相关社会福利、社会保险、社会救助等政策衔接，为艾滋病致孤儿童和感染儿童及时、足额发放基本生活费。

4. 实施预防艾滋病宣传教育工程。增强个人健康责任意识，弘扬中华民族传统美德，倡导公序良俗，大力宣传每个人是自己健康第一责任人的理念。开发针对性和可接受性强的宣传材料，开展警示性教育，倡导社会关爱艾滋病感染者，反对歧视。

5. 实施艾滋病综合干预工程。大力推广使用安全套，免费向感染者发放安全套，增设安全套销售点或自动发售装置。统筹协调开展易感染艾滋病危险行为人群综合干预工作。充分发挥"互联网＋"作用，实施线上和线下综合干预。推进暴露后预防措施，开展男性同性性行为等人群暴露前预防试点工作。建立健全社区戒毒、强制隔离戒毒、社区康复和维持治疗衔接工作机制，对夫妻一方感染艾滋病家庭全面实施健康教育、检测治疗和生育指导等防治措施。对性病患者进行规范治疗。

6. 实施艾滋病扩大检测和治疗工程。切实发挥艾滋病自愿咨询检测网络作用，按照"知情不拒绝"原则，在皮肤性病科、肛肠科、泌尿外科等重点科室为就诊者提供艾滋病和性病检测咨询服务。开展互联网预约检测咨询服务，推动自我检测。

做好流行病学调查及溯源调查等工作。优化艾滋病抗病毒治疗定点医疗机构优化布局，推广检测咨询、诊断治疗的"一站式"服务，加强耐药监测，不断提高抗病毒治疗服务。

7. 实施社会综合治理和学生预防艾滋病教育工程。加强对娱乐服务场所监督管理，严厉打击涉黄等违法犯罪活动，依法从重打击处理涉及艾滋病传播危险的相关违法犯罪行为。对抓获的卖淫嫖娼、聚众淫乱、吸毒贩毒人员进行艾滋病检测，对检测发现的感染者加强重点管理并及时开展抗病毒治疗。加强合成毒品等物质管控，依法查处危害健康的非法催情剂等，及时将易促进艾滋病传播的滥用物质纳入毒品管控范围。依法清理和打击传播色情信息、从事色情和毒品交易的社交媒体、网络平台和个人。规范和落实学校艾滋病疫情通报制度和定期会商机制，每年至少通报 2 次疫情。普通中学、中等职业学校开展性道德、性责任、拒绝不安全性行为、拒绝毒品等教育，引导学生树立正确的性观念。确保落实初中学段 6 课时、高中学段 4 课时的预防艾滋病教育时间。普通高等学校、职业院校在新生入学体检中发放预防艾滋病教育处方，每学年开设不少于 1 课时的艾滋病防控专题教育讲座。普通高等学校充分发挥在线开发课程作用，鼓励将大学生预防艾滋病教育跨校学分课程等纳入教学内容。加强外国留学生预防艾滋病宣传教育工作。

（陈清峰）

二、加强结核病防治

（一）行动背景

结核病是严重危害人民群众健康的重大传染病。近年来，各地、各有关部门认真贯彻党中央、国务院决策部署，坚持以人民健康为中心，坚持预防为主、防治结合、依法防治、科学防治，落实结核病各项防控措施，防治工作取得显著进展。全国结核病疫情持续下降，报告发病率从 2012 年的 70.6/10 万下降到 2019 年的 55.55/10 万，治疗成功率保持在 90% 以上。但是，当前我国结核病流行形势仍然严峻，是全球 30 个结核病高负担国家之一，位居全球第 2 位，每年新报告肺结核患者约 80 万例，位居甲乙类传染病第 2 位，部分地区疫情依然严重。

（二）行动目标与指标

《行动》要求截至 2022 年肺结核发病率低于 55/10 万，并呈现持续下降趋势。

《遏制结核病行动计划（2019—2022 年）》中进一步明确肺结核发病率高于 100/10 万的省份年递降率达到 4.4%，发病率在 55/10 万至 100/10 万的省份，年递降率为 2.9%，发病率低于 55/10 万的省份，年递降率不低于 1%。

（三）个人应掌握的核心知识与技能

居民要树立个人是健康第一责任人的意识，提高自我防范意识，主动了解结核病的危害、防治知识和相关政策，充分认识疾病预防的重要作用。养成良好的卫生习惯。咳嗽、打喷嚏时用胳膊或纸巾掩口鼻，正确、文明吐痰。出现咳嗽、咳痰 2 周以上，或痰中带血等可疑症状时要及时到结核病定点医疗机构就诊。结核病患者要遵医嘱，坚持规律、全程、按时服药，坚持规范治疗后大多数可以治愈。家中有传染性肺结核患者时应采取适当的隔离措施。传染期肺结核患者应尽量避免去公共场所，外出时必须佩戴口罩，避免乘坐密闭交通工具。与传染性肺结核患者接触，或出入有较高传染风险的场所（如医院、结核科门诊等）时，建议佩戴医用防护口罩。

（四）社会主要任务

结核病防治需要全社会协同发力，广泛动员全社会参与。

各地要利用世界防治结核病日、世界卫生日、全民健康生活方式行动日等宣传日，大力开展结核病防治宣教活动，提高公众对结核病的认知和关注度，营造全社会参与结核病防控的良好氛围。开展形式多样的宣传活动。深入推进百千万志愿者结核病防治知识传播活动，鼓励各省份启动结核病防治城市亮灯行动，提高公众对结核病的关注度。充分发挥电视广播、报纸杂志等传统媒体的影响力，利用微信、微博、手机客户端等新媒体的便捷性，及时为群众传播科普知识和答疑解惑。

（五）政府职责任务

各级政府部门高度重视传染病防控，加大结核病防治经费投入和政策倾斜，落实结核病医保和救治保障政策。《遏制结核病行动计划（2019—2022年）》明确提出，要加强组织领导，推动地方落实政府主体责任，将结核病防治工作作为重要民生建设内容，纳入当地经济社会发展规划和政府目标管理考核内容。各级结核病防治专业机构加大重点地区以及学生、老年人、贫困人口等重点人群的筛查力度，强化耐药筛查工作，及时发现结核病患者。实施结核病规范化治疗，提高诊疗水平。加大新技术的使用和推广力度。加强基层医疗卫生机构结核病患者全疗程健康管理服务。

（陈明亭）

三、加强寄生虫病预防控制

（一）行动背景

疟疾是我国乙类法定传染病，是世界上危害最为严重的热带传染病之一。2010 年，我国响应联合国全球根治疟疾倡议，原卫生部、国家发展改革委等13 个部门联合印发《中国消除疟疾行动计划（2010—2020 年）》，提出 2020年全国消除疟疾目标。全国消除疟疾行动确定了以根治病例和清除疫点为核心的"线索追踪、清点拔源"策略，建立了消除疟疾"1－3－7"工作规范，各地各部门密切合作，各项工作措施扎实推进，取得显著成效。2016 年，WHO 将中国、阿尔及利亚、韩国等 21 个国家列入最有可能在 2020 年达到疟疾消除的国家①。2017 年全国首次实现无本地原发疟疾病例报告，至今已连续 3 年多保持无本地原发感染病例，达到了世界卫生组织消除疟疾标准。近几年全国每年报告近 3 000 例输入性疟疾病例，在 31 个省份均有分布。疟疾主要流行于非洲、南美洲及亚洲等地区。2018 年，全球有 90 多个国家有疟疾病例，全球 93% 的报告疟疾病例和 94% 的疟疾死亡病例出现在非洲地区。在我国传疟媒介按蚊分布范围尚未发生根本改变的情况下，仍需保持足够的、长期的监测响应能力，以巩固消除疟疾成果。血吸虫病也是我国乙类法定传染病，是一种严重危害人类健康的寄生虫病。我国血吸虫病流行区分布在长江流域及其以南的 12 个省市自治区，包括广东、广西、上海、浙江、福建、江苏、安徽、江西、湖南、湖北、四川、云南等。世界卫生大会于 2012 年通过了"2025 年全球消除血吸虫病公共卫生问题"的决议。党中央、国务院高度重视血吸虫病防治工作，公布施行《血吸虫病防治条例》，制定中长期规划纲要，实施传染源控制为主的综合防治策略，防治工作取得显著成绩。截至2020 年 6 月底，上海、浙江、福建、广东、广西 5 个省（直辖市、自治区）继续巩固血吸虫病消除成果，四川省和江苏省达到传播阻断标准，云南、湖北、安徽、江西、湖南 5 个省维持传播控制标准。但作为中间宿主的钉螺分布面积广，滋生环境复杂，综合治理措施落实困难；家畜传染源控制难度大，疫情反弹风险较高；生态环境修复保护，增加了钉螺扩散输入风险②。血吸虫病传播风险依然存在，要实现《纲要》中所提出的"全国所有流行县达到消除血吸虫病标准"的目标仍然面临挑战。

包虫病又称棘球蚴病，是我国丙类传染病，严重危害人民身体健康和生命安全、阻碍经济社会发展，是导致流行区群众因病致贫、因病返贫的主要原因之一。我国包虫病流行区主要分布于内蒙古、四川、西藏、甘肃、青海、陕西、宁夏、云南、新疆（包括新疆生产建设兵团）等西部和北部农牧区。党中央、国务院高度重视包虫病防治工作，制定全国性防治计划或规划，有力推动了全国包虫病防治工作。截至 2019 年年底，全国 370 个包虫病流行县

①　国务院. 关于实施健康中国行动的意见 ［EB/OL］. 中华人民共和国中央人民政府，2019 - 06 - 24. http：//www. gov. cn/zhengce/eontect/2019 - 07/15content - 5409492. htm.

②　张利娟等. 2018 年全国血吸虫病疫情通报 ［J］. 中国吸血虫病防治杂志，2019，31（06）.

中，有 360 个县人群患病率低于 1%，犬感染率低于 5%，达到了《全国包虫病等重点寄生虫病防治规划（2016—2020 年）》目标要求。但西北地区经济发展相对落后，大多数流行区地处偏远，人群居住分散，牧民文化程度低以及与少数民族的语言障碍等给防治工作的实施带来了困难。居民的不良卫生习惯及某些传统生活习俗以及宗教信仰等因素增加了实施防治的难度。缺乏包虫病早期诊断技术和更有效的治疗药物，应加强科学研究。

华支睾吸虫病，又称为肝吸虫病，是我国流行较为严重的食源性寄生虫病[①]，第三次（2015 年）全国人体重点寄生虫病调查显示，我国华支睾吸虫感染率为 0.47%，推算感染人数为 598 万人，其中农村 152 万人，城镇 446 万人。较 21 世纪初全国第二次（2001—2004 年）统查结果下降了 23.4%，但仍高于 20 世纪 90 年代（1988—1990 年首次调查）的 0.15% 感染率。华支睾吸虫病主要流行区分布于华南和东北两个片区，包括广东、广西、黑龙江和吉林，呈现出明显的地域性、群体性等分布特征，城镇高于农村的态势。饮食文化多元化，饮食方式多样化，生食与半生食鱼虾成为时尚，致使肝吸虫的感染人数居高不下，防控形势不容乐观，防控力度亟待加强[②]。

（二）行动目标与指标

《纲要》中指出："继续坚持以传染源控制为主的血吸虫病综合防治策略，全国所有流行县达到消除血吸虫病标准。继续巩固全国消除疟疾成果。全国所有流行县基本控制包虫病等重点寄生虫病流行。"

按照《中国消除疟疾行动计划（2010—2020 年）》[③]《纲要》要求，我国到 2020 年实现消除疟疾目标，并"继续巩固全国消除疟疾成果"，持续保持

---

① 钱门宝，陈颖丹，周晓农. 中国华支睾吸虫病的防控差距［J］. 中国寄生虫学与寄生虫病杂志，2016，34（4）：373-376.

周晓农. 2015 年全国人体重点寄生虫病现状调查报告第 1 版［M］. 北京：人民卫生出版社，2018：1-3.

② 钱门宝，陈颖丹，周晓农. 中国华支睾吸虫病的防控差距［J］. 中国寄生虫学与寄生虫病杂志，2016，34（4）：373-376.

陈庭金，黄艳，余新炳. 肝吸虫病：严峻挑战与防治对策的思考［J］. 中华疾病控制杂志，2016，20（1）：1-4，12.

③ 国家卫生部. 关于印发《中国消除疟疾行动计划（2010—2020 年）》的通知［EB/OL］. http://www.gov.cn/zwgk/2010-05/26/content_ 1614176. htm.

疾消除状态。世界卫生组织于 2015 年公布的《全球消除疟疾技术策略（2016—2030）》（2017 年修订）和《消除疟疾框架》中规定①，3 年内"无本地感染病例"并具有敏感的监测响应系统，即可认定该国或地区消除了疟疾。自 2017 年以来，我国已连续 3 年多无本地感染疟疾病例发生，目前 24 个疟疾流行省份均已通过国家消除疟疾评估。2020 年全国将实现消除疟疾目标，申请世界卫生组织国家消除疟疾认证。我国《"十三五"全国血吸虫病防治规划》，提出了如下具体目标：① 2017 年，上海、浙江、福建、广东、广西 5 省（直辖市、自治区）通过消除血吸虫病复核，并继续加强监测、巩固消除成果；② 截至 2020 年年底，四川、江苏、云南、湖北、湖南 5 省达到血吸虫病传播阻断标准；③ 截至 2020 年年底，全国 96.5% 的血吸虫病流行县（市、区）达到传播阻断或消除标准，其中达到消除标准的县（市、区）占流行县（市、区）总数的 75% 以上②。

《行动》提出，到 2022 年有效控制和消除血吸虫病危害，到 2030 年消除血吸虫病③。按照《全国包虫病等重点寄生虫病防治规划（2016—2020年）》④ 要求，到 2020 年年底，建立完善包虫病监测体系，基本控制包虫病流行，即 70% 以上的流行县人群包虫病患病率控制在 1% 以下，家犬感染率控制在 5% 以下。《行动》提出，到 2022 年 70% 以上的流行县基本控制包虫病流行，到 2030 年全国所有流行县基本控制包虫病流行。

（三）个人应掌握的核心知识与技能

疟疾是一种蚊子传播的会出现寒战、发热、出汗等临床表现的寄生虫病。这种蚊子叫按蚊，在晚间出来叮人吸血。这虽是蚊子的生活习性，但也是蚊卵巢发育繁衍后代所需。按蚊是传播疟疾的媒介。引起疟疾的病原主要有四种：间日疟原虫、恶性疟原虫、三日疟原虫、卵形疟原虫，目前还有另一种猴疟原虫—诺氏疟原虫也可引起人类疟疾。而从 2010 年我国启动疟疾消除行动计

① 国家卫生部. 关于印发《中国消除疟疾行动计划（2010—2020 年）》的通知［EB/OL］. http：//www. gov. cn/zwgk/2010 – 05/26/content_ 1614176. htm.
② 国家卫生计生委. 关于印发《"十三五"全国血吸虫病防治规划》的通知［EB/OL］. http：//www. nhc. gov. cn/jkj/s5873/201703/e785950591bf4276bbbdf4239d455af9. shtml.
③ 张利娟等. 2018 年全国血吸虫病疫情通报［J］. 中国吸血虫病防治杂志, 2019, 31（06）.
④ 国家卫生计生委. 关于印发《全国包虫病等重点寄生虫病防治规划（2016—2020 年）》的通知［EB/OL］. http：//www. ndrc. gov. cn/fggz/fzzlgh/gjjzxgh/201707/t201707202_ _ 1196853_ ext. html.

划以来，消除工作成绩显著，本地发生的疟疾病例持续下降，至 2017 年已降为零，但境外输入性疟疾病人仍居高不下，每年仍有 3 000 多例。输入性疟疾不仅严重危害我国人民身体健康和生命安全，也对我国巩固消除疟疾成果带来严重威胁。因此，对于参与援非、出境务工、经商、旅游等活动人员，加强自我防护，避免蚊虫叮咬，防止感染疟疾。在撒哈拉以南的非洲和东南亚疟疾高度流行区，户外工作人员穿长衣、长裤，涂抹化学驱避剂，夜宿使用蚊帐，以避免蚊虫叮咬。如出现寒战、发热现象应及时到当地医院就医，如回国出现上述症状，就医时应告知医生自己曾去过哪个国家，这有利于医生诊断。

血吸虫病在我国是由日本血吸虫感染引起的一种人兽畜共患寄生虫病。可感染人的血吸虫有 6 种，包括日本血吸虫、曼氏血吸虫、埃及血吸虫、湄公血吸虫、间插血吸虫和马来血吸虫，我国仅有日本血吸虫一种。因此，我们一般就将日本血吸虫简称为血吸虫，日本血吸虫病就称为血吸虫病。人或动物感染日本血吸虫尾蚴而患上血吸虫病。日本血吸虫的成虫寄生在人或动物的肝门静脉血管中，产出的虫卵可沉积在肝脏和肠壁组织引起肉芽肿而破坏肝肠组织，虫卵会随破损坏死的肠组织落入肠腔随粪便排出体外，污染环境、水体。在水中虫卵孵化毛蚴而感染水中钉螺，经过一段时间后再从钉螺体内逸出许多尾蚴，含有尾蚴的水就称为"疫水"。人接触"疫水"后就会感染上血吸虫，而患血吸虫病。为防止患上血吸虫病，血吸虫病流行区居民应避免接触"疫水"，渔船民下水前做好防护措施。

包虫病是棘球绦虫的幼虫寄生于人或动物体内引起的一种人兽共患寄生虫病。棘球绦虫在我国主要有两种：细粒棘球绦虫和多房棘球绦虫。细粒棘球绦虫棘球蚴引起的包虫病又叫囊型包虫病，多房棘球绦虫棘球蚴引起的则称为泡型包虫病（又称为"虫癌"）。而棘球绦虫的成虫则寄生在犬、狼、狐等犬科动物的肠道，成虫产出的虫卵是包虫病的感染阶段，感染的犬、狼等动物粪便处理不当会污染牧草、水源，随风飘落的虫卵会污染牛羊皮毛、露天晾晒的食物，人或牛羊等食草动物因误食这些虫卵而感染。因此，我们要讲究个人卫生，做好个人防护。包虫病流行区居民要做到：饭前洗手，家犬定期驱虫，犬粪深埋或焚烧进行无害化处理，染病牲畜内脏深埋不随意丢弃，防止其他动物进食；屠宰人员不随意丢弃牲畜内脏、不用生鲜内脏喂犬；

不食用或尽量避免食用露天晾晒的食物，或将露天晾晒的食物彻底洗净或烧熟煮透再食用，以避免食进附着在食物表面的棘球绦虫卵。肝吸虫病是由华支睾吸虫感染引起的一种人兽共患食源性寄生虫病，华支睾吸虫的生活史要求的宿主至少 3 种，成虫寄生的终宿主人与犬、猫等哺乳动物，幼虫寄生的第一中间宿主小型淡水螺（赤豆螺等）、第二中间宿主淡水鱼类。成虫寄生于人的肝胆管内，引起肝胆管炎、胆管结石等，患者出现右上腹不适、疼痛等。成虫产出的虫卵随粪便排出，污染水体，被水中螺吞食后，经一段时间发育和繁殖后逸出许多尾蚴。尾蚴遇到鱼侵入其体内，发育成囊蚴。囊蚴作为感染阶段，被食入后而感染。肝吸虫病的治疗药物是吡喹酮。

因此，我们要注意饮食卫生，特别是肝吸虫病流行区居民或到流行区的人不生食或半生食鱼类、螺类和肉类，生熟砧板刀具要分开，不用未经无害化处理的粪便喂鱼和施肥，以防止肝吸虫感染。

（四）社会主要任务

疟疾：重点做好前往境外疟疾流行区人员的疟疾防治知识宣传教育。防蚊灭蚊，防止蚊虫滋生和叮咬。提高患者及时就医意识，同时做好回国人员的疟疾筛查；加强医疗机构与疾控机构的沟通合作，开展疟疾诊断和规范治疗培训，提高临床医生诊治疟疾技能。重点落实疟疾防控的"1－3－7"工作规范要求，即发现病例 24 小时内上报，3 天内完成病例核实与调查，7 天内完成疫点调查处置。

血吸虫病：在血吸虫病流行区坚持以传染源控制为主的综合防治策略，强化传染源管控关键措施，落实有螺环境禁牧，在血吸虫病流行区推广、建设无害化厕所和船舶粪便收容器，统筹综合治理阻断措施，压缩钉螺面积，结合河长制、湖长制工作严控涉河湖畜禽养殖污染。

包虫病：在包虫病流行区域，全面推行家犬拴养，加强流浪犬管理，定期开展犬只驱虫，严格执行"犬犬投药，月月驱虫"。做好犬粪深埋、焚烧等无害化处理。开展包虫病人群筛查，对患者给予药物或手术治疗。逐步实行牲畜定点屠宰，加强对屠宰场（点）屠宰家畜的检验检疫，做好病变脏器的无害化处理。

肝吸虫病：做好卫生宣传，提倡鱼品熟食，禁用人、犬粪喂鱼，筑高鱼池，防止人、畜粪污染池水；开展环境治理，加强流浪犬、猫管理。

(五) 政府职责任务

对血吸虫病、包虫病等国家重点寄生虫病的防治，国家应加大资金投入力度、监管力度、政策支持力度，协调政府各部门出台相应配套政策、资金、人力等，确保重要寄生虫病防治大力推进，巩固防治成果。

2020年全国将实现消除疟疾目标，但境外输入疟疾病例引起再传播风险不容忽视。为巩固我国疟疾消除成果，应加强对入境人员，特别是非洲、南美洲及东南亚地区入境人员的疟疾病例监测；加强血源管理，做好供血血源疟原虫检测，特别是疟疾流行区来源的供血血液疟原虫检测，防止经输血传播；对于出现的疟疾病例应落实疟疾防控"1-3-7"工作规范要求，对网络直报的疟疾病例进行实验室确认、感染虫种确定和感染来源判定；及时采取有效处置措施，清除传染源，防止继发传播。

血吸虫病流行区坚持以传染源控制为主的综合防治策略，强化传染源管控关键措施，落实有螺环境禁牧，在血吸虫病流行区推广、建设无害化厕所和船舶粪便收容器，统筹综合治理阻断措施，压缩钉螺面积，结合河长制、湖长制工作严控涉河湖畜禽养殖污染。

包虫病流行区实施"控制传染源为主、中间宿主防控与病人查治相结合"的综合防治策略，加大传染源控制力度，开展病人查治和救助工作，加强家畜屠宰管理和免疫，控制鼠类密度，提供安全饮用水，开展宣传教育，健全监测网络，提升基层防控能力。

肝吸虫病是由于生食或半生食含有活肝吸虫幼虫（囊蚴）的鱼虾等水产而引起的食源性寄生虫病。我国制定有《全国包虫病等重点寄生虫病防治规划（2016—2020）》及为推动该"规划"而制定了相应的《全国肝吸虫病和土源性寄生虫病监测方案》（试行）为推进肝吸虫病防治工作奠定了政策保障。因此，政府部门应制订相应的中长期防治规划，实施改水、改厕、改善环境，加强人畜粪便管理与无害化处理，加强水源及饮用水管理，禁止在鱼塘旁及塘上建厕所；加大卫生宣传教育，引导群众不生食或半生食鱼、虾等水产品，禁止用人畜粪便投塘喂鱼；在肝吸虫病流行重点省设立肝吸虫病防治试点工作。健全监测网络及网络直报系统。

（陈家旭）

四、加强地方病防控

（一）行动背景

地方病是呈地方性发病特点的一类疾病。我国曾是地方病流行较为严重的国家，病情重、危害大、分布广，31个省（自治区、直辖市）和新疆生产建设兵团都不同程度地遭受疾病危害。全国40%的县有1种地方病，22%的县有3种以上的地方病。地方病重点地区与贫困地区高度重合，重病区基本上分布在贫困、偏远农村，往往越贫困，病情越重，因贫致病、因病返贫现象突出。全国832个国家级贫困县中，831个县有碘缺乏病，584个县有其他地方病，有的县同时存在两个以上病种。新中国成立以来，在党中央、国务院的正确领导下，在病区各级党委、人民政府的领导和各有关部门及专业防治人员的共同努力下，迅速遏制了各种地方病大面积发病、大批死亡的势头，危害大为减轻，威胁明显减弱，病情已得到全面控制，我国地方病防治工作取得了举世瞩目的成就。在防治工作中积累了党的领导、政府组织、部门协作、群众参与、科技攻关、科学管理等基本经验。在推进消除地方病危害的进程中，坚持以习近平新时代中国特色社会主义思想为指导，深入贯彻习近平总书记关于地方病防治的重要指示，坚持以人民为中心、以健康为根本的思想，将地方病防治工作与扶贫攻坚和乡村振兴紧密结合，联合有关部门将各项工作抓好、抓实、抓出成效。为建设健康中国、实现中华民族伟大复兴的中国梦贡献力量！

我国地方病防控取得显著成就，但目前地方病防治还存在许多问题和挑战。一是全面落实地方病防治措施、控制和消除地方病危害的目标尚未完全实现。目前，全国还有部分饮水型氟中毒病区村需要进一步改水或巩固提升改水效果；大部分饮茶型地氟病病区低氟砖茶覆盖率不高；某些省份部分县市合格碘盐食用率未达到90%。二是我国地方病现症患者救治任务仍然较重。地方病是病区群众因病致贫、因病返贫的重要原因之一，影响了这些患者及其家庭的脱贫致富。加大地方病防治工作力度是维护人民健康的迫切需要，也是健康扶贫的重要举措。

（二）行动目标与指标

到2020年持续消除碘缺乏危害；到2022年基本消除燃煤污染型氟砷中

毒、大骨节病和克山病危害，有效控制饮水型氟砷中毒、饮茶型地氟病和水源性高碘危害；到2030年保持控制和消除重点地方病，政府和社会将继续开展全面落实地方病防治措施，加强地方病现症病人救治和帮扶，使地方病不再成为危害人民健康的重点疾病，尤其是重点贫困地区，助力健康中国行动。

1. 持续消除碘缺乏危害。碘缺乏地区居民食用碘盐，合格碘盐覆盖率均达到90%及以上，对于孕产妇和家有婴幼儿的人群，建议选用碘盐，确保怀孕期间碘的足量摄入。有效控制水源性高碘危害，水源性高碘病区和地区95%以上的县居民户无碘盐食用率达到90%以上，水源性高碘病区落实改水措施。

2. 有效控制饮水型地方性氟砷中毒危害。对饮水型氟砷中毒高发地区，完成改水工程建设，饮水型氟砷中毒地区居民饮用改水后的合格水，做好自家管道维护；对居住分散、改水成本高的，可结合脱贫攻坚进行搬迁。90%以上氟（砷）超标村饮用水氟（砷）含量符合国家卫生标准，70%以上的病区县饮水型氟中毒达到控制水平，90%以上的病区县饮水型砷中毒达到消除水平。

3. 有效控制饮茶型地氟病危害，在内蒙古、四川、西藏、甘肃、青海、宁夏、新疆7个省（自治区）大力推广氟含量合格的砖茶，牧区居民饮用低氟砖茶，逐步降低人群砖茶氟摄入水平。对饮茶型地氟病高发地区，支持地方政府采取定点生产、财政补贴等措施，降低低氟砖茶价格，推广低氟砖茶。

4. 保持基本消除燃煤污染型地方性氟砷中毒危害。全国95%以上的病区县达到控制或消除水平，燃煤污染型氟砷中毒危害保持基本消除。对燃煤型氟砷中毒高发地区，在有条件的地方推广清洁能源，不燃用高氟（砷）的煤，引导群众进行改炉改灶并使用改良炉灶。

5. 保持基本消除大骨节病危害。全国95%以上的大骨节病病区县达到控制或消除水平。对大骨节病高发地区，制定针对病区2~6岁儿童的专项营养及换粮政策，确保儿童食用非病区粮食。在尊重群众意愿的基础上，将仍有新发病例的病区村进行整体搬迁。做好大骨节病、氟骨症等重症患者的救治帮扶，对于符合农村贫困人口条件的患者，按照健康扶贫有关政策要求，加强综合防治和分类救治。对大骨节病、氟骨症等患者进行残疾评定，将符合条件的纳入残疾保障范围和最低生活保障范围。大骨节病病区居民尽量购买商品粮，不食用自产粮。

6. 保持基本消除克山病危害，全国 95% 以上的克山病病区县达到控制或消除水平。克山病病区居民养成平衡膳食习惯。

（三）个人应掌握的核心知识与技能

1. 碘缺乏病：食用碘盐是预防碘缺乏病最安全、最有效的措施。海带、紫菜等含碘量较高的海产品，可作为补碘的补充途径；为减少碘损失，做饭时不宜过早放盐，临出锅时再放盐；不要把碘盐放在锅里炒，更不要在油锅里煎炸；购买小包装和印有指定标识的加碘食盐；一次购买的加碘食盐不宜过多，存放时间不宜太长；盛放碘盐的器皿应为棕色遮光的瓶或陶瓷罐并有盖；碘盐应存放在阴凉、干燥处，远离炉火，避免高温和直晒。

2. 水源性高碘危害：明确所在区域外环境水碘水平；高碘病区居民尽可能不饮用高碘水；高碘地区居民食用未加碘食盐。

3. 饮水型地方性氟中毒：饮用氟含量达到国家标准的水。摄入足量蛋类、瘦肉、鱼类、奶制品、豆制品等优质蛋白，以及富含维生素的蔬菜、瓜果。

4. 燃煤污染型地方性氟中毒：使用电、天然气、沼气等清洁能源替代原煤，从源头上阻断氟污染；改良炉灶、装备烟囱，将煤烟排出室外，降低室内氟污染；在室外利用日光晾晒玉米、辣椒等食物，避免氟污染；采用密闭方法保存玉米、辣椒等食物，防止氟污染；养成烹调前淘洗食物的习惯，降低氟摄入量；摄入足量蛋类、瘦肉、鱼类、奶制品、豆制品等优质蛋白，及富含维生素的蔬菜、瓜果。

5. 饮茶型地方性氟病：不饮用高氟砖茶泡制的茶水、酥油茶等饮品；摄入足量蛋类、瘦肉、鱼类、奶制品、豆制品等优质蛋白，以及富含维生素的蔬菜、瓜果。

6. 地方性砷中毒：在饮水型砷中毒病区，不要饮用砷含量超标的井水、泉水；燃煤污染型砷中毒病区要停用高砷煤，改良炉灶，不敞灶烧煤，将煤烟排到室外；采用自然方式晾晒玉米、辣椒等食物，密闭储存，食用前淘洗；保证瘦肉、蛋类、奶类、鱼类、豆制品等优质蛋白质的摄入量；了解砷中毒有关的健康知识，提高自我保健意识和能力。

7. 大骨节病：注意保暖，减少寒冷刺激；不食用病区村出产的玉米、面粉和青稞，改食用市售商品粮；学龄儿童应在学校集中就餐或到非病区村上学；超重或肥胖者应控制膳食总量，减轻体重，避免关节过度负荷；食物要多样化，适量摄入蛋类、瘦肉、鱼类、奶类、豆制品等优质蛋白，多吃新鲜蔬菜和水果等食物。

8. 克山病：食物多样，保证肉、蛋、奶、大豆及豆类制品等优质蛋白质的摄入量，冬季应适当食用新鲜的蔬菜、水果；饮用干净的自来水，不要饮用易受污染的河水、井水、窖水；不吃发霉变质的食物；家畜、家禽要圈养不要散养，保持居住环境干净卫生；生产生活中要避免过度劳累、精神刺激以及暴饮暴食；北方病区患者冬天注意做好防寒防冻，南方病区患者夏天做好防暑降温；冬春季要积极防治如感冒、支气管炎等呼吸道疾病。夏季要积极防治痢疾、胃肠炎等疾病；康复期患者应坚持散步等轻度活动，具体活动量应根据自己身体情况而定。如发生身体不适要及时就医。

（四）社会主要任务

普及地方病健康知识离不开健康知识传播。通过各类场所和不同的传播途径，使不同人群均能便捷获取所需的地方病健康知识和技能，是全社会的任务。医疗卫生服务机构需要建立健全健康教育机制，出台政策、制度鼓励医务人员在日常诊疗工作中开展地方病患者和患者家属健康教育，同时开展必要培训，提高开展地方病教育的能力，做好基于日常诊疗工作的健康知识传播和健康行为指导，同时积极参与有关部门、机构组织的健康科普活动。开发权威的科普材料，打造全媒体平台，发布地方病防治核心信息，出版、推介地方病防治科普读物。针对不同的病种，制作不同语言版本的宣传品。国家、省级地方病专业防治机构建设权威的科普信息传播平台。积极开展"5·15"防治碘缺乏病日的宣传活动，持续引导人民群众树立正确健康观，使之完成从提高认知到改变态度再到主动实践的转变，形成健康的生产、生活行为方式。教育部门在中小学开展学校健康教育，将地方病防治知识纳入学校健康教育内容，这是中小学生全面、系统普及地方病健康知识所必需的，也是提升全民健康素养水平的基础。社区要将居民健康知识普及纳入议事日程。可以与社区卫生服务机构一起，依托国家基本公共卫生服务项目，组织开展地方病健康知识普及活动。媒体运用广播、电视、报纸等传统媒体以及微博、微信等新媒体，采用人民群众喜闻乐见的语言和方式，广泛开展地方病防治知识的健康教育和科普宣传。

（五）政府职责任务

我国地方病危害得到了有效控制或消除得益于"政府领导、部门配合、群众参与"工作机制的有效运转。下一步社会和政府职责任务包括：一是继续落实地方病防控措施。在饮水型地方性氟砷中毒病区继续落实改水措施，在没有合适水源的地区采取理化方法降氟降砷。在饮茶型地方性氟病病区，联合有关部门采取有效办法推广低氟砖茶。继续落实食盐加碘为主的碘缺乏病综合防治措施。改善燃煤污染型氟砷中毒、大骨节病、克山病病区的生产生活环境。对大骨节病高发地区，制定针对病区 2~6 岁儿童的专项营养及换粮政策，确保儿童食用非病区粮食。在尊重群众意愿的基础上，将仍有新发病例的病区村进行整体搬迁。二是全面开展监测评价工作。每年以村为单位开展大骨节病、饮水型氟砷中毒、燃煤污染型氟砷中毒、水源性高碘监测，以乡为单位开展克山病监测，以县为单位开展碘缺乏病和饮茶型地氟病监测。同时，按照《重点地方病控制和消除评价办法》开展控制和消除评价工作。三是做好大骨节病、氟骨症等重症患者的救治帮扶，对于符合农村贫困人口条件的患者，按照健康扶贫有关政策要求，加强综合防治和分类救治。对大骨节病、氟骨症等患者进行残疾评定，将符合条件的纳入残疾保障范围和最低生活保障范围。四是开展形式多样的宣传教育。编制地方病防治系列科普读物和宣传视频，运用广播、电视、报纸等传统媒体以及微博、微信等新媒体，开展地方病防治健康促进与健康教育工作，促使群众从提高认知、改变态度再到主动参与宣传的转变。五是不断解决防治上的科学难题。开展中国居民碘营养适宜评价标准和个体碘营养评价方法研究，研究成熟可行的除氟技术，继续开展大骨节病、克山病病因及影响因素研究，筛选、研究有效的地方病各病种治疗药物。

（苏晓辉）

第四章　健康中国行动推进工作机制

第一节　健康中国行动推进委员会组织构架

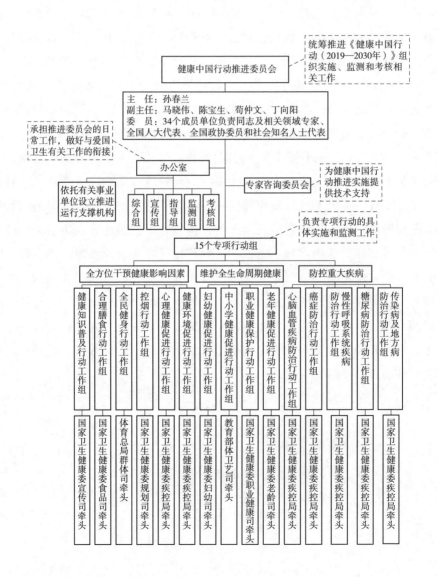

一、推进委

（一）主要职责

健康中国行动推进委员会（以下简称"推进委员会"）负责统筹推进《行动》组织实施、监测和考核相关工作。按年度研究部署行动推进的重点任务，并协调推动各地各相关部门工作落实。根据疾病谱变化及医学进步等情况，研究对健康教育和重大疾病预防、治疗、康复、健康促进等提出指导性意见，并适时调整指标、行动内容。完成党中央、国务院交办的其他事项。

（二）组织结构

推进委员会主任由国务院分管领导同志担任，副主任由国家卫生健康委主要负责同志、国务院分管副秘书长以及教育、体育等相关部门负责同志担任，秘书长由国务院分管副秘书长、国家卫生健康委负责同志担任，委员由相关部门负责同志、专家、全国人大代表、全国政协委员和社会知名人士等担任。推进办设在国家卫生健康委。

推进委员会设立专家咨询委员会，由推进委员会聘请相关领域专家组成，负责为健康中国行动推进实施提供技术支持。

推进委员会下设各专项行动工作组，负责专项行动的具体实施和监测工作。

二、健康中国行动推进办

推进办设在国家卫生健康委，承担推进委员会的日常工作，负责组织、协调各成员单位、各专项行动工作组、专家咨询委员会等共同履行推进委员会工作职责，督办推进委员会各项计划、决议、决定、表彰奖励等事项，检查各项工作落实情况，起草文件，承办会议。

办公室主任由国家卫生健康委副主任于学军兼任，办公室副主任由国家卫生健康委、教育部、体育总局有关司局和国办秘书局负责同志兼任，办公室成员由推进委员会成员单位有关司局负责同志、专家咨询委员会专家、有关社会组织和单位负责同志等组成。推进委员会成员单位有关司局的处级干部担任联络员，负责与办公室的具体联络沟通等工作。

三、专家咨询委员会

推进委员会设立专家咨询委员会，由推进委员会聘请相关领域专家组成，负责为健康中国行动推进实施提供技术支持。

（一）主要职责

专家咨询委员会在推进委员会领导下，对健康中国行动推进实施和健康促进中的重大问题进行调查研究、分析论证，并向推进委员会提出意见和建议；受推进委员会及其办公室的委托，负责组织相关专家对疾病预防和健康促进重大方针政策、战略规划、决策部署、改革措施和理论等方面进行研究论证，提出意见和建议；根据推进委员会及其办公室的工作部署，为健康中国行动督导、监测、考核有关工作提供技术支持；按照工作部署向社会解读宣传健康中国行动有关政策措施；承担推进委员会及其办公室委托的其他重要事项。

（二）成员组成

各专项行动工作组从各专项行动专家库中向推进办推荐 2~3 名专家进入专家咨询委员会。推进办组织各地卫生健康行政部门分别推荐 1~2 名专家进入专家咨询委员会。推进办会同各专项工作组研究提出专家咨询委员会主任、副主任及成员建议名单，经推进委员会主任同意后，签发专家咨询委员会聘书。第一聘期专家咨询委员会共有主任委员 1 名、副主任委员 4 名、委员 98 名。

专家咨询委员会实行聘期制，聘期两年，在聘期内如发生违法违纪行为或违反专家咨询委员会工作有关规定的，报经推进委员会主任批准后予以解聘。因工作需要或工作变动需要调整的，由有关部门、各专项行动工作组提出或推进办提出，按程序报推进委员会主任批准。

四、专项行动工作组

推进委员会下设 15 个专项行动工作组，分别负责各专项行动的具体实施和监测工作。

（一）主要职责

专项行动工作组负责研究制定本专项行动实施方案，确定专项行动年度工作重点并协调落实；建立专项行动专家组；开展调查研究，对专项行动实施提出指导性意见，研究提出对专项行动目标指标和行动任务做适当调整的意见建议；建立专项行动年度监测机制，组织开展监测评估；制定专项行动宣传工作方案，做好宣传解读和典型引导工作；指导、协调地区专项行动的实施工作；完成推进委员会交办的其他事项。

（二）组织结构

专项行动工作组由牵头部门负责同志任组长，相关领域协会、学会主要负责同志以及牵头部门负责司局主要负责同志任副组长，牵头部门负责司局同志、相关领域著名专家、社会知名人士为成员。各专项行动工作组牵头部门负责司局处级同志作为联络员。

健康知识普及行动由国家卫生健康委宣传司牵头；合理膳食行动由国家卫生健康委食品司牵头；全民健身行动由国家体育总局群体司牵头；控烟行动由国家卫生健康委规划司牵头；心理健康促进行动由国家卫生健康委疾控局牵头；健康环境促进行动由国家卫生健康委疾控局牵头；妇幼健康促进行动由国家卫生健康委妇幼司牵头；中小学健康促进行动由教育部体卫艺司牵头；职业健康保护行动由国家卫生健康委职业健康司牵头；老年健康促进行动由国家卫生健康委老龄司牵头；心脑血管疾病防治行动由国家卫生健康委疾控局牵头；癌症防治行动由国家卫生健康委疾控局牵头；慢性呼吸系统疾病防治行动由国家卫生健康委疾控局牵头；糖尿病防治行动由国家卫生健康委疾控局牵头；传染病及地方病防控行动由国家卫生健康委疾控局牵头。

第二节　健康中国行动推进委员会相关制度

一、会议制度

推进委员会根据工作需要定期或不定期召开会议，分为全体会议、主任办公会议和办公室会议。

（一）全体会议

全体会议由推进委员会主任召集。每年一次，部署年度重点任务，总结工作进展，研究讨论涉及实施健康中国战略、推进健康中国行动实施的全局性重要问题。必要时可临时召开会议，根据需要可请有关部门和地方负责同志列席。委员根据工作需要可以提出召开全体会议或主任办公会议的建议。

（二）主任办公会议

主任办公会议由推进委员会主任召集或其委托的副主任召集。不定期召开，研究讨论紧急、重要问题。推进委员会主任、副主任，委员会秘书长，相关委员参会，根据需要可请有关部门和地方负责同志列席。

（三）办公室会议

办公室会议由推进委员会秘书长召集。不定期召开，研究讨论全体会议议题和需提交全体会议或主任办公会议议定的事项。

全体会议和主任办公会议以纪要形式明确会议议定事项，印发有关方面并抄报国务院，重大事项按程序报批。各成员单位、专项行动工作组等认真落实全体会议、主任办公会议确定的工作任务和议定事项。

二、公文办理制度

推进办负责推进委员会日常公文处理工作。涉及推进委员会成员单位职责的工作，需由推进办征求相关成员单位意见后按照程序办理。

（一）对重大事项作出决定或提出指导意见，发布推进委员会重大政策措施、规章制度、工作规划，部署全国健康中国行动重要工作，调整推进委员会成员，表彰具有重大意义的先进典型等，以推进委员会文件的形式印发，由推进委员会主任签发，或经推进委员会主任同意后，由国家卫生健康委主要负责同志签发。

（二）印发成立各专项行动工作组及调整其负责同志、成立专家咨询委员会及调整其成员等，以推进委员会函的形式印发，经推进办审核并报请推进委员会主任同意后，由国家卫生健康委主要负责同志签发。

（三）印发推进委员会一般性规章制度，通报重要专项工作情况等，以推进委员会函的形式印发，由国家卫生健康委主要负责同志签发。

（四）印发年度工作计划，以推进办文件的形式印发，由推进办审核并报请推进委员会主任同意后，由推进办主任签发。

（五）印发贯彻落实以推进委员会名义发布的健康中国行动工作重要决定、政策、标准、规范等的具体实施意见、措施、办法、规定，印发各项工作管理规定，部署开展健康中国行动相关重点工作，与其他相关部门的联合发文等，以推进办文件的形式印发，由推进办主任签发。

（六）与有关部门联系、协商工作，征求有关部门或地方健康中国行动议事机构对相关工作的意见，印发以推进委员会名义召开的会议或开展调研、培训、督查等的通知，部署开展推进委员会日常业务工作，请地方健康中国行动议事协调机构报送会议材料、数据等文件，以推进办函的形式印发，由推进办副主任（国家卫生健康委规划司主要负责同志）签发。

第三节　健康中国行动组织实施工作主要内容

一、整体工作

（一）综合工作

制定印发《行动》，细化专项行动的目标、指标、任务和职责分工，统筹指导各地各相关部门加强协作；研究制定年度工作计划，并推动15个专项行动落实各项年度工作。组织制定并印发推进委员会文件，并进行日常公文处理。根据工作需要，定期或不定期组织召开推进委员会会议。收集汇总专项行动及各地各部门健康中国行动工作进展，编发工作简报，促进工作交流。鼓励社会捐资，依托社会力量依法设立健康中国行动基金会，形成健康中国建设资金来源多元化的保障机制。

各地结合实际健全领导推进工作机制，研究制定实施方案逐项抓好任务落实。各有关部门积极研究实施健康中国战略的重大问题，及时制定并落实《健康中国行动》的具体政策措施。卫生健康相关行业学会、协会和群团组织以及其他社会组织充分发挥作用，指导、组织健康促进和健康科普工作。

（二）宣传工作

征集健康中国行动标识（logo），提升健康中国行动辨识度。组织研究建立健康中国行动专题网站，大力宣传实施健康中国行动、促进全民健康的重大意义、目标任务和重大举措。

加强科学引导，组织开展典型案例挖掘和推广，组织全国宣讲，增强各地各部门及人民群众对健康中国行动的理解与普遍认知，营造良好的社会氛围。

加强政策解读，组织召开新闻发布会和媒体沟通会，开发编印健康中国行动系列读本图书，制作宣传片等宣传材料，引导群众了解和掌握必备的健康知识，践行健康生活方式。

（三）技术指导

研究制定专家咨询委员会管理办法，提出专家咨询委员会年度工作计划并组织实施。组织协调专家咨询委员会开展健康中国行动重大政策和实施过程中的重点难点问题的课题研究，对健康教育和重大疾病预防、治疗、康复、健康促进等提出指导性意见，并根据疾病谱变化及医学进步等情况，组织研究适时提出调整指标、行动内容的意见和建议。总结和推广各地推进经验模式。

（四）监测评估

推进委员会统筹领导监测评估工作，制定监测细则，并研究建立健康中国行动统计调查制度；各专项行动工作组负责具体组织实施，专家咨询委员会提供技术支撑。各地按要求制定本地区监测评估办法。

监测评估工作以现有统计数据为基础，依托互联网和大数据，对主要指标、重点任务的实施进度进行年度监测。监测主要内容包括：各专项行动主要指标（包括结果性指标、个人和社会倡导性指标、政府工作性指标）的年度进展情况，专项行动目标实现情况，个人、社会和政府各项任务的落实情况。

各专项行动工作组根据监测情况每年形成各专项行动实施进展专题报告。推进办组织形成总体监测评估报告，经推进委员会同意后上报国务院并通报各地党委、政府和各有关部门，适时发布监测评估报告。

（五）考核工作

考核工作由推进委员会统筹领导，推进办负责具体组织实施，专家咨询委员会提供技术支撑。各地党委和政府结合本地区实际，制定针对下一级党委和政府的考核办法，并细化落实到具体地方和单位。

推进办围绕健康中国建设主要目标任务要求，同时兼顾数据的可获得性，制定并完善考核细则，逐步建立相对稳定的考核指标框架，形成年度考核评价报告。各地在对下一级进行考核时，可根据本地实际情况对考核指标进行调整完善。

主要健康指标将纳入各级党委、政府绩效考核指标，综合考核结果经推进委员会审定后通报，作为各地、各相关部门党政领导班子和领导干部综合考核评价、干部奖惩使用的重要参考。

二、专项行动工作

推进委员会设立 15 个专项行动工作组，负责各专项行动的具体实施和监测工作。专项行动工作组由牵头部门负责同志任组长，相关领域协会、学会主要负责同志以及牵头部门负责司局主要负责同志任副组长，牵头部门负责司局同志、相关领域著名专家、社会知名人士为成员。各专项行动工作组牵头部门负责司局处级同志作为联络员。

专项行动工作组的主要职责包括：研究制定专项行动实施方案，确定专项行动年度工作重点并协调落实；建立专项行动专家组；开展调查研究，对专项行动实施提出指导性意见，研究提出对专项行动目标指标和行动任务做适当调整的意见建议；建立专项行动年度监测机制，组织开展监测评估；制定专项行动宣传工作方案，做好宣传解读和典型引导工作；指导、协调地区专项行动的实施工作；完成推进委员会交办的其他事项。

（一）健康知识普及行动

健康知识普及行动由国家卫生健康委宣传司牵头，主要行动任务包含个人和家庭层面的 7 项内容、社会和政府层面的 7 项内容，可概括为：面向家庭和个人普及预防疾病、早期发现、紧急救援、及时就医、合理用药等维护健康的知识与技能；建立并完善健康科普专家库和资源库，构建健康科普知识发布和传播机制；强化医疗卫生机构和医务人员开展健康促进与教育的激励约束；鼓励各级电台、电视台和其他媒体开办优质健康科普节目；等等。

健康知识普及行动的主要指标包含 1 项结果性指标、4 项个人和社会倡导性指标、3 项政府工作指标（见表 4-1）。

表 4 - 1　健康知识普及行动主要指标

指标类型	指标
结果性指标	居民健康素养水平
个人和社会倡导性指标	个人定期记录身心健康状况
	个人了解掌握基本中医药健康知识
	居民掌握基本的急救知识和技能
	医务人员掌握与岗位相适应的健康科普知识，并在诊疗过程主动提供健康指导
政府工作指标	建立并完善健康科普专家库和资源库，构建健康科普知识发布和传播机制
	建立医疗机构和医务人员开展健康教育和健康促进的绩效考核机制
	中医医院设置治未病科室比例

（二）合理膳食行动

合理膳食行动由国家卫生健康委食品司牵头，主要行动任务包含个人和家庭层面的 5 项内容、社会层面的 5 项内容和政府层面的 4 项内容，可概括为：针对一般人群、特定人群和家庭，聚焦食堂、餐厅等场所，加强营养和膳食指导；鼓励全社会参与减盐、减油、减糖，研究完善盐、油、糖包装标准；修订预包装食品营养标签通则，推进食品营养标准体系建设。实施贫困地区重点人群营养干预；等等。

合理膳食行动的主要指标包含 4 项结果性指标、6 项个人和社会倡导性指标、1 项政府工作指标（见表 4 - 2）。

表 4 - 2　合理膳食行动主要指标

指标类型	指标
结果性指标	成人肥胖增长率
	居民营养健康知识知晓率
	孕妇贫血率
	5 岁以下儿童生长迟缓率

续表

指标类型	指　　　标
个人和社会 倡导性指标	人均每日食盐摄入量
	成人人均每日食用油摄入量
	人均每日添加糖摄入量
	蔬菜和水果每日摄入量
	每日摄入食物种类
	成年人维持健康体重
政府工作指标	每万人营养指导员

（三）全民健身行动

全民健身行动由国家体育总局群体司牵头，主要行动任务包含个人层面的 5 项内容、社会层面的 4 项内容和政府层面的 3 项内容，可概括为：为不同人群提供针对性的运动健身方案或运动指导服务；努力打造百姓身边健身组织和"15 分钟健身圈"；推行公共体育设施免费或低收费开放；推动形成体医结合的疾病管理和健康服务模式；把高校学生体质健康状况纳入对高校的考核评价；等等。

全民健身行动的主要指标包含 2 项结果性指标、4 项个人和社会倡导性指标、3 项政府工作指标（见表 4 - 3）。

表 4 - 3　全民健身行动主要指标

指标类型	指　　　标
结果性指标	城乡居民达到《国民体质测定标准》合格以上的人数比例
	经常参加体育锻炼人数比例
个人和社会 倡导性指标	机关、企事业单位积极开展工间操
	鼓励个人至少有 1 项运动爱好或掌握一项传统运动项目，参加至少 1 个健身组织，每天进行中等强度运动至少半小时
	鼓励医疗机构提供运动促进健康的指导服务，鼓励引导社会体育指导员在健身场所等地方为群众提供科学健身指导服务，提高健身效果，预防运动损伤
	鼓励公共体育场地设施更多更好地提供免费或低收费开放服务，符合条件的企事业单位体育场地设施全部向社会开放

续表

指标类型	指标
	城市慢跑步行道绿道的人均长度
政府工作指标	每千人拥有社会体育指导员
	农村行政村体育设施覆盖率

（四）控烟行动

控烟行动由国家卫生健康委规划司牵头，主要行动任务包含个人和家庭层面的4项内容、社会层面的5项内容和政府层面的8项内容，可概括为：推动个人和家庭充分了解吸烟和二手烟暴露的严重危害；鼓励领导干部、医务人员和教师发挥控烟引领作用，把各级党政机关建设成无烟机关；研究利用税收、价格调节等综合手段，提高控烟成效；完善卷烟包装烟草危害警示内容和形式；等等。

控烟行动的主要指标包含2项结果性指标、3项个人和社会倡导性指标、1项政府工作指标（见表4-4）。

表4-4 控烟行动主要指标

指标类型	指标
结果性指标	15岁及以上人群吸烟率
	全面无烟法规保护的人口比例
个人和社会倡导性指标	个人戒烟越早越好，什么时候都不晚。创建无烟家庭，保护家人免受二手烟危害
	领导干部、医务人员和教师发挥在控烟方面的引领作用
	鼓励企业、单位出台室内全面无烟政策，为员工营造无烟工作环境，为吸烟员工戒烟提供必要的帮助
政府工作指标	建设成无烟党政机关

（五）心理健康促进行动

心理健康促进行动由国家卫生健康委疾控局牵头，主要行动任务包含个人和家庭层面的9项内容、社会层面的4项内容和政府层面的5项内容，主要可概括为：通过心理健康教育、咨询、治疗、危机干预等方式，引导公众科学缓解压力，正确认识和应对常见精神障碍及心理行为问题；健全社会心理服务网络，加强心理健康人才培养；建立精神卫生综合管理机制，完善精神障碍社区康复服务；等等。

　　心理健康促进行动的主要指标包含 4 项结果性指标、3 项个人和社会倡导性指标、1 项政府工作指标（见表 4 - 5）。

表 4 - 5　心理健康促进行动主要指标

指标类型	指　　标
结果性指标	居民心理健康素养水平
	失眠现患率
	焦虑障碍患病率
	抑郁症患病率
个人和社会倡导性指标	成人每日平均睡眠时间
	鼓励个人正确认识抑郁和焦虑症状，掌握基本的情绪管理、压力管理等自我心理调适方法
	各类临床医务人员主动掌握心理健康知识和技能，应用于临床诊疗活动中
政府工作指标	精神科执业（助理）医师

（六）健康环境促进行动

　　健康环境促进行动由国家卫生健康委疾控局牵头，主要行动任务包含个人和家庭层面的 7 项内容、社会层面的 6 项内容和政府层面的 7 项内容，可概括为：向公众、家庭、单位（企业）普及环境与健康相关的防护和应对知识；推进大气、水、土壤污染防治；推进健康城市、健康村镇建设；建立环境与健康的调查、监测和风险评估制度；采取有效措施预防控制环境污染相关疾病、道路交通伤害、消费品质量安全事故；等等。

　　健康环境促进行动的主要指标包含 2 项结果性指标、4 项个人和社会倡导性指标（见表 4 -6）。

表 4 - 6　健康环境促进行动主要指标

指标类型	指　　标
结果性指标	居民饮用水水质达标情况
	居民环境与健康素养水平

续表

指标类型	指　　标
个人和社会倡导性指标	积极实施垃圾分类并及时清理，将固体废弃物主动投放到相应的回收地点及设施中
	防治室内空气污染，提倡简约绿色装饰，做好室内油烟排风，提高家居环境水平
	学校、医院、车站、大型商场、电影院等人员密集的地方应定期开展火灾、地震等自然灾害及突发事件的应急演练
	提高自身健康防护意识和能力，学会识别常见的危险标识、化学品安全标签及环境保护图形标志

（七）妇幼健康促进行动

妇幼健康促进行动由国家卫生健康委妇幼司牵头，主要行动任务包含个人和家庭层面的 5 项内容、社会和政府层面的 10 项内容，可概括为：针对婚前、孕前、孕期、儿童等阶段特点，积极引导家庭科学孕育和养育健康新生命，健全出生缺陷防治体系；加强儿童早期发展服务，完善婴幼儿照护服务和残疾儿童康复救助制度；促进生殖健康，推进农村妇女宫颈癌和乳腺癌检查；等等。

妇幼健康促进行动的主要指标包含 3 项结果性指标、3 项个人和社会倡导性指标、4 项政府工作指标（见表 4 - 7）。

表 4 - 7　妇幼健康促进行动主要指标

指标类型	指　　标
结果性指标	婴儿死亡率
	5 岁以下儿童死亡率
	孕产妇死亡率
个人和社会倡导性指标	主动学习掌握出生缺陷防治和儿童早期发展知识
	主动接受婚前医学检查和孕前优生健康检查
	倡导 0~6 个月婴儿纯母乳喂养，为 6 个月以上婴儿适时合理添加辅食
政府工作指标	产前筛查率
	新生儿遗传代谢性疾病筛查率
	新生儿听力筛查率
	农村适龄妇女宫颈癌和乳腺癌筛查覆盖率

（八）中小学健康促进行动

中小学健康促进行动由教育部体卫艺司牵头，主要行动任务包含个人层面的7项内容、家庭层面的8项内容、学校层面的9项内容和政府层面的6项内容，可概括为：动员家庭、学校和社会共同维护中小学生身心健康；引导学生从小养成健康生活习惯，锻炼健康体魄，预防近视、肥胖等疾病；中小学校按规定开齐开足体育与健康课程；把学生体质健康状况纳入对学校的绩效考核，结合学生年龄特点，以多种方式对学生健康知识进行考试考查，将体育纳入高中学业水平测试；等等。

中小学健康促进行动的主要指标包含2项结果性指标、4项个人和社会倡导性指标、5项政府工作指标（见表4-8）。

表4-8 中小学健康促进行动主要指标

指标类型	指标
结果性指标	国家学生体质健康标准达标优良率
	全国儿童青少年总体近视率
个人和社会倡导性指标	中小学生每天在校外接触自然光时间1小时以上
	小学生、初中生、高中生每天睡眠时间分别不少于10、9、8个小时
	中小学生非学习目的使用电子屏幕产品单次不宜超过15分钟，每天累计不宜超过1小时
	学校鼓励引导学生达到《国家学生体质健康标准》良好及以上水平
政府工作指标	符合要求的中小学体育与健康课程开课率
	中小学生每天校内体育活动时间
	学校眼保健操普及率
	寄宿制中小学校或600名学生以上的非寄宿制中小学校配备专职卫生专业技术人员、600名学生以下的非寄宿制中小学校配备专兼职保健教师或卫生专业技术人员的比例
	配备专兼职心理健康工作人员的中小学校比例

（九）职业健康保护行动

职业健康保护行动由国家卫生健康委职业健康司牵头，主要行动任务包含劳动者个人层面的9项内容、用人单位层面的7项内容和政府层面的7

项内容，可概括为：针对不同职业人群，倡导健康工作方式，落实用人单位主体责任和政府监管责任，预防和控制职业病危害；完善职业病防治法规标准体系；鼓励用人单位开展职工健康管理。加强尘肺病等职业病救治保障；等等。

职业健康保护行动的主要指标包含 2 项结果性指标、4 项个人和社会倡导性指标、1 项政府工作指标（见表 4－9）。

表 4－9　职业健康保护行动主要指标

指标类型	指　　标
结果性指标	工伤保险参保人数
	接尘工龄不足 5 年的劳动者新发尘肺病报告例数占年度报告总例数比例
	重点行业劳动者对本岗位主要危害及防护知识知晓率
个人和社会倡导性指标	鼓励各用人单位做好员工健康管理、评选"健康达人"，国家机关、学校、医疗卫生机构、国有企业等用人单位应支持员工率先树立健康形象，并给予奖励
	对从事长时间、高强度重复用力、快速移动等作业方式以及视屏作业的人员，采取推广先进工艺技术、调整作息时间等措施，预防和控制过度疲劳和工作相关肌肉骨骼系统疾病的发生
	采取综合措施降低或消除工作压力
政府工作指标	辖区职业健康检查和职业病诊断服务覆盖率

（十）老年健康促进行动

老年健康促进行动由国家卫生健康委老龄司牵头，主要行动任务包含个人和家庭层面的 7 项内容、社会层面的 4 项内容和政府层面的 12 项内容，可概括为：面向老年人普及膳食营养、体育锻炼、定期体检、健康管理、心理健康以及合理用药等知识；健全老年健康服务体系，完善居家和社区养老政策，推进医养结合，探索长期护理保险制度，打造老年宜居环境，实现健康老龄化；等等。

老年健康促进行动的主要指标包含 2 项结果性指标、4 项个人和社会倡导性指标、3 项政府工作指标（见表 4－10）。

表 4 - 10　老年健康促进行动主要指标

指标类型	指　　　标
结果性指标	65 ~ 74 岁老年人失能发生率
	65 岁及以上人群老年期痴呆患病率
	老年健康核心信息知晓率
个人和社会倡导性指标	提倡老年人参加定期体检，经常监测呼吸、脉搏、血压、大小便情况，接受家庭医生团队的健康指导
	鼓励和支持老年大学、老年活动中心、基层老年协会、有资质的社会组织等为老年人组织开展健康活动
	鼓励和支持社会力量参与、兴办居家养老服务机构
政府工作指标	二级以上综合性医院设老年医学科比例
	养老机构以不同形式为入住老年人提供医疗卫生服务比例
	三级中医医院设置康复科比例

（十一）心脑血管疾病防治行动

心脑血管疾病防治行动由国家卫生健康委疾控局牵头，主要行动任务包含个人层面的 7 项内容、社会和政府层面的 5 项内容，可概括为：引导居民学习掌握心肺复苏等自救互救知识技能；对高危人群和患者开展生活方式指导；全面实施 35 岁及以上人群首诊测血压制度，加强高血压、高血糖、血脂异常的规范化管理；提高院前急救、静脉溶栓、动脉取栓等应急处置能力；等等。

（十二）癌症防治行动

癌症防治行动由国家卫生健康委疾控局牵头，主要行动任务包含个人层面的 8 项内容、社会和政府层面的 9 项内容，可概括为：倡导积极预防癌症，推进早筛查、早诊断、早治疗，降低癌症发病率和死亡率，提高患者生存质量；有序扩大癌症筛查范围；推广应用常见癌症诊疗规范；提升中西部地区及基层癌症诊疗能力；加强癌症防治科技攻关；加快临床急需药物审评审批；等等。

（十三）慢性呼吸系统疾病防治行动

慢性呼吸系统疾病防治行动由国家卫生健康委疾控局牵头，主要行动任务包含个人层面的 5 项内容、社会和政府层面的 4 项内容，可概括为：引导重点人群早期发现疾病，控制危险因素，预防疾病发生发展；探索高危人群首诊测量肺功能、40 岁及以上人群体检检测肺功能；加强慢阻肺患者健康管理，提高基层医疗卫生机构肺功能检查能力；等等。

（十四）糖尿病防治行动

糖尿病防治行动由国家卫生健康委疾控局牵头，主要行动任务包含个人层面的 5 项内容、社会和政府层面的 4 项内容，可概括为：提示居民关注血糖水平，引导糖尿病前期人群科学降低发病风险，指导糖尿病患者加强健康管理，延迟或预防糖尿病的发生发展；加强对糖尿病患者和高危人群的健康管理，促进基层糖尿病及并发症筛查标准化和诊疗规范化；等等。

心脑血管疾病、癌症、慢性呼吸系统疾病、糖尿病防治行动等 4 类慢性病防治行动的主要指标包含 4 项结果性指标、6 项个人和社会倡导性指标、15 项政府工作指标（见表 4 – 11）。

表 4 – 11　心脑血管疾病、癌症、慢性呼吸系统疾病、糖尿病防治行动主要指标

指标类型	指　标
结果性指标	心脑血管疾病死亡率
	总体癌症 5 年生存率
	70 岁及以下人群慢性呼吸系统疾病死亡率
	30 ~ 70 岁人群因心脑血管疾病、癌症、慢性呼吸系统疾病和糖尿病导致的过早死亡率
	人群健康体检率
个人和社会倡导性指标	18 岁及以上成人定期自我监测血压，血压正常高值人群和其他高危人群经常测量血压
	40 岁以下血脂正常人群每 2 ~ 5 年检测 1 次血脂，40 岁及以上人群至少每年检测 1 次血脂，心脑血管疾病高危人群每 6 个月检测 1 次血脂
	基本实现 40 岁及以上人群每年至少检测 1 次空腹血糖，糖尿病前期人群每 6 个月检测 1 次空腹或餐后 2 小时血糖
	基本实现癌症高危人群定期参加防癌体检
	40 岁及以上人群或慢性呼吸系统疾病高危人群每年检查肺功能 1 次

续表

指标类型	指标
政府工作 指标	30 岁及以上居民高血压知晓率
	高血压患者规范管理率
	高血压治疗率
	高血压控制率
	静脉溶栓技术开展情况
	35 岁及以上居民年度血脂检测率
	18 岁及以上居民糖尿病知晓率
	糖尿病患者规范管理率
	糖尿病治疗率
	糖尿病控制率
	癌症防治核心知识知晓率
	高发地区重点癌种早诊率
	乡镇卫生院、社区卫生服务中心提供中医非药物疗法的比例，村卫生室提供中医非药物疗法的比例
	鼓励开展群众性应急救护培训，取得培训证书的居民比例
	40 岁及以上居民慢阻肺知晓率

（十五）传染病及地方病防控行动

传染病及地方病防控行动由国家卫生健康委疾控局牵头，主要行动任务包含个人层面的 8 项内容、社会和政府层面的 10 项内容，可概括为：引导居民提高自我防范意识，讲究个人卫生，预防疾病；充分认识疫苗对预防疾病的重要作用；倡导高危人群在流感流行季节前接种流感疫苗；加强艾滋病、病毒性肝炎、结核病等重大传染病防控，努力控制和降低传染病流行水平；强化寄生虫病和饮水型燃煤型氟砷中毒、大骨节病、氟骨症等地方病防治，控制和消除重点地方病。

传染病及地方病防控行动的主要指标包含 8 项结果性指标、3 项个人和社会倡导性指标、1 项政府工作指标（见表 4 - 12）。

表 4 – 12 传染病及地方病防治行动主要指标

指标类型	指 标
结果性指标	艾滋病全人群感染率
	5 岁以下儿童乙型肝炎病毒表面抗原流行率
	肺结核发病率
	达到基本控制要求的包虫病流行县比例
	疟疾本地感染病例数
	血吸虫病防治
	燃煤污染型氟砷中毒、大骨节病和克山病危害
	饮水型氟砷中毒、饮茶型地氟病和水源性高碘危害
个人和社会倡导性指标	提倡负责任和安全的性行为，鼓励使用安全套
	咳嗽、打喷嚏时用胳膊或纸巾掩口鼻，正确、文明吐痰
	充分认识疫苗对预防疾病的重要作用，积极接种疫苗
政府工作指标	以乡（镇、街道）为单位适龄儿童免疫规划疫苗接种率

（杨宪）

第五章 健康中国行动监测评估

第一节 专项监测

一、健康知识普及行动监测方案

健康素养是指个人获取和理解基本健康信息和服务，并运用这些信息和服务作出正确决策，以维护和促进自身健康的能力。《行动》中，第一项行动是"健康知识普及行动""居民健康素养水平"成为"结果性指标"的考核内容。从 2012 年起，在国家财政项目的支持下，在国家卫健委宣传司的直接领导下，在中国健康教育中心的技术支持下，开始了连续的、规范的全国城乡居民健康素养监测工作，截至 2019 年，已经完成了 8 次全国监测工作，每年向社会发布监测结果。《行动》中"居民健康素养水平"数据将来源于该监测工作。

（一）监测对象

非集体居住的 15～69 岁城乡常住居民。

常住居民指过去 12 个月内在当地居住时间累计超过 6 个月的居民，不考虑是否具有当地户籍，不包括居住在医院、养老院、学校集体宿舍等场所的居民。

监测范围覆盖全国 31 个省（区、市）336 个区（县），不包括港、澳、台地区。

（二）监测内容

以《中国公民健康素养——基本知识与技能》为出题依据，采用问卷调查的方式了解监测对象的健康素养水平，问卷内容包括基本健康知识和理念、健康生活方式与行为、健康基本技能等。

（三）监测指标

1. 内涵口径：居民健康素养水平是指具备健康素养的人在监测总人群中

所占的比例。判定具备健康素养的标准为健康素养监测问卷得分达到总分的80%及以上。

2. 计算方法：居民健康素养水平 = 具备健康素养的人数/监测人群总人数×100%。

居民健康素养水平需要进行加权处理，为加权后数值。

3. 数据来源

（1）抽样原则

①覆盖全国31个省（自治区、直辖市），以城乡进行分层，监测点和监测样本具有全国代表性。

②考虑可行性及经济有效性，采用分层多阶段、PPS、简单随机抽样相结合的方法。

③考虑健康素养水平在家庭户中的聚集性，1个家庭户只调查1名符合条件的家庭成员。

（2）监测点数量及城乡比例

根据各省人口数量、城乡人口比例及满足调查所需最小样本要求等因素确定各省监测点数量。每省监测点最少8个，最多16个。分配方法见表5-1。

表5-1 各省监测点分配数量

序号	人口规模/万人	监测点数量/个
1	≤3 000	8
2	3 000~	10
3	4 500~	12
4	6 000~	14
5	≥7 500	16

所有行政区划为区的县级单位均视为城市监测点，行政区划为县（包括县级市、旗）的县级单位均视为农村监测点。各省城市监测点和农村监测点的比例按该省城乡家庭户的比例分配。

（3）抽样方法（见表5-2）

第一阶段抽样：以31个省（区、市）为单位，每省（自治区、直辖市）按照城乡分层，采用与人口规模成比例的整群抽样方法（PPS法），随机抽取监测县（区），全国共抽取336个县（区）监测点。人口规模信息采用家庭户总数，数据源自第六次全国人口普查。

第二阶段抽样：省级健康教育机构收集抽中县（区）内的乡镇（街道）名称及家庭户总数信息，使用PPS法在每个监测区（县）内随机抽取3个乡镇（街道），全国共抽取1 008个街道。

第三阶段抽样：监测点收集每个抽中乡镇（街道）内的村（居委会）名称及家庭户总数信息，上报至省级健康教育机构，省级使用PPS法随机抽取2个村（居委会）并返回监测点。每个监测点抽取6个村（居委会），全国共抽取2 016个村（居委会）。

第四阶段抽样：监测点对抽中的村（居委会）进行绘图列表，并将地图和家庭户信息（家庭户列表）上报至省级健康教育专业机构，省级在每个村（居委会）内随机抽取55个家庭户。

第五阶段抽样：调查员在每个抽中的家庭户内，收集家庭成员信息，按照KISH表方法随机抽取15～69岁常住人口1人开展调查，直到该村（居委会）在抽取的55个家庭户内完成40份调查为止，全国共计调查80 640人。

表5-2 中国居民健康素养监测抽样步骤

抽样阶段	样本分配	抽样方法	分工
第一阶段	抽取336个区（县）	分层PPS法	国家级
第二阶段	每个区抽取3个街道或每个县抽取3个乡镇	PPS法	省级收集乡镇（街道）信息并完成抽样
第三阶段	每个街道抽取2个居委会或每个乡镇抽取2个村	PPS法	监测点收集村（居委会）信息，上报省级健康教育机构，省级进行抽样
第四阶段	每个居委会或村抽取55个家庭户	简单随机抽样	监测点绘图、列表，省级进行抽样
第五阶段	每个家庭户随机抽取1人调查，每个居委会（村）内完成40份调查	KISH表法	省级分配KISH表代码，调查员确定调查对象

4. 监测频率：当前每年进行一次监测，建议每2～3年监测一次，每5年监测2次。

（四）监测机制

国家卫生健康委宣传司负责组织实施，包括下发监测方案，对监测工作进行监督指导。中国健康教育中心提供技术支持，起草监测方案，负责技术培训和咨询，协助组织开展现场调查，进行质量控制，收集、整理、复核、汇总、分析调查数据，撰写并提交监测报告。省级卫生健康委健康教育主管处室负责组织实施本省（区、市）健康素养监测工作，成立监测工作指导组，制定监测实施方案，组织调查员培训，负责现场调查质量控制，收集、审核并上报监测数据。省级健康教育专业机构为监测工作提供技术支持。监测点卫生健康行政部门、健康教育专业机构按照统一要求进行现场调查。

（李英华）

二、合理膳食行动监测方案

合理膳食是保证健康的基础，有助于降低肥胖、糖尿病、高血压、脑卒中、冠心病等疾病的患病风险。合理膳食行动目标为到 2022 年和 2030 年，成人肥胖增长率持续减缓；居民营养健康知识知晓率分别在 2019 年基础上提高 10% 和在 2022 年基础上提高 10%；5 岁以下儿童生长迟缓率分别低于 7% 和 5%、贫血率分别低于 12% 和 10%，孕妇贫血率分别低于 14% 和 10%；合格碘盐覆盖率均达到 90% 及以上；成人脂肪供能比分别下降到 32% 和 30%；每 1 万人配备 1 名营养指导员；实施农村义务教育学生营养改善计划和贫困地区儿童营养改善项目；实施以食品安全为基础的营养健康标准，推进营养标准体系建设。提倡人均每日食盐摄入量不高于 5g，成人人均每日食用油摄入量不高于 25～30g，人均每日添加糖摄入量不高于 25g，蔬菜和水果每日摄入量不低于 500g，每日摄入食物种类不少于 12 种，每周不少于 25 种；成年人维持健康体重，将体重指数（BMI）控制在 18.5～24kg/m^2；成人男性腰围小于 85cm，女性小于 80cm。合理膳食行动包括 4 项结果性指标、6 项个人和社会倡导性指标和 1 项政府工作指标。具体解析如下：

（一）成人肥胖增长率及维持健康体重

成人肥胖增长率是指 18 岁及以上居民肥胖率的年均增长速度。首先需要明确肥胖的判定标准，这就需要明确一个概念，即体质指数（Body Mass

Index，BMI）。体质指数为体重（kg）/身高的平方（m²），按照中国成人体重判定标准，BMI < 18.5 为体重过低，18.5 ≤ BMI < 24 属于体重正常，当 24 ≤ BMI < 28 则为超重，BMI ≥ 28 即为肥胖①。2002 年中国居民营养与健康状况调查结果显示成年居民的肥胖率为 7.1%，而我国居民 2010—2012 年成人肥胖率为 11.9%，成人肥胖增长率为 5.3%。2012 年成人 BMI 在正常范围内的比例为 52%。

目前有关肥胖率的数据来源于我国在 1959 年、1982 年、1992 年、2002 年、2010—2013 年、2015—2017 年分别开展的具有全国代表性的全国营养调查。2002 年首次将营养、高血压、糖尿病的专项调查有机整合，开展了营养与健康相结合的综合性调查。2010 年国家卫生计生委疾病预防控制局将每 10 年开展一次的中国居民营养与健康状况调查改为常规性的营养监测，2010—2013 年组织开展了中国居民营养与健康监测工作，分阶段覆盖了 31 个省（直辖市、自治区）205 个监测点、具有全国代表性的全人群的营养与健康状况监测②。指标基线值所采用的则是其中体质与营养状况的调查内容结果；2014 年国家卫生计生委办公厅印发《中国居民慢性病与营养监测工作方案（试行）》，将营养与慢性病监测整合，以具有国家和省级代表性、覆盖 605 个县（区）的国家死因监测点为基础，确定 3 年为一个监测周期，分年度开展成人慢性病与营养、儿童与乳母营养与健康状况、慢性阻塞性肺病监测和心脑血管事件报告以及食物成分、农村义务教育学生营养健康状况监测工作。2015—2017 年监测采用多阶段分层整群抽样方法，抽取具有全国和省级代表性的监测点，每个监测点（区/县）中抽取 3 个乡镇（街道），每个乡镇（街道）抽取 2 个村（居）委会，每个村（居）委会抽取 45 户居民进行调查，调查对象为在该地区居住 6 个月以上的 18 岁及以上居民，全国样本量不低于 18 万人，其中孕妇样本量不低于 9 000 人。

成人体重及肥胖率的监测拟采用中国居民慢性病与营养监测之中国成人慢性病与营养监测的数据。

---

① 中国肥胖问题工作组. 中国成人超重和肥胖症预防与控制指南（节录）［J］. 营养学报，2004（1）：1 - 4.

② 常继乐，王宇. 中国居民营养与健康状况监测 2010—2013 年综合报告［M］. 北京：北京大学医学出版社，2016：90.

（二）居民健康知识知晓率

《行动》中提到"每个人是自己健康的第一责任人，对家庭和社会都负有健康责任。普及健康知识，提高全民健康素养水平，是提高全民健康水平最根本最经济最有效的措施之一"[①]。个人的健康素养高低将直接影响到其日常的健康行为，从而影响其健康状况。不仅如此，以家庭中负责日常饮食的成员为例，其丰富的营养健康知识所影响的是整个家庭全部家庭成员的营养健康水平。因此提高我国居民健康知识知晓率，是具有较高成本效益的全人群健康干预手段，也是营造营养健康社会环境的重要举措。

该项指标的计算方式为：具备基本营养健康知识的人数/监测人群总人数×100%。《行动》中2022年的目标值是在2019年的基础上提高10%，2030年的目标值是在2022年的基础上提高10%。但在目前尚缺乏该指标的基线调查结果，并且没有明确的居民营养健康知晓的判断标准。2015年12月，针对近年来我国居民主要健康问题和健康需求的变化，国家卫生健康委组织专家进行修订，编制了《中国公民健康素养——基本知识与技能（2015年版）》。有关营养健康知识的《中国成年居民营养素养》及标准化调查问卷已经编制完成。

目前已提交《居民营养健康知识知晓率调查实施方案》，拟开展18～64岁居民营养健康知识知晓率调查，主要包括膳食推荐（膳食指南）、食物与营养素等知识内容。

（三）孕妇贫血率

贫血是妊娠期妇女常见的营养缺乏病。妊娠期间，由于血容量增加、胎儿生长、胎盘形成等原因，孕妇易发生贫血。妊娠期发生贫血将会降低孕妇的抵抗力，增加妊娠期高血压、产褥期感染的风险，而且还会影响胎儿的营养供给，威胁胎儿的正常发育，增加发生早产的概率，影响胎儿体内铁储备，甚至造成新生儿贫血或体重过轻等不良妊娠结局，严重威胁孕妇及胎儿的健

---

① 国家卫生健康委规划发展与信息化司. 健康中国行动（2019—2030年）［EB/OL］. 2019 – 07 – 15. http：//www.gov.cn/xinwen/201907/15/con tent. 5409694. htm.

康状况和增加死亡率①。以 2001 年 WHO 制定的贫血诊断标准作为参考值，并针对不同海拔下进行血红蛋白界值增加值的校正。1 000 米海拔以下孕妇血红蛋白＜110g/L 诊断为贫血。1000 米海拔以上的贫血进行标准校正。其计算方法为：监测孕妇贫血人数/监测孕妇总人数×100%。

目前该项指标的基线值同样是由中国居民营养与健康监测工作提供，2010—2012 年我国孕妇贫血率为 17.2%，其相较 2002 年的 28.9% 有着明显的改善，其中农村地区孕妇相较城市地区孕妇贫血率下降更为突出，但面对我国如此大的人口基数，接近 20% 的贫血率情况并不乐观。在该项调查中，为保证孕妇的调查人数，以满足样本量的要求，在样本点地区适当补充调查人数。以监测点为单位，当所调查 450 户中孕妇人数不足 30 人，从所在区/县的妇幼保健院补足，从而保证其全国代表性②。

根据国家卫生健康委办公厅发布的《关于开展健康中国合理膳食行动和〈国民营养计划（2017—2030 年）〉监测试评价工作的通知》（以下简称《通知》），孕妇贫血率的监测将基于中国成人慢性病与营养监测中的孕妇样本和国家基本公共卫生服务—孕产妇健康管理服务的数据进行评估，孕产妇健康管理服务将由乡镇卫生院、村卫生室和社区卫生服务中心对辖区内常住的孕产妇进行负责。

（四）5 岁以下儿童生长迟缓率

儿童生长迟缓是指儿童年龄别身高低于标准身高中位数两个标准差。参照我国卫生行业标准《5 岁以下儿童生长状况判定》（WS/T 423—2013）年龄别身高/身长 Z 评分的定义。儿童身高/身长实测值与同年龄同性别参考儿童身高/身长中位数之前的差值和参考人群标准差相比，所得比值就是身高/身长 Z 评分。5 岁以下儿童生长迟缓率：某地区当年 5 岁以下儿童年龄别身高＜（中位数 −2 个标准差）人数即 Z 评分小于 −2 的人数/某地区当年 5 岁以下儿童身高（长）体重检查人数×100%。

目前该项指标的基线值来自中国居民营养与健康监测工作，但此为 2013 年度调查，调查对象是全国 30 个省（自治区、直辖市，不含西藏自治区、香

① 姜珊，庞学红，段一凡，等. 2010 — 2012 年中国孕妇贫血流行状况及相关因素 [J]. 中华预防医学杂志，2018，52（1）：21 − 25.

② 国家卫生计生委办公厅. 中国居民慢性病与营养监测工作方案（试行）[EB/OL]. 2014 − 10 − 11. http://www.nhc.gov.cn/jkj/s5878/29409/9bof5f9e50a9457fb54f140c6208997b.shtml.

港特别行政区、澳门特别行政区及台湾地区）的 55 个监测点（12 个大城市、15 个中小城市、18 个普通农村和 10 个贫困农村）中抽取样本住户的常住人口，包括居住并生活在一起（时间在半年以上）的家庭成员和非家庭成员（如亲戚、保姆等其他人）。每个监测点共调查 5 岁以下儿童 630 人。2013 年中国 5 岁以下儿童生长迟缓率为 8.1%，相较 2002 年全国平均下降了 8.2 个百分点。2022 年的目标值则是将 5 岁以下儿童生长迟缓率减少到 7% 以下。

《通知》中规定 5 岁以下儿童生长迟缓率的指标监测拟采用基本公共卫生服务项目——0~6 岁儿童健康管理数据。由乡镇卫生院、村卫生室和社区卫生服务中心通过妇幼卫生网络、预防接种系统以及日常医疗卫生服务等多种途径掌握辖区中的适龄儿童，分别在新生儿出院后 1 周内，出生后 28~30 天，3、6、8、12、18、24、30、36 月龄，4 岁、5 岁、6 岁时进行体格检查和生长发育评估并将相关信息纳入儿童健康档案[①]。

（五）人均食盐摄入量

高盐饮食是高血压、脑卒中及其他心血管疾病的危险因素，有效控制居民的食盐摄入量对防治相关心血管疾病有着重要作用。2013 年，世界卫生组织建议人群食盐摄入量不高于 5g。目前我国居民膳食中食盐摄入量的数据来源于 2010—2013 年的中国居民营养与健康状况监测，共调查 26 516 户，总人数为 64 038 人。删除每标准人日能量摄入量过低或过高的、膳食调查期间膳食记录不足一天的被调查对象，实际分析样本数为 62 857 人。

该调查中所采用的食盐摄入量调查法为称重法，即连续 3 天（包括 2 个工作日和 1 个休息日）称量调查住户调味品（包括食盐、味素、鸡精、酱油、醋、酱类、腐乳及咸菜）的消费量。在调查第一天对家中所有现存的调味品称重、记录之后，每天称取新购进的调味品的量，同时称量、记录废弃的调味品的量，3 天后称取家中所有调味品的剩余量，由此得到家庭 3 天内的调味品消耗量，将调味品按照食物成分表，折算出钠的消费量，再换算成氯化钠的量作为食盐消费量。计算 3 天膳食调查期间家庭成员用餐总人数（包括家庭成员及客人）、每个家庭成员三餐的餐次比及调味品消耗总量。根据调味品

---

① 卫生部. 卫生部关于印发国家基本公共卫生服务规范（2011 年版）的通知［EB/OL］. 2011 - 04 - 25. http://www.gov.cn/2wgk/2011 - 05/24/content - 1870181. htm.

消费量计算各类调味品中食盐含量，得到食盐消费量。全家食盐消费量除以全家总人日数得到每户日均食盐消费量。根据家庭成员标准人系数比分配每户日均食盐消费量，得到每人日均食盐消费量①。

对于食盐摄入量的指标监测仍将采用中国居民慢性病与营养监测—中国成人慢性病与营养监测中的膳食调查数据，食盐摄入量仍采用称重法调查。

（六）成人人均每日食用油摄入量

作为烹饪中的主要调味品之一，食用油是膳食脂肪和能量摄入的重要来源，可促进脂溶性维生素的吸收利用。但摄入过多食用油会增加肥胖、血脂异常、心血管疾病等慢性病风险。《中国居民膳食指南（2016）》建议成人每日食用油摄入量不高于 25 ~ 30g。2012 年，我国城乡居民食用油的摄入量为42.1g。其数据来自中国居民营养与健康监测，并且食用油摄入量采用称重法调查。

对于食用油摄入量的监测同样拟采取中国居民慢性病与营养监测—中国成人慢性病与营养监测中的膳食调查数据，食用油摄入量仍采用称重法调查。

（七）人均每日添加糖摄入量

糖类即碳水化合物，是由碳、氢、氧三种元素组成的有机化合物，是人类膳食能量的主要来源，对人类营养有着重要的作用。但同时摄入过多的糖类容易导致肥胖、糖尿病的发生。添加糖指人工加入食品中的、具有甜味特征的糖类，以及单独食用的糖，常见有蔗糖、果糖、葡萄糖等。

但与上述食盐和食用油不同的是，该项指标基线数据来源于我国糖的总消费量，并平均到我国人口所得，基期水平为 30g。2010—2012 年中国居民营养与健康状况监测显示我国居民平均每标准人日摄入糖 2.1g，主要是采用连续 3 天家庭调味品称重法获得的糖摄入量，未包括预包装食品、包装食品中所含的添加糖。目前正在收集我国预包装食品的营养成分信息，若能在修订预包装食品营养标签通则中，增加蔗糖等糖的强制性标识，可逐步建立预包装食品包含糖含量的营养成分数据库，与膳食调查数据结合，有助于今后对每日添加糖摄入量的监测与综合评估。其计算方法为：监测人群的每日添

---

① 李剑虹，鹿子龙，颜流霞，等. 称重法、频率法与 24h 尿钠法评估人群食盐摄入量的比较［J］. 中华预防医学杂志，2014（12）：1093 - 1097.

加糖总消耗量/监测人群总人数。

（八）每日蔬菜水果摄入量、每日食物种类（种）

《中国居民膳食指南（2016）》建议餐餐有蔬菜，保证每天摄入 300～500g 蔬菜，深色蔬菜应占 1/2；天天吃水果，保证每天摄入 200～350g 新鲜水果，果汁不能代替鲜果。平均每天摄入 12 种及以上食物，每周 25 种以上。适量的蔬果和丰富的食物种类有利于摄取足量不同的微量营养素，并且能够降低慢性病的发病风险。

2010—2012 年我国城乡居民平均每标准人日蔬菜、水果的摄入量分别是 269.4g/d 和 40.7g/d，均低于推荐值水平。膳食调查采用连续 3 天 24 小时膳食回顾法，对调查户 2 岁及以上家庭成员采用询问调查的方式，让被调查者回忆调查前 24 小时内的进食情况，记录在家和在外吃的所有食物，包括主食、副食、零食、水果、酒、饮料等，连续 3 天每天都入户询问进食情况，同时记录营养素补充剂的消费情况。该种调查是目前较为普遍和准确的调查方式，但仍存在一定的偏差。首先，被调查者在回忆前一天的膳食情况时存在一定的回忆偏倚；其次，作为调查者需要通过图谱，经验判断，实际称量等方法来估算被调查者的食物摄入量，这同样存在一定的偏差。

（九）每万人口 1 名营养指导员

营养指导员是指可为居民提供合理膳食、均衡营养指导的人员。营养指导人员主要在基层单位如社区、医疗卫生机构、教育机构、养老机构、体育健身机构、餐饮企业等提供服务。合理膳食、均衡营养可以有效减少相关慢性病的发生，还可有效促进患者康复。营养指导员将直接面对社区居民对其日常膳食提出指导建议，并进行相关知识的健康科普宣教工作。

各地结合当地营养工作开展情况、营养人才队伍状况、人民群众营养健康需求等，研究制定本省（区、市）培训试点实施方案，逐步推进营养指导员的培养；按照每万人口配备 1 名营养指导员的要求，研究提出 2022 年、2025 年、2030 年获得合格证书的人员数量目标、配备使用计划，报国民营养健康指导委员会办公室备案。拟采用定向定量原则分阶段开展培训。首先以医疗卫生、教育、养老等社会服务机构及人员为主，逐步扩展至体育、餐饮、食品企业管理人员，并鼓励志愿者和家庭主妇等自愿参与，建立全国营养指导人员队伍，提升营养专业指导和服务能力①。

该项指标的监测拟参阅国民营养健康指导委员会办公室备案材料。

（王志宏　王柳森）

三、控烟行动监测方案

控烟行动的监测内容围绕"健康中国行动主要指标"中第 29～34 项指标展开，重点开展成人烟草流行情况监测、控烟立法与修法进展信息收集、无烟环境评估。

（一）成人烟草流行情况监测

1. 监测对象

（1）目标人群

监测的目标人群为 15 岁及以上，调查前一个月将该住宅视为主要居住地的中国居民，不含集体居住，如在学生宿舍、军营、监狱或医院的人。

15～17 岁的年轻调查对象需征得其家长或监护人的同意方可参加。若调查员在调查地址内未发现合乎调查资格的人员或调查对象无行为能力，则该调查地址被视为不符合调查资格。

（2）监测范围

在 32 个省（区、市）中开展。

（3）抽样方法

监测点的选择采用分层多阶段随机整群抽样设计的方法选择样本。具体如下：

分层：按照地理区域（中北部，东北部，中东部，中南部，西南部，西北部）和城乡（县，区）分层。

第一阶段抽样：在保留 2018 年 200 个监测点的基础上，根据兼顾国家代表性和省级代表性的原则，根据各省的实际情况补齐监测县或区数。第一阶段的初级抽样单位是县级行政区划，即县或区。每个区域内选择的初级抽样

---

① 国民营养健康指导委员会办公室. 关于开展营养指导能力提升培训试点工作的通知［EB/OL］. 2021－08－16. http：//www. nhc. gov. cn/sps/s7887k/202108/od18db37d7f948ad811ac103f8f37044. shtml.

单位数量与该地区的户籍总数成正比。根据每个县或区的登记户数，采用PPS抽样方法选取各层的县和区。所需县（区）人口信息从国家统计局获取。

第二阶段抽样：在第一阶段选定的各县区内，采用PPS方法选择2个村或居委会。如果选定的村或居委会的户籍人数大于1 000户少于2 000户，则将该村或居委会视为最终的第二阶段抽样单位；如果选定的村或居委会的户籍人数为2 000人以上，则村或居委会将分为几个片区，每片区大致包含1 000户。采用简单随机抽样方法选择其中的一个片区，选定的片区是最终的第二阶段抽样单位。在每个选定的第二阶段抽样单位，调查员负责绘制详细的地图，并编制完整的住户清单，核查每个片/村/居委会的地图和列表，上交中国疾病预防控制中心控烟办公室。

第三阶段抽样：现阶段抽样单位为户。使用简单随机抽样方法从每个选定片区/村/居委会的住户名单中选出调查家庭户。

第四阶段抽样：从第三阶段抽样的家庭户中抽取符合条件的调查对象。调查员将根据抽样住户名单进行入户调查，首先按照调查问卷对家庭成员信息进行登记。登记完成后，电子设备将自动随机抽取每户家庭的受访者。

成人烟草流行情况监测采用定点监测的方法，监测区县、村、居委会一旦确定原则上不能改变。如有特殊情况（如区县合并、村镇搬迁撤销等），将监测点替换方案上报国家监测工作办公室，经专家组研究批准进行调换。

2. 监测内容

主要监测内容包括：调查对象的基本情况、烟草使用、电子烟使用、戒烟、二手烟、烟草价格、控烟宣传、烟草广告、促销和赞助以及人们对烟草使用的知识和态度等信息。

3. 监测指标

（1）内涵口径

现在吸烟者：调查时在吸烟的成人，包括每日吸烟者和偶尔吸烟者。

每日吸烟者：调查时每天都吸烟的成人。

偶尔吸烟者：调查时偶尔吸烟的成人。

曾经吸烟者：过去曾吸过烟，但调查时已不再吸烟的成人。

看到有人吸烟的情况：过去30天内在特定场所看到有人吸烟、闻到烟味或看到烟头的情况。

戒烟意愿者：现在吸烟者中考虑在未来 12 个月内开始戒烟（包括计划在 1 个月内戒烟）的成人。

尝试戒烟者：现在吸烟者在过去 12 个月内进行过任何戒烟尝试的行为。

使用过电子烟者：调查时曾经使用过电子烟的成人，包括现在正在使用电子烟。

现在吸烟率：现在吸烟者在人群中的百分比。

每日吸烟率：每日吸烟者在人群中的百分比。

日平均吸烟量：现在吸卷烟者日平均吸机制卷烟支数。

二手烟暴露率：特定场所看到有人吸烟者在人群中的百分比。

戒烟率：戒烟者在所有曾经和现在吸烟者中的百分比。

戒烟意愿烟民比率：戒烟意愿者占现在吸烟者中的百分比。

尝试戒烟率：尝试戒烟者占现在吸烟者中的百分比。

电子烟现在使用率：调查时使用电子烟的人在人群中的百分比。

（2）计算方法

采用入户调查形式，由调查员使用掌上电脑采用面对面询问的方式调查。

现场调查由各县（区）监测工作主管部门组织实施，现场工作队伍包括现场协调人和调查员。同时，每个行政村（居委会）至少有 1 名工作人员协助开展预约及入户工作。现场调查前，需在抽中的居委会/村发布调查信息，以便取得调查对象的配合。

监测工作按照预约、现场调查、例会、数据传输流程进行。调查过程中全程进行质量控制，同步开展国家和省级督导工作。

（3）数据来源

①预约。入户调查前，由熟悉其管辖地区的地理环境和住户情况的行政村（居委会）工作人员与调查家庭约定入户调查时间，调查员在约定的时间入户调查。

②现场调查。调查使用掌上电脑作为数据采集工具，每名调查员都将分配一台设备。在入户调查前，调查员将调查对象的住户地址导入设备，然后拿着之前绘制的地图和列表，根据设备中的地址信息进行入户调查。

③例会。在现场调查过程中，每天都要召开工作例会，汇总调查进展，解决调查中出现的问题，安排调查进度。

④数据管理及传输。各县（区）的调查员负责收集并传输数据。每天调查结束，将调查设备中的数据上传到中国疾病预防控制中心控烟办公室指定的服务器上。控烟办公室负责管理各地上传的数据，对数据的完整性进行检查。

⑤督导。在现场调查过程中，国家、省须对所有开展调查的县（区）进行督导。督导的方法主要包括陪访和问卷复核。

陪访：在调查的头几天，现场协调人需要陪同调查员一起入户调查，观察调查员的表现，确认调查员按标准流程进行调查并正确地记录、录入调查结果，国家级、省级现场督导时也会采用。

问卷复核：检查现场调查员收集数据质量的一种方法是对已经筛选和调查过的家庭进行短暂的复核。复核的主要内容包括：筛选正确的受访家庭，正确记录调查信息，以及调查问卷的完成情况。问卷复核主要由省级督导员进行现场督导时进行，从已完成调查的家庭中随机抽取5%进行复核。

质量控制：质量控制涵盖调查前、调查阶段、调查结束后数据处理三个阶段。从组织管理、现场实施和数据管理进行全方位质量控制。

（4）监测频率

每2年监测一次。

4. 监测机制

中国疾病预防控制中心控烟办负责成人烟草流行情况监测的组织实施，制定下发监测方案，对监测工作进行监督指导。并为监测工作提供技术支持，编制培训指南，培训调查员，协助组织开展现场调查，进行质量控制，收集、整理、复核、汇总、分析调查数据，撰写并提交调查报告。

各省（直辖市、自治区）卫生健康行政部门控烟工作主管处室负责组织实施本省（市、区）的成人烟草流行情况监测工作，并指定专业机构负责辖区监测工作的技术管理。包括组织各项目点现场调查工作人员参加培训，负责现场调查质量控制，收集、审核并上报监测数据。监测点卫生健康委员会和负责监测工作的专业机构按照统一要求进行现场调查。

（二）控烟立法与修法进展信息收集

1. 监测对象

32个省（区、市），及有立法权的市。

2. 监测内容

调查内容包括：省级现有控烟法规情况、年度立法修法计划；辖区内有立法权的市现有控烟法规情况、年度立法修法计划；全省常住人口数，全面无烟法规保护人口数、其他相关信息。

3. 监测指标

全面无烟法规必备要素：

——条款中明确规定室内公共场所、工作场所和公共交通工具内全面禁止吸烟；

——条款中明确规定对违法吸烟行为的监督执法部门和处罚金额。

被全面无烟法规保护人口比例：实施全面无烟法规的市的常住人口占全省常住人口的百分比。

主要收集：省级控烟监督执法的职责单位情况及开展监督执法的次数、单位数和违法处罚情况；辖区内各市控烟监督管理模式、执法单位情况及开展监督执法的次数、监督单位数和违法处罚情况、其他相关信息。

监测频率：每年采集 2 次。

4. 监测机制

中国疾病预防控制中心控烟办在国家卫生健康委员会的领导下负责控烟立法与执法进展信息收集工作的组织实施，制定下发信息收集方案，并为信息收集工作提供技术支持，培训各省控烟工作主管部门和技术部门的信息收集工作负责人，指导各省组织开展信息收集工作，进行质量控制，收集、整理、复核、汇总、分析全国控烟立法和执法进展相关信息，撰写并提交调查报告。

各省（区、市）爱卫办会同卫生健康行政部门控烟工作主管处室负责组织实施本省（区、市）的控烟立法与执法进展信息收集工作，并指定专业机构负责辖区监测工作的技术管理，包括组织辖区各地市（直辖市的区、县）、控烟工作相关委办局进行培训，收集、审核、汇总本省信息并上报。

（三）无烟环境评估

1. 监测对象

调查对象为室内工作场所、公共场所和公共交通工具。国家根据控烟工作进展和需求，每年选择重点场所进行监测，各省根据辖区具体情况确定各省每年的监测场所类别。

重点监测的工作场所包括：政府机关、企事业单位、医疗机构、写字楼、学校等。

重点监测的公共场所包括：宾馆旅店、餐馆饭店、KTV、网吧、电影院、商场超市、车站和机场室内等。

重点监测的公共交通工具包括：公交车、长途车、火车、出租车、客运船等。

2. 监测内容

公共场所、工作场所评估内容包括：室内吸烟现象、控烟宣传情况、场所内烟草广告情况、室内室外吸烟区设置情况。

公共交通工具评估内容包括：交通工具内吸烟情况、烟灰缸等盛放烟蒂（烟灰）容器设置摆放情况、出租车司机允许乘客在车内吸烟情况、控烟宣传情况等。

3. 监测指标

（1）内涵口径

各地：室内吸烟想象发生率、无烟环境建设情况、控烟宣传覆盖率、禁烟标识张贴率、烟草广告发现率。

各类场所：室内吸烟想象发生率、无烟环境建设情况、控烟宣传覆盖率、禁烟标识张贴率、烟草广告发现率。

各类公共交通工具：交通工具内吸烟想象发生率、控烟宣传覆盖率、禁烟标识张贴率、烟草广告发现率。

无烟党政机关比率：辖区内按标准实施无烟党政机关政策并且在明察暗访中未发现问题的党政机关数占辖区内各级各类党政机关的百分比。

（2）调查方法

采取第三方神秘人暗访形式进入被调查单位进行观察暗访，填写调查问卷；对问卷中涉及的评估指标进行拍照/录音/录像取证。各类场所的具体调查时间要选在该场所的工作时间段。

数据来源

以问卷调查方式进行实地调研。

（4）监测频率

至少每年秋季调查一次，有条件的地区可以增加不同季节的调查。

4. 监测机制

中国疾病预防控制中心控烟办在国家卫生健康委员会的领导下负责全国无烟环境评估工作的组织实施，制定每年重点场所的评估方案，采用招标采购的方式确定有资质的第三方公司进行暗访。暗访过程中对第三方公司进行全过程督导质控。暗访结束后，汇总、分析各省、各类场所无烟环境情况，撰写并提交调查报告。

各省（直辖市、自治区）卫生健康行政部门控烟工作主管处室负责组织实施本省（市、区）的无烟环境评估工作。各省（直辖市、自治区）疾控中心控烟工作主管部门协助省卫生健康行政部门制定辖区无烟环境评估方案，督导本省通过招标采购的方式确定的有资质的第三方公司进行暗访，收集、审核、汇总本省信息并上报。

（曾晓芃）

四、心理健康促进行动监测方案

监测评估工作由心理健康促进行动工作组负责具体组织实施。在推进委员会的领导下，心理健康促进工作组围绕行动提出的目标指标和行动举措，健全指标体系，制定监测评估工作方案。以现有统计数据为基础，完善监测评估体系，依托互联网和大数据，发挥第三方组织作用，对主要倡导性指标和预期性指标、重点任务的实施进度和效果进行监测评估，并根据监测情况形成实施进展专题报告。

对于居民心理健康素养水平，应用心理健康素养量表进行评估；失眠状况根据匹兹堡睡眠指数量表进行评价；成人每日平均睡眠时间通过主观的自我汇报。以上三项结果性指标可以通过网络量表的形式进行数据的采集，推荐每年监测评估一次。焦虑障碍和抑郁症因为涉及诊断，需通过复合性国际诊断交谈表进行筛查，监测对象的选取根据流行病学调查的分层随机抽样方法，在全国各省市抽取有代表性的样本进行入户访谈，具体方法学参见黄悦勤教授主持的全国第三次精神卫生流行病学调查。考虑到全国性流行病学调查的操作难度及经费消耗，建议每三年进行一次，并且需要政府层面的专项基金和人员投入。

（陆林）

五、健康环境促进行动监测方案

（一）监测对象

全国 31 个省、自治区、直辖市和新疆生产建设兵团地方人民政府健康环境促进行动开展情况。

（二）监测内容

1. 主要指标完成情况

（1）居民饮用水水质达标情况。

（2）居民环境与健康素养水平。

（3）垃圾分类实施情况。

（4）室内空气质量提升情况。

（5）应急演练开展情况。

（6）危险标识、化学品安全标签及环境保护图形标志知晓情况。

2. 专项行动目标实现情况

（1）大气、地表水质量情况。

（2）健康城市、健康村镇建设示范点建设情况。

（3）环境与健康的调查、监测和风险评估制度建立情况。

（4）消费品质量安全事故强制报告制度建立情况。

（5）复合污染对健康影响和健康防护攻关研究进展情况。

（6）社区行为规范制定情况。

（7）公共场所集中空调清洗情况。

（三）监测指标

1. 结果性指标

（1）居民环境与健康素养水平。

内涵口径、计算方法见指标解读部分。

数据来源：政府工作报告，统计部门数据。

（2）居民饮用水水质达标率

内涵口径：指当地居民饮用水的水质达标情况，包括出厂水和末梢水水质达到 GB 5749《生活饮用水卫生标准》要求的比例。

计算方法：居民饮用水水质达标率＝达到饮用水卫生标准的水样数/检测总水样数×100％

阶段目标：2022年，饮用水水质明显改善；2030年，饮用水水质持续改善。

数据来源：政府工作报告，卫生健康部门。

2. 个人和社会倡导性指标

（1）垃圾分类率

内涵口径：指按一定规定或标准将垃圾分类储存、分类投放和分类搬运的比率。

计算方法：垃圾分类率＝已开展生活垃圾分类的居住小区、公共机构的数量/居住小区、公共机构总数×100％。

数据来源：政府工作报告，住建和统计部门数据。

（2）室内空气质量合格率

内涵口径：是指室内空气质量符合现行国家卫生标准比率，用室内空气质量指数（Indoor Air Quality，AQI）来定量表征。

计算方法：室内空气质量优良率＝室内空气质量指数（AQI指数）≤100的居室/调查总居室数×100％。

数据来源：政府工作报告，卫生健康部门和统计部门数据。

（3）应急演练实施率

内涵口径：是指学校、医院、车站、大型商场、电影院等人员密集的场所依据有关应急预案，模拟应对突发事件的活动开展率。

计算方法：应急演练实施率＝实际开展应急演练场所的数量/应开展的场所数量×100％。

数据来源：政府工作报告，应急管理部门和统计部门数据。

（4）危险标识、安全标签和环境保护图形标志知晓率

内涵口径：是指公众对危险标识、安全标签和环境保护图形标志的认知情况。

计算方法：知晓率＝能够识别危险标识、安全标签和环境保护图形标志的人数/被调查人员总数×100％。

数据来源：政府工作报告，交通运输部、市场监管总局、生态环境部、统计部门数据。

3. 专项行动目标

（1）大气质量优良天数比例，地表水质量优良比例。

内涵口径：是指环境空气质量优良的天数和地表水三类以上水质断面所占的比率。

计算方法：

大气质量优良天数比例：全年环境空气质量优良的天数/全年总天数 ×100%；

地表水质量优良比例：水质优良（Ⅰ～Ⅲ类）断面/地表水评价考核断面总数。

数据来源：政府工作报告，生态环境部门。

（2）健康城市、健康村镇建设示范点建设情况。

内涵口径：是指健康城市、健康村镇、健康细胞工程等示范点建设比率。

计算方法：示范点建立率 = 已建示范点数/应建示范点数 ×100%。

数据来源：政府工作报告，卫生健康部门。

（3）环境与健康的调查、监测和风险评估制度建立情况

内涵口径：是指已建立与《环境保护法》相一致的环境与健康的调查、监测和风险评估制度的城市所占的比率。

计算方法：制度建立率 = 已建城市数/应建城市数 ×100%。

数据来源：政府工作报告，卫生健康部门。

（4）消费品质量安全事故强制报告制度建立情况

内涵口径：消费品质量安全事故强制报告制度建立的进展情况。

计算方法：制度建立率 = 已建城市数/应建城市数 ×100%。

数据来源：市场监管部门。

（5）复合污染对健康影响和健康防护攻关研究进展情况

内涵口径：环境污染对健康的影响和健康防护的攻关研究进展情况。

计算公式：立项率 = 已立项目数/应立项目数 ×100%。

数据来源：政府工作报告，科技部门。

（6）社区行为规范制定率

内涵口径：社区行为规范制定率反映了已制定社区健康公约和健康守则等行为规范的社区所占的比例。

计算方法：社区行为规范制定率＝制定社区健康公约和健康守则等行为规范的社区数/全部调查社区总数×100%。

数据来源：政府工作报告，统计部门数据。

（7）公共场所集中空调清洗合格率

内涵口径：是指公共场所集中空调按现行国家卫生标准清洗的比率。

计算方法：公共场所集中空调清洗合格率＝按要求定期清洗集中空调的公共场所数/全部调查场所总数×100%。

数据来源：政府工作报告，卫生健康部门数据。

以上指标监测频率每年一次。

（四）监测机制

各省级地方人民政府成立推进委员会，下设健康环境促进行动推进工作组，由推进工作组负责具体实施和监测工作。推进工作组由卫生健康部门、生态环境部门、市场监管总局、科技厅、住建部门等组成。推进工作组设立专家咨询委员会，由推进工作组聘请相关领域专家组成，负责为健康环境促进行动推进实施提供技术支持。

推进工作组以现有统计数据为基础，依托互联网和大数据，对主要指标、重点任务的实施进度进行年度监测，每年形成健康环境促进行动实施进展专题报告，并上报给推进办。

（施小明）

六、妇幼健康促进行动监测方案

妇幼健康促进行动专项监测包括孕产妇死亡监测、5岁以下儿童死亡监测（包括婴儿死亡监测）和出生缺陷人群监测。开展监测可以获得我国孕产妇死亡率、婴儿死亡率、5岁以下儿童死亡率、出生缺陷发生率等检测数据，对提高我国妇幼健康具有重要意义。

（一）孕产妇死亡率监测

1. 监测对象

监测地区内的所有孕产妇均为监测对象，监测孕产妇从妊娠开始至妊娠终止后42天。

2. 监测内容

孕产妇死亡率监测孕产妇死亡情况，包括该地区活产数和孕产妇死亡人数。

3. 监测指标

孕产妇死亡率是指一定时期内某地区孕产妇死亡数与每10万例活产数之比。孕产妇死亡是指处在妊娠期或妊娠期终止后42天内的妇女，不论妊娠期长短和何种受孕部位，由于任何与妊娠或妊娠处理有关的或由此而加重了的原因导致的死亡，但不包括由于意外或偶然原因导致的死亡。活产数是指妊娠满28周及以上（如孕周不清楚，可参考出生体重达1 000克及以上），娩出后有心跳、呼吸、脐带搏动、随意肌收缩4项生命体征之一的新生儿数。

孕产妇死亡率 = 某年某地区孕产妇死亡人数/同年该地区活产数 × 100 000/10万。

数据来源于妇幼卫生年报。

监测频率为年度。

4. 监测机制

逐级上报监测情况，要求各级均有专人负责监测资料的收集、整理和上报。

每个社区卫生服务中心/街道（乡镇卫生院）定时报告监测点活产数和孕产妇死亡情况到区县级妇幼保健机构，区县妇幼保健机构审核后上报地市级、省级妇幼保健机构。省级妇幼保健机构复核后，将各监测点的数据汇总，并报到国家相应部门。国家相应部门将资料审核编码后录入计算机。

（二）婴儿死亡率和5岁以下儿童死亡率监测

1. 监测对象

监测地区全部5岁以下儿童作为监测对象。监测地区妊娠满28周（如孕周不清楚，可参考出生体重达1 000克及以上），娩出后有心跳、呼吸、脐带搏动、随意肌收缩4项生命指标之一，之后死亡的5岁以下儿童均报告死亡和死因。

2. 监测内容

婴儿死亡率和5岁以下儿童死亡率监测内容为婴儿死亡和5岁以下儿童死亡情况，包括该地区活产数、婴儿死亡数、5岁以下儿童数。

3. 监测指标

（1）婴儿死亡率

婴儿死亡率是指一定时期内某地区婴儿出生后不满周岁的死亡人数与该地区当年活产数之比。活产数是指妊娠满28周及以上（如孕周不清楚，可参考出生体重达1000克及以上），娩出后有心跳、呼吸、脐带搏动、随意肌收缩4项生命体征之一的新生儿数。

婴儿死亡率＝某年某地区婴儿死亡数/同年该地区活产数×1000‰。

（2）5岁以下儿童死亡率

5岁以下儿童死亡率是指一定时期内某地区5岁以下儿童死亡数与该地区当年活产数之比。活产数是指妊娠满28周及以上（如孕周不清楚，可参考出生体重达1000克及以上），娩出后有心跳、呼吸、脐带搏动、随意肌收缩4项生命体征之一的新生儿数。

5岁以下儿童死亡率＝某年某地区5岁以下儿童死亡数/同年该地区活产数×1000‰。

数据来源于妇幼卫生年报。

监测频率为年度。

4. 监测机制

逐级上报监测情况，城市建立社区卫生服务站→社区卫生服务中心→区，农村建立村→乡镇→县，各级均有专人负责监测资料的收集、整理和保存。

每个社区卫生服务中心/街道（乡镇卫生院）定时报告监测点监测内容到区县级妇幼保健机构，区县妇幼保健机构审核后上报地市级、省级妇幼保健机构。省级妇幼保健机构复核后，将各监测点的数据汇总，并报到国家相应部门。国家相应部门将资料审核编码后录入计算机。

（三）产前筛查率监测

1. 监测对象

监测地区内的所有孕产妇均为监测对象。

2. 监测内容

产前筛查率监测内容为监测该地区所有孕产妇产前筛查情况，包括该地区产妇数和孕妇进行产前筛查人数。

3. 监测指标

产前筛查率是指一定时期内某地区产前筛查孕产妇数与当地产妇数之比。产前筛查孕产妇数是指报告期内在孕早期和孕中期（7～20周）用血清学方法对胎儿进行唐氏综合征（21三体）、18三体和神经管畸形这三种先天性缺陷和遗传性疾病筛查的孕产妇人数（暂不包括超声学筛查）。进行过多次筛查者按1人统计。

产前筛查率＝某年某地区出生缺陷产前筛查人数/同年该地区产妇数×100%。

数据来源于妇幼卫生年报。

监测频率为年度。

4. 监测机制

逐级上报监测情况，城市建立社区卫生服务站→社区卫生服务中心→区，农村建立村→乡镇→县，各级均有专人负责监测资料的收集、整理和保存。

每个社区卫生服务中心/街道（乡镇卫生院）定时报告监测点监测内容到区县级妇幼保健机构，区县妇幼保健机构审核后上报地市级、省级妇幼保健机构。省级妇幼保健机构复核后，将各监测点的数据汇总，并报到国家相应部门。国家相应部门将资料审核编码后录入计算机。

（四）新生儿遗传代谢性疾病筛查率

1. 监测对象

监测地区内的所有新生儿均为监测对象。

2. 监测内容

新生儿遗传代谢性疾病筛查率监测内容为监测该地区所有新生儿进行遗传代谢性疾病的筛查情况，包括该地区活产数和接受了新生儿遗传代谢性疾病筛查人数。

3. 监测指标

新生儿遗传代谢性疾病筛查率是指一定时期内某地区接受过甲状腺功能减低和苯丙酮尿症筛查的新生儿数与当地活产数之比。新生儿甲状腺功能减低症筛查人数是指按照原卫生部《新生儿疾病筛查管理办法》接受过甲状腺功能减低症筛查的新生儿数（1人筛查多次按1人上报）。新生儿苯丙酮尿症筛查人数是指按照原卫生部《新生儿疾病筛查管理办法》接受过苯丙酮尿症筛查的新生儿数（1人筛查多次按1人上报）。活产数是指妊娠满28周及以上（如孕周不清楚，可参考出生体重达1 000克及以上），娩出后有心跳、呼吸、脐带搏动、随意肌收缩4项生命体征之一的新生儿数。

新生儿遗传代谢性疾病筛查率＝报告期内某地区接受过新生儿甲状腺功能减低和苯丙酮尿症筛查人数/同期该地区活产数×100%。

数据来源于妇幼卫生年报。

监测频率为年度。

4. 监测机制

逐级上报监测情况，城市建立社区卫生服务站→社区卫生服务中心→区，农村建立村→乡镇→县，各级均有专人负责监测资料的收集、整理和保存。

每个社区卫生服务中心/街道（乡镇卫生院）定时报告监测点监测内容到区县级妇幼保健机构，区县妇幼保健机构审核后上报地市级、省级妇幼保健机构。省级妇幼保健机构复核后，将各监测点的数据汇总，并报到国家相应部门。国家相应部门将资料审核编码后录入计算机。

（五）新生儿听力筛查率

1. 监测对象

监测地区内的所有新生儿均为监测对象。

2. 监测内容

新生儿听力筛查率监测内容为监测该地区所有新生儿进行听力筛查的情况，包括该地区活产数和新生儿听力筛查数。

3. 监测指标

新生儿听力筛查率是指一定时期内某地区接受过听力筛查的新生儿人数与活产数之比。新生儿听力筛查人数是指按照原卫生部《新生儿疾病筛查管理办法》接受过听力筛查的新生儿数（1人筛查多次按1人上报）。活产数是指妊娠满28周及以上（如孕周不清楚，可参考出生体重达1 000克及以上），娩出后有心跳、呼吸、脐带搏动、随意肌收缩4项生命体征之一的新生儿数。

新生儿听力筛查率＝报告期内某地区新生儿听力筛查人数/同期该地区活产数×100%。

数据来源于妇幼卫生年报。

监测频率为年度。

4. 监测机制

逐级上报监测情况，城市建立社区卫生服务站→社区卫生服务中心→区，农村建立村→乡镇→县，各级均有专人负责监测资料的收集、整理和保存。

每个社区卫生服务中心/街道（乡镇卫生院）定时报告监测点监测内容到区县级妇幼保健机构，区县妇幼保健机构审核后上报地市级、省级妇幼保健机构。省级妇幼保健机构复核后，将各监测点的数据汇总，并报到国家相应部门。国家相应部门将资料审核编码后录入计算机。

（六）7岁以下儿童健康管理率

1. 监测对象

监测地区内的所有7岁以下儿童均为监测对象。

2. 监测内容

7岁以下儿童健康管理率监测内容为监测该地区所有7岁以下儿童的健康管理情况，包括7岁以下儿童数量和7岁以下儿童健康管理人数。

3. 监测指标

7岁以下儿童健康管理率是指一定时期内某地区7岁以下儿童中接受健康管理服务的人数所占比例。7岁以下儿童健康管理人数是指报告期内7岁以下儿童接受1次及以上体格检查（身高和体重等）的总人数（报告期内1个儿童接受多次查体按1人计算）。7岁以下儿童数是指报告期末不满7周岁的全部儿童数。

7岁以下儿童健康管理率＝报告期内某地区7岁以下儿童健康管理人数/同期该地区7岁以下儿童数×100%。

数据来源于妇幼卫生年报。

监测频率为年度。

4. 监测机制

逐级上报监测情况，城市建立社区卫生服务站→社区卫生服务中心→区，农村建立村→乡镇→县，各级均有专人负责监测资料的收集、整理和保存。

每个社区卫生服务中心/街道（乡镇卫生院）定时报告监测点监测内容到区县级妇幼保健机构，区县妇幼保健机构审核后上报地市级、省级妇幼保健机构。省级妇幼保健机构复核后，将各监测点的数据汇总，并报到国家相应部门。国家相应部门将资料审核编码后录入计算机。

（七）农村适龄妇女宫颈癌和乳腺癌筛查覆盖率

1. 监测对象

监测地区内的农村地区所有乡镇。

2. 监测内容

农村妇女宫颈癌和乳腺癌筛查覆盖率监测内容为监测该地区农村妇女宫颈癌和乳腺癌筛查覆盖情况，包括该地区农村地区所有乡镇数和开展了适龄妇女两癌筛查的乡镇数。

3. 监测指标

农村适龄妇女宫颈癌和乳腺癌（以下简称"两癌"）筛查覆盖率是指一定时期内某地区农村地区开展两癌筛查的乡镇数与该地区所有农村地区乡镇数之比。

农村适龄妇女宫颈癌和乳腺癌筛查覆盖率 = 报告期内某地区开展筛查乡镇数/同期该地区所有乡镇数 × 100%。

数据来源于妇幼卫生年报。

监测频率为年度。

4. 监测机制

逐级上报监测情况，城市建立社区卫生服务站→社区卫生服务中心→区，农村建立村→乡镇→县，各级均有专人负责监测资料的收集、整理和保存。

每个社区卫生服务中心/街道（乡镇卫生院）定时报告监测点监测内容到区县级妇幼保健机构，区县妇幼保健机构审核后上报地市级、省级妇幼保健机构。省级妇幼保健机构复核后，将各监测点的数据汇总，并报到国家相应部门。国家相应部门将资料审核编码后录入计算机。

（朱军）

七、中小学健康促进行动监测方案

（一）监测对象

全国7~18岁儿童青少年（常见病监测范围：覆盖所有地级市，每个地级市至少选择1个城区和1个县，其中城区8所学校，县5所学校，近视调查还需在城区和县各增加至少2所幼儿园。有条件的地方可增加区县和学校数量，合理布局区域监测网络）。

（二）监测内容

1. 学校卫生工作基本情况调查

学校卫生工作基本情况，包括卫生、教育部门人员配备、经费保障和合作机制，辖区学校基本情况、学生主要健康问题和疾病防控情况等。中小学校开展学校卫生工作情况，包括年度工作计划和经费投入，医务室、保健室和校医配备，学生体检及健康管理工作，常见病及传染病防控，体育运动和食品营养管理以及健康教育等。

2. 学生近视等常见病监测

在幼儿园大班、小学、初中和高中所有年级、大学一至三年级开展健康监测，科学监测学生常见病和生长发育情况，掌握学生近视、龋齿、肥胖、营养不良、脊柱弯曲异常等常见病及青春期发育情况，评估学生群体健康及生长发育水平。以整班为单位开展调查，每所幼儿园至少抽取 80 名 5 岁半至 6 岁半儿童，小学、初中和高中每个年级至少抽取 80 名学生，即每所小学至少抽取 480 名学生，每所初中、高中和大学至少抽取 240 名学生。不足部分由附近同等类型幼儿园和学校补充。

3. 学生近视等健康影响因素监测

每所学校分别在 3 个年级（小学四至六年级，初中、高中和大学一至三年级）至少抽取 240 名学生开展问卷调查，每个年级至少抽取 80 名学生，以整班为单位开展调查。监测内容分为学生近视相关影响因素专项调查和行为影响因素监测。

学生近视相关影响因素专项调查：针对儿童青少年近视高发状况，调查中小学生校内用眼情况，包括教室灯光使用、课桌椅调试频次、眼保健操频次、课间休息习惯等；校外用眼情况，包括完成作业和课外补习的时长等；学生的读写姿势，近距离用眼习惯，视屏行为及时间，户外活动时间以及学生视力检查及矫正情况等，全面了解学生用眼环境和用眼习惯，为进一步提出有效干预措施提供依据。

行为影响因素监测：针对不同年龄段学生常见病发病情况和健康影响因素特点，监测学生因病缺课和休学情况，饮食和体力活动相关行为，欺凌、溺水等伤害相关行为，用耳行为，吸烟、饮酒等物质滥用行为，网络成瘾和心理健康等，综合评估学生身心健康状况。

4. 学校教学生活环境卫生监测

各区县对参加学生常见病监测的学校进行饮水、食堂、厕所、宿舍等环境卫生状况实地调查，了解环境卫生设施的配备情况和各项规章制度的落实情况。每所学校选择 6 间监测班级教室，对教室人均面积、课桌椅、黑板、采光、照明及噪声等方面开展现场测量，评估学校教学环境卫生状况，对未达到国家标准要求的提出整改建议。

（三）监测指标

1. 学校卫生人员配备及经费情况

包括卫生健康行政部门、教育部门、疾控中心以及区（县）学校情况。

2. 学生主要的常见疾病患病率情况

包括视力不良、龋齿及口腔疾病、肥胖和营养不良、脊柱弯曲异常、血压偏高等。

（1）视力不良

视力检查包括应用 5 米标准对数视力表进行远视力检查和应用电脑验光仪进行屈光检测。

视力低下率和平均视力：裸眼远视力为 5.0 及以上者为正常视力。凡单眼视力小于 5.0 者为视力低下。其中，4.9 为轻度；4.6～4.8 为中度；4.5 及以下为重度。

$$视力低下率 = \frac{视力低下人或眼数}{调查人或眼数} \times 100\%$$

$$平均视力 = \frac{调查眼的视力之和}{调查眼数}$$

近视率：根据"儿童青少年近视筛查规范"，近视判定标准为裸眼视力＜5.0 且非睫状肌麻痹下电脑验光等效球镜度数＜－0.50D，凡单眼判定为近视者即计入近视人数；同时，确认为佩戴角膜塑形镜的受检者计入近视人数。因此，近视率计算公式如下：

$$近视率 = \frac{根据标准判定为近视的人数 + 角膜塑形镜佩戴者人数}{调查人数} \times 100\%$$

（2）龋齿及口腔疾病

由检测队口腔专业人员按象限顺序逐牙检查，对牙齿的点、隙、窝、沟等龋病的好发部位要用探针重点检查。必须经过探诊后方可诊断。

龋齿（龋患牙）：牙齿的窝沟或光滑面的病损有底部软化、釉质有潜在的损害或壁部软化。龋齿可分为窝沟龋与光滑面龋（牙齿邻、颊、舌面有龋）。也包括齿上有暂时充填物（如氧化锌）者。

龋失：未到替换年龄因龋失掉的乳牙和因龋脱落或拔除的恒牙。诊断时注意排除非龋丢失，如外伤和生理性替换。

已充填牙无龋（龋补）：有一个或以上的永久充填物，且无原发龋或继发龋。

$$龋均 = \frac{龋失补牙数}{检查人数}$$

$$龋患（失、补）率 = \frac{患龋（失补）人数}{检查人数} \times 100\%$$

$$龋患率 = \frac{龋失补牙数}{检查牙数} \times 100\%$$

$$龋患（失、补）构成比 = \frac{龋患（失补）牙数}{龋患牙数 + 龋失牙数 + 龋补牙数} \times 100\%$$

（3）肥胖、营养不良

身高和体重由体测队专业人员应用机械式身高计和电子体重计进行测量。

$$体质指数（body\ mass\ index，BMI） = \frac{体重（kg）}{身高^2（m^2）}$$

应用体质指数参考卫生行业标准《WS/T 586—2018 学龄儿童青少年超重与肥胖筛查》和《WS/T 456—2014 学龄而青少年营养不良筛查》进行超重肥胖和营养不良的判定。

$$肥胖率 = \frac{肥胖人数}{调查人数} \times 100\%$$

$$营养不良率 = \frac{营养不良人数}{调查人数} \times 100\%$$

（4）脊柱弯曲异常

由检测队专业人员应用诊察床和脊柱侧弯测量仪按照《儿童青少年脊柱弯曲异常的筛查》（GB/T 16133—2014）进行脊柱弯曲异常筛查，筛检出姿势性脊柱侧弯和姿势性脊柱后凸为主，与正常脊柱和其他脊柱弯曲异常区别开来。

$$脊柱弯曲检出率 = \frac{脊柱弯曲异常人数}{检查人数} \times 100\%$$

$$姿势性脊柱侧弯检出率 = \frac{姿势性脊柱侧弯人数}{检查人数} \times 100\%$$

$$姿势性脊柱后凸检出率 = \frac{姿势性脊柱后凸人数}{检查人数} \times 100\%$$

（5）血压偏高

由检测队专业人员应用立柱式水银血压计和医用听诊器进行血压测量。

血压偏高：7～17 岁男、女儿童青少年凡收缩压和（或）舒张压≥同性别、同年龄、同身高百分位血压 P95 者为血压偏高。18 岁男女青少年参考成人标准，收缩压≥140 mmHg 和（或）舒张压≥90 mmHg 者为血压偏高。

3. 学生主要传染病情况

包括全国各类中小学校、职业学校以及高校《中国疾病预防控制信息系统》甲乙丙类法定传染病的发病情况。

4. 学生健康状况及影响因素调查

根据调查对象类型分为小学生版、中学生版和大学生版。小学生版适用于小学四至六年级，中学版适用于初中、高中、职业高中一至三年级，大学版适用于大学一至三年级。小学版包括基本情况、饮食、运动行为、伤害相关行为、烟草和酒精使用行为和不良用耳行为；中学版在小学版基础上增加了吸烟程度和其他成瘾性物质使用行为、网络使用情况、青春期健康教育和心理因素；大学版在中学版的基础上增加了静态相关行为及睡眠情况和近视情况。不同版本问卷的主要差别体现在有关性行为、心理健康以及饮酒、暴力等问题上。

5. 学生视力不良及影响因素专项调查

包括校内用眼情况（座位调换、课桌椅调试、眼保健操频次、课间休息习惯等情况）、校外用眼情况（完成作业和课外补习的时间、运动减少、家长限制屏幕使用时间情况）、读写姿势、近距离用眼习惯（看书、看电子屏幕、使用电脑等情况）、看电视、玩电脑等视屏时间、户外活动时间以及学生视力不良的检出及矫治情况。

6. 学校环境健康影响因素调查

包括饮水卫生、食堂卫生、学校环境影响因素、宿舍卫生、学校教室环境卫生五个方面。

（1）教室人均面积

使用电子测距仪或卷尺在抽样教室中测量教室面积及学生人数，分别计算各教室的人均面积。

（2）课桌椅分配符合率

使用课桌椅测量尺或普通测量尺记录学生所坐的课桌型号、课椅型号和学生身高。课桌（或课椅）分配符合率＝课桌（或课椅）号与就座学生身高相符合的人数/被测学生人数×100％。

（3）黑板尺寸

使用激光测距仪或钢卷（直）尺测量黑板的宽度和高度。

（4）黑板反射比

使用激光测距仪或钢卷（直）尺，照度计测定入射照度、反射照度。反射比＝反射照度/入射照度。

（5）黑板表面平均照度与照度均匀度

使用激光测距仪或钢卷（直）尺，照度计进行测量。黑板面平均照度为布点照度结果的平均值；黑板面均匀度：布点中最小的照度作为黑板面最小照度，黑板面均匀度＝黑板面最小照度/黑板面平均照度。

（6）课桌面平均照度与照度均匀度

使用激光测距仪或钢卷（直）尺，照度计进行测量。课桌面平均照度为布点照度结果的平均值；课桌面均匀度：布点中最小的照度作为课桌面最小照度，课桌面均匀度＝课桌面最小照度/课桌面平均照度。

（7）噪声

使用激光测距仪或钢卷（直）尺，积分式等效声级计或普通声级计进行噪声测定。

（四）监测机制

由省级卫生健康行政部门在接受国家级统一培训后，对地市、区县级监测及干预人员进行培训并考核，加强检查指导。卫生健康部门对入校专业机构进行审核，与教育部门共同组织开展学生常见病监测，加强现场质量控制，并选取5％的学生进行现场复核。有条件地区可采用电子问卷进行现场问卷填写。

各省级疾控中心负责监测数据的审核及汇总，于当年11月30日前报送中国疾控中心儿少/学校卫生中心，其中儿童青少年近视调查结果经本省份人民政府确认同意后，报送国家卫健委疾控局。各省级卫生健康行政部门组织完成结果分析，于次年 3 月 1 日前将监测和干预工作报告报送国家卫健委疾控局，监测技术报告报送中国疾控中心儿少/学校卫生中心。

（马军）

八、职业健康保护行动监测方案

（一）监测对象

以现有统计数据为基础，依托互联网和大数据，对职业健康保护行动的主要倡导性指标和预期性指标、重点任务的实施进度和效果进行年度监测评估。同时，完善监测评估体系，进一步推动职业健康保护行动的实施。

（二）监测内容

1. 接尘工龄不足 5 年的劳动者新发尘肺病报告例数占年度报告总例数比例及其变化情况、辖区职业健康检查和职业病诊断服务覆盖率及其变化情况、工伤保险参保人数和法定人群参保的覆盖情况。

2. 重点行业劳动者对本岗位主要危害及防护知识知晓率及变化情况；用人单位对员工的健康管理、"健康达人"评选情况；对从事长时间、高强度重复用力、快速移动等作业方式以及视屏作业的人员，采取推广先进工艺技术、调整作息时间等措施，预防和控制过度疲劳和工作相关肌肉骨骼系统疾病的发生的情况；采取综合措施降低或消除工作压力的情况。

3. 重点行业的用人单位职业病危害项目申报；工作场所职业病危害因素检测，接触职业病危害的劳动者在岗期间职业健康检查；职业病诊断机构报告；健康企业创建情况。

（三）监测指标

监测指标共 13 个，其中涉及用人单位的指标 10 个、涉及政府的指标3 个。各指标的口径范围、计算方法、数据来源、监测频率等见表 5 - 3。

表5-3 职业健康保护行动监测指标体系

序号	监测对象	指标名称	指标定义	计算方法	口径范围	数据来源	监测频率	指标性质
1	用人单位	工伤保险参保人数（亿人）	依法按时足额缴纳工伤保险费的法定人数	当年依法按时足额缴纳工伤保险费的法定人数－上年依法按时足额缴纳工伤保险费的法定人数	县域	人力资源和社会保障部门	年度	预期性
2	用人单位	工伤保险参保覆盖率（%）	依法按时足额缴纳工伤保险费的法定人数的覆盖率	依法按时足额缴纳工伤保险费的法定人数/应缴纳人数×100%	县域	人力资源和社会保障部门	年度	预期性
3	用人单位	接尘工龄不足5年的劳动者新发生尘肺病报告数占总报告病例数比例（%）	经职业病诊断机构诊断的职业性尘肺病中接尘工龄不足5年的劳动者新发生尘肺病报告数占总报告病例数的比例	经职业病诊断机构诊断的职业性尘肺病中接尘工龄不足5年的劳动者新发生尘肺病报告数/年度报告总例数的比例×100%	县域	卫生健康部门	年度	预期性
4	政府	辖区职业健康检查服务覆盖率（%）	县级行政区域原则上至少有1家医疗卫生机构承担本辖区职业健康检查工作	辖区内已按照要求设置职业健康检查机构的县级区划数/辖区内的县级行政区划数×100%	市域	卫生健康部门	年度	预期性
5	政府	辖区职业病诊断服务覆盖率（%）	设区的市至少有1家医疗卫生机构承担本辖区内职业病诊断工作	辖区内已按照要求设置职业病诊断机构的设区的市级区划数/辖区内设区的市级行政区划数×100%	省域	卫生健康部门	年度	预期性
6	用人单位	重点行业劳动者对本岗位主要危害及防护知识知晓率（%）	重点行业劳动者对本岗位主要危害及防护知识知晓的比例	重点行业劳动者对本岗位主要危害及防护知识知晓的人数/该岗位总人数×100%	县域	卫生健康部门	年度	倡导性

续表

序号	监测对象	指标名称	指标定义	计算方法	口径范围	数据来源	监测频率	指标性质
7	用人单位	健康达人数（%）	按照相关标准被评选为健康达人数占总人数的比例	按照相关标准被评选为健康达人数量/用人单位总人数×100%	县域	卫生健康部门	年度	倡导性
8	用人单位	工作相关肌肉骨骼系统疾病发病率（%）	颈椎病、肩周炎、腰背痛等工作相关肌肉骨骼系统疾病的发病率	颈椎病、肩周炎、腰背痛等工作相关肌肉骨骼系统新发病例数/年度工人数×100%	县域	卫生健康部门	年度	倡导性
9	用人单位	重点行业的用人单位职业病危害项目申报率（%）	矿山、建材、金属冶炼、化工等重点行业申报职业病危害项目的用人单位的比例	矿山、建材、金属冶炼、化工等重点行业申报职业病危害项目数/该行业用人单位数×100%	县域	卫生健康部门	年度	重点任务
10	用人单位	工作场所职业病危害因素检测率（%）	用人单位开展工作场所职业病危害因素定期检测的比例	开展工作场所职业病危害因素定期检测的用人单位数/用人单位总数×100%	县域	卫生健康部门	年度	重点任务
11	用人单位	接触职业病危害的劳动者在岗期间职业健康检查率（%）	接触职业病危害的劳动者在岗期间职业健康检查的比例	接触职业病危害的劳动者在岗期间的实际接受职业健康检查人数/应接受检查人数×100%	县域	卫生健康部门	年度	重点任务
12	政府	职业病诊断机构报告率（%）	辖区内依法依规开展职业病诊断机构数占比的比例	辖区内依法依规开展的职业病诊断机构数/辖区内职业病诊断机构总数×100%	市域	卫生健康部门	年度	重点任务
13	用人单位	健康企业覆盖率（%）	健康企业数占辖区内所有大、中型企业数的比例	健康企业数/辖区内所有大型和中型企业数量之和×100%	市域	卫生健康、工业和信息化、工会等部门	年度	重点任务

（四）监测机制

监测评估工作由推进委统筹领导，职业健康保护专项行动工作组负责具体组织实施。职业健康保护专项行动工作组根据监测情况每年 12 月 15 日前形成《职业健康专项行动实施进展专题报告》，报送健康中国推进办。

各地按要求开展本地区监测评估，省级职业健康保护专项行动工作组负责具体组织实施，根据监测情况每年 12 月 1 日前形成本省（区、市）《职业健康专项行动实施进展专题报告》，报送国家级职业健康保护专项行动工作组和同级健康中国推进办。

（李珏）

九、老年健康促进行动监测方案

老年健康促进行动专项监测包括：65～74 岁老年人失能发生率有所下降；65 岁及以上人群老年期痴呆患病率增速下降；二级以上综合性医院设老年医学科比例分别达到 50% 及以上和 90% 及以上；三级中医医院设置康复科比例分别达到 75% 和 90%；养老机构以不同形式为入住老年人提供医疗卫生服务比例、医疗机构为老年人提供挂号就医等便利服务绿色通道比例分别达到 100%。这些阶段指标对提高我国老年医疗卫生服务水平和增加老年人健康期望寿命具有重要意义。

（一）：65～74 岁老年人失能发生率

1. 监测对象

65～74 岁常住老年人为监测对象。

2. 监测内容

65～74 岁常住老年人失能发生率。2015 年失能发生率为 18.3%，控制指标到 2030 年将有所下降。维持老年人的功能发挥，尽可能延迟失能的发生是世界卫生组织提倡的健康老龄化目标之一。按照国际通行标准失能老人定义：吃饭、穿衣、上下床、上厕所、室内走动、洗澡 6 项指标，一到两项"做不了"的定义为"轻度失能"，三到四项"做不了"的定义为"中度失能"，五到六项"做不了"的定义为"重度失能"。

3. 监测指标计算方法

抽样调查 65～74 岁失能老年人数/调查人群总人数×100%。

（二）：65 岁及以上人群老年期痴呆患病率

1. 监测对象

65 岁及以上常住老年人为监测对象。

2. 监测内容

65 岁及以上老年人老年期痴呆患病率，2015 年为 5.56%，到 2030 年增速将下降。

3. 监测指标计算方法

抽样调查 65 岁及以上人群中，过去一年符合老年期痴呆诊断标准的人数/调查人群总人数×100%。

（三）二级以上综合性医院设置老年医学科比例

1. 监测对象

区域内二级以上综合性医院为监测对象。

2. 监测内容

二级以上综合性医院设置老年医学科比例，2022 年目标值为≥50%，2030 年目标值为≥90%。

3. 监测指标计算方法

设置老年医学科的二级以上综合性医院数/二级以上综合性医院数×100%。

（四）养老机构以不同形式为入住老年人提供医疗卫生服务比例

1. 监测对象

区域内所有在民政部门注册的养老机构为监测对象。

2. 监测内容

以不同形式为入住老年人提供医疗卫生服务的养老机构比例，2022 年目标值为≥93%，2030 年目标值为 100%。

3. 监测指标计算方法

以不同形式为入住老年人提供医疗卫生服务的养老机构数/养老机构数×100%。

（五）三级中医医院设置康复科比例

1. 监测对象

区域内所有三级中医医院为监测对象。

2. 监测内容

区域内三级中医医院设置康复科数量，2022 年目标值为≥75%，2030 年目标值为≥90%。

3. 监测指标计算方法

设置康复科的三级中医医院数/三级中医医院数×100%。

（六）个人和社会倡导性指标

1. 监测对象为老年健康核心信息知晓率（%），监测内容为不断提高老年健康核心信息知晓率，引导老年人掌握正确的健康知识和理念，掌握自我保健和促进健康的基本技能，增强老年群体的健康生活意识，强化老年人自身的健康管理意识。计算方法：抽查老年人健康核心信息内容知晓数/抽查老年人数量×100%。

2. 关于提倡老年人参加定期体检，经常监测呼吸、脉搏、血压、大小便情况，接受家庭医生团队的健康指导；鼓励和支持老年大学、老年活动中心、基层老年协会、有资质的社会组织等为老年人组织开展健康活动；鼓励和支持社会力量参与、兴办居家养老服务机构。上述为倡导性指标不做硬性规定。

3. 在老年健康促进行动中，还明确指出医疗机构要为老年人提供挂号就医等便利服务绿色通道；加强社区日间照料中心等社区养老机构建设，为居家养老提供依托；逐步建立支持家庭养老的政策体系，支持成年子女和老年父母共同生活，推动夯实居家社区养老服务基础等，这些同样是老年健康促进行动的重要监测指标。

（七）监测机制

在推进委指导下，专项行动工作组负责老年健康专项行动的监测工作。国家卫健委统计信息中心负责或委托中国医学科学院医学信息研究所和其他第三方专业机构作为本项目抽样调查工作。

各省、市卫健委委托相关业务部门或卫生机构负责统计监测区域内综合性医院设置老年医学科、养老机构以不同形式为入住老年人提供医疗卫生服务、三级中医医院设置康复科的数据，经过审核后将数据逐级汇总到国家卫健委和相应部门。个人和社会倡导性指标由当地政府根据地区经济和社会发展程度制定相应的控制和监测标准。

（陈峥）

十、重大慢性病防治行动监测方案

（一）监测方法与范围

四大慢性病防治专项行动的主要指标来源于不同的监测系统，其监测方法、频率、范围均有所不同，具体如下。

1. 死因监测

为加强全国死因监测工作，获得具有省级代表性的死亡水平和死因分布，2013 年原国家卫生计生委牵头完成了原有死因监测系统的整合、扩点和系统启动工作。在原有的卫生部生命登记系统、全国疾病监测系统等死因报告系统的基础上，按照城镇化率、人口数、总死亡率三个指标进行分层，优先考虑工作基础，抽样建立了 605 个县（区）组成的新死因监测点。605 个死因监测点分布在全国 31 个省（自治区、直辖市），覆盖人口 3.2 亿人，占全国总人口的 1/4。目前，全国 605 个监测点通过中国疾病预防控制中心人口死亡信息登记管理系统上报死亡个案数据，每年收集死亡个案约 200 万例，能产出全国、东中西部地区、城乡以及各省人群的死亡水平和死因模式等数据，深入数据分析可产出期望寿命、疾病负担等相关指标。

2. 中国居民慢性病与营养监测

2014 年，原国家卫生计生委将原有的慢性病及其危险因素监测、营养与健康状况监测进行了整合及扩展，建立了适合我国国情的慢性病与营养监测系统，确定以 3 年为一个监测周期，分年度开展成人慢性病与营养、儿童与乳母营养与健康状况、慢性阻塞性肺病监测等工作，通过长期、连续、系统地收集信息，全面掌握我国居民营养状况、主要慢性病患病及相关影响因素的现况和变化趋势。截至 2019 年年底，已完成 2014—2016 年、2017—2019年两轮监测工作。根据监测工作的实施情况及各省的意见反馈，为减轻基层监测工作负担，经研究，拟于 2020 年开始，将监测周期从 3 年调整为 5 年。与健康中国慢性病防治专项行动监测指标密切相关的成人慢性病及其危险因素监测［（覆盖全国 31 个省（区、市）和新疆生产建设兵团的 302 个监测点）］工作拟于 2022 年开展。

3. 肿瘤登记

为掌握我国癌症发病、死亡情况，2008 年以来中央财政支持在全国 31 个省（区、市）开展人群为基础的癌症发病、死亡和生存的信息收集工作，项目覆盖面和覆盖人群不断扩大，到 2019 年全国肿瘤登记点达到 1 000 个，覆盖全国约 4.8 亿人，较为全面地掌握了我国癌症发病、死亡、生存状况及发展趋势。2015 年，原国家卫生计生委、国家中医药局联合印发《肿瘤登记管理办法》，全国肿瘤登记制度初步建立。国家癌症中心每年基于肿瘤登记数据发布《中国肿瘤登记年报》。

4. 癌症早诊早治项目年度报告

我国从 2005 年开始，依托中央财政转移支付，陆续实施了农村高发地区癌症早诊早治（2005 年）、淮河流域癌症早诊早治（2007 年）和城市癌症早诊早治（2012 年）等项目。筛查癌种包括上消化道癌（胃癌、食管癌）、肺癌、结直肠癌、肝癌、乳腺癌等我国居民高发癌种及鼻咽癌等部分地区高发癌种。目前，农村高发地区癌症早诊早治项目覆盖全国所有省份和新疆生产建设兵团的 310 多个县（市），城市癌症早诊早治项目覆盖全国 29 个省份的 52 个城市，淮河流域癌症早诊早治项目覆盖沿淮四省 32 个项目县（市）。

5. 基本公共卫生服务项目常规数据监测

2017 年，由中国医学科学院医学信息研究所搭建了基本公共卫生服务项目信息平台，收集基本公共卫生服务项目进展数据。覆盖 31 省（区、市）和新疆生产建设兵团。

6. 全国医疗机构脑卒中诊疗登记数据库

为进一步了解脑卒中诊疗有关情况，促进诊疗水平，加强脑卒中的防控，2018 年国家卫生健康委医政医管局委托中国卒中数据中心设计开发全国医疗机构脑卒中诊疗登记数据库。该数据库于 2018 年 11 月份完成并开始进行网络上报，填报单位为全国二级及以上综合医院，填报时间为 2010 年。填报内容包括脑梗死、短暂性脑缺血发作（TIA）、脑出血、蛛网膜下腔出血患者出院总例数，以及单纯静脉溶栓、血管内介入治疗患者个案信息。目前全国共有 3 000 余家单位完成不同年份的上报。

7. 全国中医医疗管理统计调查

为了加强中医医疗机构的内涵建设，充分发挥中医药的特色和优势，提升中医药服务能力，国家中医药管理局委托中医医院医疗质量监测中心持续性动态开展中医类医院和基层医疗卫生机构中医药服务情况调查，每年一次。目前调查范围覆盖 31 个省（区、市），相关数据每年以年度数据汇编形式在行业内发布。

8. 中国红十字会年度统计报表

各级红十字会按照《中国红十字会应急救护培训标准化工作手册》，依据"统一教学大纲、统一技术标准、统一考核标准、统一发证管理"救护培训标准化要求，开展救护员培训、考核与发证。每年 12 月，各级红十字会通过中国红十字会统计数据网上直报系统上报当年度的救护员培训数据，总会进行统计汇总。可监测全国县级及以上红十字会开展的救护员培训。

9. 专题调查

部分指标无法从目前既有的监测系统中获得，需要开展专题调查。

（二）内容和指标体系

各监测系统产出的相关指标如下：

1. 死因监测

心脑血管疾病死亡率、70 岁及以下人群慢性呼吸系统疾病死亡率、30 ~ 70 岁人群因心脑血管疾病、癌症、慢性呼吸系统疾病和糖尿病导致的过早死亡率。

2. 中国居民慢性病与营养监测

人群健康体检率、30 岁及以上居民高血压知晓率、高血压治疗率、高血压控制率、35 岁及以上居民年度血脂检测率、18 岁及以上居民糖尿病知晓率、糖尿病治疗率、糖尿病控制率、40 岁及以上居民慢阻肺知晓率。

倡导性指标转换为量化指标：18 岁及以上成人定期自我监测血压，血压正常高值人群和其他高危人群经常测量血压（18 岁及以上人群中定期自我监测血压的比例、18 岁及以上人群中血压正常高值人群定期测量血压的比例、40 岁以下血脂正常人群中定期检测血脂的比例）、40 岁以下血脂正常人群每 2 ~ 5 年检测 1 次血脂，40 岁及以上人群至少每年检测 1 次血脂，心脑血管疾病高危人群每 6 个月检测 1 次血脂（40 岁及以上人群中每年检测血脂的比例、心脑血管疾病高危人群中每 6 个月检测血脂的比例）、基本实现 40 岁及以上人群每年至少检测 1 次空腹血糖，糖尿病前期人群每 6 个月检测 1 次空腹或餐后 2 小时血糖（40 岁及以上人群中每年检测血糖的比例、糖尿病前期人群中每 6 个月检测血糖的比例）、基本实现癌症高危人群定期参加防癌体检（癌症高危人群中定期参加防癌体检的比例）、40 岁及以上人群或慢性呼吸系统疾病高危人群每年检查肺功能 1 次（40 岁及以上人群中每年检查肺功能的比例、慢性呼吸系统疾病高危人群中每年检查肺功能的比例）。

3. 肿瘤登记

总体癌症 5 年生存率。

4. 癌症早诊早治项目年度报告

高发地区重点癌种早诊率。

5. 基本公共卫生服务项目常规数据监测

高血压患者规范管理率、糖尿病患者规范管理率。

6. 全国医疗机构脑卒中诊疗登记数据库

静脉溶栓技术开展情况（二级及以上医院静脉溶栓技术常规开展比例）。

7. 全国中医医疗管理统计调查

中医类医院中医"治未病"服务情况，基层医疗卫生机构高血压、糖尿病中医药健康管理情况等。

8. 中国红十字会年度统计报表

鼓励开展群众性应急救护培训，取得培训证书的居民比例。

9. 专题调查

癌症防治核心知识知晓率。

（三）组织实施

1. 死因监测

国家卫生健康委疾控局负责，中国疾控中心慢病中心组织各省、区、市疾控中心具体实施。

2. 中国居民慢性病与营养监测

国家卫生健康委疾控局负责，中国疾控中心慢病中心组织各省、区、市疾控中心具体实施。

3. 肿瘤登记

国家卫生健康委疾控局负责，国家癌症中心组织各省、区、市癌症中心（肿瘤防办）或疾控中心具体实施。

4. 癌症早诊早治项目年度报告

国家卫生健康委疾控局负责，国家癌症中心、中国癌症基金会组织各省、区、市项目地区具体实施。

5. 基本公共卫生服务项目常规数据监测

国家卫生健康委基层司负责，中国医学科学院医学信息研究所组织各省、区、市按年度报送。

6. 全国医疗机构脑卒中诊疗登记数据库

国家卫生健康委医政医管局负责，中国卒中数据中心收集汇总全国二级及以上综合医院填报的数据。

7. 全国中医医疗管理统计调查

由国家中医药管理局医政司负责，中医医院医疗质量监测中心组织各省（区、市）分级实施，中医类医院和基层医疗卫生机构按年度报送数据。

8. 中国红十字会年度统计报表

中国红十字总会负责，统计汇总各级红十字会报送的数据。

9. 专题调查

国家卫生健康委疾控局负责，国家癌症中心组织开展专题调查。

十一、传染病及地方病防控行动监测方案

各级各类医疗机构和疾病预防控制机构应按照《中华人民共和国传染病防治法》和《传染病信息报告管理规范》的有关规定，对诊断的 39 种甲、乙、丙类法定报告传染病进行报告。艾滋病、乙肝等传染病在常规监测的基础上，开展哨点监测和流行病学调查等专项监测。

（一）艾滋病监测

1. 艾滋病自愿咨询检测（VCT）

VCT 是及早发现感染者和病人的重要措施。

（1）发生过高危性行为、共用注射器吸毒、卖血、怀疑接受过不安全输血或注射的人以及艾滋病高发地区的孕产妇，要主动到当地的艾滋病自愿咨

询检测（VCT）门诊（室）进行咨询检测。自愿咨询检测门诊通常设在当地疾控中心/医院/妇幼保健院。

（2）国家实施免费的艾滋病自愿咨询检测。自愿接受艾滋病咨询和检测的人员，可在各级疾病预防控制中心和卫生行政部门指定的医疗机构得到免费咨询和艾滋病病毒抗体初筛检测。部分综合医院皮肤性病科可以进行艾滋病检测，一些社会组织也能够提供免费的艾滋病快速检测及咨询服务。

2. 哨点监测

在固定地点、固定时间连续收集特定人群中艾滋病病毒（HIV）感染状况、行为特征及相关信息，为分析当地艾滋病流行趋势、评价艾滋病预防与控制效果提供依据。

（1）监测人群

国家级哨点监测人群包括吸毒者、男男性行为者、暗娼、性病门诊男性就诊者、男性长途汽车司乘人员、孕产妇、青年学生、流动人群。

（2）监测时间

每年一次；4~6月为哨点监测期。

（3）样本量

①青年学生监测哨点样本量800人，其他各类监测人群每个监测哨点样本量400人。②如果当地某类高危人群感染率高于10%，该类人群监测哨点样本量可以减少到250人。③如果某类高危人群达不到400人的样本量，以实际监测的样本量上报。④监测中发现的既往艾滋病病毒抗体阳性者也应纳入监测对象中，并完成采血和相应的梅毒及丙肝检测。

（4）血样检测

HIV抗体检测使用酶免试剂（ELISA-1）进行初筛，筛查结果阳性者复检。使用另一种不同原理或厂家的酶免试剂（ELISA-2）进行复检，两次检测结果均为阳性则判定为阳性。复检结果为阴性，则判为阴性结果。

3. 新发感染监测

对四类国家级哨点监测人群（包括吸毒者、暗娼、男男性行为者、性病门诊男性就诊者）新发感染情况进行监测，分析判断艾滋病流行形势和变化趋势。对上述四类哨点监测人群中发现的HIV抗体阳性者进行BED检测（BED HIV-1捕获酶联法），并结合流行病学相关资料对BED检测结果进行修正，计算上述人群 HIV – 1 新发感染率。

（二）乙型肝炎监测

1. 哨点监测

提高乙肝病例分类诊断的准确性，了解监测地区急性乙肝发病情况。

（1）监测地区

每省（市、自治区）分别选择城市和农村各 3 个县（区），所选县（区）常住人口不少于 30 万人或 2011 年乙肝报告病例数不少于 200 例。

（2）监测内容

对监测地区内报告的所有监测对象按照《乙型病毒性肝炎诊断标准》（WS299—2008）进行诊断，并通过传染病网络直报系统上报。各级医疗机构实施抗 – HBc IgM 1:1 000 检测，作为急性乙肝病例实验室诊断指标之一。

（3）病例报告

临床医生接诊乙肝病例，完成诊断后应填写传染病报告卡，同时在法定传染病报告卡的"附卡"内填写相应的核心信息。

（4）实验室检测

所有乙肝报告病例均开展 ALT 检测；所有医疗机构对未能明确诊断为慢性乙肝的病例开展抗 – HBc IgM 1:1 000 检测。

2. 血清流行病学调查

为详细掌握我国现阶段人群乙肝流行状况，评价乙肝疫苗引入以来乙肝防控效果，开展全国 1 ~ 29 岁人群乙肝血清流行病学调查，以获得我国现阶段不同地区、不同人群 HBsAg 流行率和 HBV 感染率，揭示我国 HBV 感染演变规律，为制定今后乙肝防控策略提供依据。

（1）调查内容和方法

在全国 31 个省（自治区、直辖市，未包括香港、澳门特别行政区和台湾地区，下同）的 160 个疾病监测点，采用分层二阶段整群随机抽样方法抽取 1 ~ 29 岁人群常住人口，开展现场流行病学调查，并采集血标本进行 HBV 血清学指标检测。

（2）实验室检测方法和指标

采用国产酶联免疫吸附试验（ELISA）试剂进行乙肝病毒表面抗原（HB-sAg）、抗乙肝病毒表面抗原抗体（Anti – HBs）和抗乙肝病毒核心抗原抗体

（Anti – HBc）检测。HBsAg 阳性者进一步检测乙肝病毒 e 抗原（HBeAg）、乙肝病毒 e 抗原抗体（Anti – HBe），Anti – HBc 阳性但 HBsAg 阴性者加做 Anti – HBe。对于 ELISA 检测结果处于灰区或结果有矛盾的标本，使用 AXSAM 全自动检测仪及配套的微粒子酶免疫法（MEIA）检测试剂进行复核检测。

（三）肺结核监测

1. 重点人群主动筛查

扩大对病原学阳性患者的密切接触者、65 岁以上老年人、糖尿病患者、艾滋病病毒感染者/艾滋病患者等重点人群的主动筛查覆盖面。各地的结核病定点医疗机构、疾控机构和基层医疗卫生机构要加强配合，对发现的有症状的密切接触者及时进行结核病检查，以县（区）为单位病原学阳性肺结核患者密切接触者筛查率达到95%。按照基本公共卫生服务项目的要求，在 65 岁及以上老年人年度体检和糖尿病患者季度随访中，积极落实结核病症状筛查工作。将胸部 X 线检查纳入艾滋病病毒感染者/艾滋病患者的随访工作中，提高重点人群中结核病发现水平。有条件的地区要将结核病检查列为新生入学体检和教职工入职体检的检查项目，提高入学新生结核病检查比例。改善厂矿、工地等流动人口密集场所的工作和居住条件，加强环境卫生整治，开展症状筛查。

2. 重点地区开展普查

加大结核病患者的发现和管理力度。在高疫情的贫困地区，结合全民健康体检工作，开展结核病主动筛查，将检测结果录入个人健康档案，实施基层统一管理。在疫情严重的乡镇，开展结核病普查。

（四）包虫病监测

在全国现有 370 个流行县（Ⅰ、Ⅱ、Ⅲ、Ⅳ类）开展临床诊断病例和确诊病例的监测工作。主要内容包括病例发现与报告、居民超声检查监测、小学生超声检查监测、终末宿主犬粪棘球绦虫抗原监测、中间宿主牛或羊剖检和鉴别监测、小学生防治知识知晓率调查监测等。具体各项监测任务的实施范围、内容、方法与要求参见《全国包虫病监测方案（2020 年）》。

（五）疟疾监测

根据媒介按蚊分布、输入传染源种类及传播条件和方式等因素，按照不同的再传播风险，开展以及时发现输入传染源为重点的各项病原和媒介的监测工作。具体内容包括：病例发现与报告、病例实验室复核、流行病学个案调查与病例随访、疫点调查和分类、病例线索追踪调查（包括病例传染源追踪调查、病例同行人员追踪调查、集中回国人员主动病例侦查、疫点主动病例侦查和跨边境传播风险地区人员监测）、哨点医院监测、疟原虫对抗疟药物敏感性监测、按蚊对杀虫剂敏感性监测等。具体各项监测任务的实施范围、内容、方法与要求参见中国疾控中心制订的疟疾监测方案和技术方案。

（六）血吸虫病监测

全国血吸虫病监测分病例监测、流行因素监测和风险监测三部分。病例监测包括病例报告、病例复核与确诊、确诊病例个案调查与报告、急性血吸虫病预警、疫点调查处置和突发疫情报告；流行因素监测包括传染源监测（本地人群、流动人群和家畜）和中间宿主监测（钉螺滋生环境调查、漂浮物监测）；风险监测（重点在Ⅰ类和部分Ⅱ类监测县开展有螺环境的钉螺和野粪调查）。具体各项监测任务的实施范围、内容、方法与要求参见《全国血吸虫病监测方案（2020年）》。

（郑建东）

第二节　总体监测

根据世界银行定义，监测（Monitoring）是一个常规的、持续性的功能，监测中应用系统性的数据，为管理者和主要利益相关者提供活动执行中的有关信息，包括活动的进展状况和目标实现程度，以及所分配的资金使用情况等。评估（Evaluation）通常是一种周期性活动，强调在基本事实基础上进行规范分析和价值判断，一般分为预评估、过程性评估和结果性评估等。因此，监测评估是项目和规划启动与实施过程中必不可少的一个重要环节，是了解规划实施进展情况和目标实现情况、确保规划顺利实施的基础。

推进健康中国建设是国家层面着眼于未来十几年作出的长远的国民健康战略安排，点多、线长、面广，技术性、政策性、关联性强，是一项长期、复杂而艰巨的社会系统工程。为确保健康中国建设目标指标和重点任务落实落地，及时掌握进展成效、查找解决问题矛盾，《纲要》将"建立健全监测评价机制"作为推进健康中国建设的重要组织实施机制，明确要求"建立健全监测评价机制，制定规划纲要任务部门分工方案和监测评估方案，并对实施进度和效果进行年度监测和评估，适时对目标任务进行必要调整"。《意见》也明确要求推进委要"做好监测考核"，《国务院办公厅关于印发健康中国行动组织实施和考核方案的通知》进一步明确了监测评估的主体、内容和结果运用方式，为做好监测评估工提供了直接参考。为贯彻落实上述文件要求，进一步建立健全健康中国行动监测评估机制，提高监测评估工作的科学性、规范性和有效性，在总结借鉴国内外有益经验基础上，健康中国行动推进办牵头研究制定了《健康中国行动监测评估实施方案》（以下简称《监测评估实施方案》）。该方案为健康中国行动总体监测评估方案，用于推进办对健康中国行动的总体监测评估，并同时明确了对专项评估和地方评估、第三方评估的基本要求。

一、监测评估的目的与作用

监测评估工作是推动《纲要》和《行动》落地实施的重要抓手，是全面了解健康中国建设实施进展情况的有效途径，也是进行考核评价的重要基础。主要目的和作用包括以下方面：

一是全面掌握目标指标实现情况。通过动态监测和定期评估目标指标实现情况，全面掌握健康中国建设的推进实施进度和成效，加强宣传引导，及时发现关键领域和薄弱环节的重点难点问题，提出解决办法，确保"健康中国行动"所确定的各项目标、指标如期实现。

二是推动重点任务有效落实。通过建立完善监测评估机制，对各地及新疆生产建设兵团和各部门重点任务落实情况进行评估，推动各地各部门加大力度，确保"健康中国行动"所提出的各项任务得到有效落实。

三是增强指导性和引领性。以监测评估结果为基础，根据内外部发展环境和形势变化，为考核工作提供参考，为相关政策措施制定提供依据，不断增强推动健康中国建设实施的指导性和引领性，切实提高相关政策措施的科学性和精准性。

二、监测评估的类型与方式

根据《通知》和《行动》，监测评估工作由推进委统筹领导，各专项行动工作组负责具体组织实施，专家咨询委员会为监测评估工作提供技术支撑，各地要按要求制定本地区监测评估办法、完成省内相关监测评估工作。具体而言：

（一）专项监测

各专项行动工作组是健康中国行动监测评估工作的主体。在推进委领导下，各专项行动工作组要负责制定各专项行动监测评估方案，围绕"健康中国行动"提出的目标指标和任务举措，建立健全专项监测指标体系，组织开展专项监测评估，并每年形成各专项行动实施进展专题报告。各专项行动监测评估方案要做好与总体监测方案的衔接，总体监测所确定的指标和任务必须要纳入相应的专项监测，监测评估范围和层级原则上应覆盖到省级。各专项行动工作组根据各专项监测评估工作方案，组织开展专项监测，原则上需要每年5月底前形成上一年度各专项行动实施进展专题报告，报送健康中国行动推进办。

（二）地方监测

各地（含新疆生产建设兵团，下同）要根据当地具体行动方案，围绕主要目标指标和行动任务，制定本地区监测评估方案。各地监测评估方案要做好与国家总体监测方案的衔接，将总体方案所确定的监测指标纳入地方监测，并根据地方实际统筹考虑各专项监测有关目标指标和任务要求。各（区、市）原则上每年5月底前要形成上一年度本地区健康中国行动实施进展专题报告，经当地政府或健康中国行动推进议事协调机构审议通过后，报送健康中国行动推进办。

（三）第三方监测

遵循独立公正、客观真实、严谨规范的原则，围绕"健康中国行动"目标指标特别是个人和社会倡导性指标、个人和社会行动任务等，充分调动社会组织、企业的积极性，发挥行业协（学）会等第三方组织优势和作用，鼓励具备条件的第三方组织积极参与健康中国行动监测评估工作，依托互联网和大数据，形成第三方监测评估报告，为专项监测和总体监测提供有益参考和补充。在此基础上，逐步探索推动建立独立、公正、规范的健康中国行动第三方监测评估机制。

（四）总体监测

在各行动组专项监测评估、各地地方监测自评、第三方监测评估等基础上，健康中国行动推进办组织开展总体监测，形成总体监测评估报告。总体监测评估层级为国家级和省级，监测范围为全国 31 个省、自治区、直辖市和新疆生产建设兵团，不包括港、澳、台地区。省级以下的监测评估，由各地负责组织实施。总体监测评估报告经推进委员会同意后上报国务院并通报各地党委、政府和各有关部门，并适时发布监测评估报告。

监测评估工作原则上以年度为周期，主要反映各地及新疆生产建设兵团和各相关部门健康中国行动各项目标任务年度进展情况，原则上每年 6 月底前完成对上一年度的监测评估工作。在年度基础上，按照健康中国行动阶段目标要求，在 2022 年和每个五年规划的中末期组织开展评估，全面了解"健康中国行动"实施进展情况，并根据评估结果提出指标和行动内容适时调整的意见建议。

三、监测评估的内容与指标体系

（一）监测评估的基本原则

监测评估工作坚持目标导向、问题导向及结果导向，按照"客观公正、科学规范、突出重点、注重实效"的原则进行。

一是坚持统一性。围绕《纲要》和《行动》设定的目标任务，综合考虑《方案》所确定的健康中国建设考核评价指标框架要求，建立统一的监测评估体系，总体监测评估方案和指标体系保持相对稳定，确保横向和纵向可比。

二是突出针对性。在主要指标保持相对稳定的基础上，突出重点领域和年度任务要求，根据"健康中国行动"年度重点任务要求，科学合理、动态调整年度监测指标，切实提高年度监测评估的针对性，及时反映"健康中国行动"实施进展成效。

三是注重差异性。根据监测评估指标体系的特点，充分考虑各地及新疆建设兵团的工作基础、发展水平以及发展空间的差异性，科学合理确定评估方法，确保评估结果真实反映客观情况和各地努力程度。

四是兼顾代表性和可得性。监测评估指标以定量为主，均衡覆盖各专项行动和重点任务，指标内涵明确、测量方法科学、数据来源清晰，同时具备较好的代表性和可操作性。尽量使用已纳入统计制度和调查系统的规范统计数据，不额外增加基层负担。

（二）监测评估的主要内容

监测评估采取定量与定性评估相结合、以定量评估为主的方式进行，主要反映"健康中国行动"主要目标指标的进展情况和年度重点任务落实情况。

一是主要目标指标进展情况。对《纲要》和《行动》所确定的总体目标和主要指标的年度进展情况和发展趋势进行评估判断，了解各项专项行动指标任务进展状况和行动总体目标实现状况。

二是年度重点任务落实情况。根据党中央、国务院有关决策部署和《健康中国行动》年度重点任务要求，合理确定年度任务监测内容，对年度重点任务及相应工作指标的进展情况进行监测，评估分析相关工作取得的成效、存在的问题及原因，了解政府、社会、个人各项行动任务落实情况。

三是行动组织实施和支撑保障情况。围绕《纲要》和《方案》《行动》有关要求，对建立健全组织架构、完善各项支撑保障措施情况进行监测评估，了解各专项工作组、各地及新疆生产建设兵团在加强组织领导、开展监测评估、建立绩效考核评价机制、健全支撑体系以及加强宣传引导等方面所采取的主要措施，及时总结好的做法和有益经验。

四是实施总体进展与成效。分析总结实施《纲要》和《行动》的总体进展与成效，强化健康中国战略的贯彻落实，找出不足之处和薄弱环节，分析存在的问题及原因，结合国内外形势变化和要求，提出下一步贯彻《纲要》和《行动》顺利实施的意见建议。

（三）监测评估的指标体系

按照"整体监测、分步实施、逐步完善"的原则，围绕主要目标指标、年度重点任务、总体进展和成效，突出对结果性指标和政府工作性指标的监测评估，综合考虑指标的代表性、可获得性、灵敏性和均衡性，确定定量监测评估指标体系。

一是核心指标。围绕15项专项行动，以《纲要》监测指标、《健康中国行动》确定的124项主要指标和健康中国行动组织实施和考核方案确定的26项指标为基础，综合考虑统计调查基础和数据可获得性，从健康影响因素控制、重点人群健康促进、重大疾病防控、健康服务与保障、健康水平和健康产业共 6 个方面，遴选出 64 项监测指标，覆盖 15 项专项行动和投入、过程、产出、结果等维度。对于入选的各项指标的基期值、2022 年目标值、指标性质、指标内涵、计算方法、牵头部门、数据来源、统计调查频次、监测层级等，《健康中国行动监测评估指标体系（试行）》分别进行了明确。64 个监测指标包含两个层级，国家级监测指标 63 个，省级监测指标 58 个；指标责任部门涉及卫生健康委 44 项，教育部 6 项，体育总局 3 项，水利部 1 项，住房和城乡建设部 3 项，医疗保障局 1 项，中医药管理局 3 项，公安部 1 项，农业农村部 1 项，生态环境部 1 项，中国红十字总会 1 项。二是涉及年度重点任务的动态性指标。根据《行动》年度重点任务，由各专项行动工作组提出。核心指标总体保持稳定，根据"健康中国行动"主要年度指标和分省数据可获得性的情况，定期调整增加纳入监测评估的主要指标；涉及年度重点任务的指标根据每年重点任务进行动态调整。年度重点任务详见考核实施方案。

三、监测评估工作程序与要求

（一）工作程序

总体监测评估按如下程序进行：

一是专项监测评估。各专项行动工作组形成各专项行动实施进展专题报告，专项监测评估内容应包括：专项行动主要指标（包括结果性指标、个人和社会倡导性指标、政府工作性指标）的年度进展情况，专项行动目标实现情况，个人、社会和政府各项任务的落实情况。报送健康中国行动推进办。

二是地方监测评估。各地及新疆建设兵团围绕主要目标和行动任务，制定本地监测评估方案，做好与国家总体监测评估实施方案的衔接，并结合地方实际统筹考虑专项监测有关目标指标和任务要求。根据本地的监测评估方案，开展监测评估工作，对本地区健康中国行动实施总体情况和各专项行动推进情况进行系统性评估，并形成上一年度的实施进展专题报告，经本地政府或健康中国行动推进议事机构审议通过后，报送健康中国行动推进办。

三是总体监测评估。各相关部门围绕《纲要》和《行动》的任务分工，结合自身工作职责，切实做好健康中国行动监测评估指标体系中涉及数据的采集、汇聚、交换、共享工作，提供相关重点任务的进展情况。健康中国行动推进办根据专项评估、各地及新疆建设兵团自评报告和各相关部门提供数据，参考相关第三方监测评估报告，以统计监测数据为基础，依托信息化和大数据技术，形成总体监测评估报告。

总体监测评估报告经专家咨询委员会审议后报推进委，经推进委审定后上报国务院，按要求通报各地和新疆生产建设兵团党委、政府和各有关部门。

（二）数据来源与质量控制

监测评估指标体系中的国家和省级数据，分别由各专项行动工作组、相关部门以及各地根据职责按时提供。指标数据主要通过现有统计调查和信息报告系统采集，个别尚未纳入统计调查和信息报送的数据主要由责任部门牵头采取专项调查、第三方监测等方式获取，确保不增加基层负担。各专项行动工作组、各部门、各地要按时提供数据，并对数据真实性负责。

各专项行动工作组、各地及新疆生产建设兵团要明确监测评估工作具体负责人，做好与健康中国行动推进办 的沟通对接，强化经费和设施保障，建立完善信息系统，保证监测评估工作顺利开展。同时，《方案》要求要加强健康中国建设相关统计监测的人员、设备、科研、信息平台等基础能力建设，加大财政支持力度，健全统计调查制度，完善相关监测网络和调查系统，提高监测调查覆盖面、覆盖人群和频次，加强结果性指标、个人和社会倡导性指标、政府工作指标特别是约束性指标分省（区、市）数据的统计调查，提高数据的科学性、准确性、一致性和时效性。此外，《监测评估实施方案》要求要加强监测评估业务培训，建立数据安全管理和质量控制制度，强化监测评估的过程管理，确保各项监测数据的有效性、准确性和监测结果的科学性、真实性。

第六章 健康中国行动考核评价

第一节 总体要求

考核评价是推动健康中国建设蓝图实施落地的重要"指挥棒"，也是强化各级党委政府健康中国建设主体责任和有关部门落实责任的关键举措。《纲要》要求"将主要健康指标纳入各级党委和政府考核指标，完善考核机制和问责制度，做好相关任务的实施落实工作"，《意见》也明确要求推进委要"做好监测考核"，《通知》明确了考核工作的主体、内容和结果运用方式，同步印发了《健康中国行动考核指标框架》，要求"将主要健康指标纳入各级党委、政府绩效考核指标，综合考核结果经推进委员会审定后通报，作为各地各相关部门党政领导班子和领导干部综合考核评价、干部奖惩使用的重要参考"，并要求2019年、2020年进行试考核，通过两年的探索实践，逐步固定考核指标。《行动》进一步明确要求要"针对主要指标和重要任务，制定考核评价办法，强化对约束性指标的年度考核。建立考核问责机制，对各地、各部门、各单位等的落实情况进行考核评价，把考评结果作为对各地、各相关部门绩效考核的重要依据"。

贯彻落实上述文件要求，为研究建立健全健康中国行动考核评价机制，顺利启动并做好健康中国行动2019年、2020年试考核工作，总结借鉴高质量发展、生态文明建设、省级政府耕地保护责任、省级政府履行教育职责、省级党委和政府扶贫开发成效考核等相关领域考核评价做法，在分析浙江等省在推进健康中国、美丽中国、平安中国建设考核等方面的有益探索，总结各方在考核主体、对象、周期、指标体系、方法、结果及运用等方面经验的基础上，健康中国行动推进办牵头研究制定了《健康中国行动2019—2020年试考核工作方案》（以下简称《试考核工作方案》）。聚焦2019年、2020年度试考核工作，集中回答了试考核期间"谁考核、考核谁、考核什么、怎么考核、考核结果怎么运用"等问题。该方案适用于健康中国行动 2019 年、2020 年试考核工作。

（一）试考核目的与原则

1. 试考核目的

发挥考核"指挥棒"作用，强化各地党委、政府和有关部门落实责任，引导健全健康中国建设工作机制、完善支撑体系、强化宣传引导，形成政府积极主导、社会广泛参与、个人尽责尽力地"共建共享"格局，推动把健康融入所有政策、形成"大卫生、大健康"工作格局，引导各地加大力度确保各项目标任务有效落实。同时，通过两年的试考核，积累经验，为建立长效机制、做好正式考核奠定基础。

2. 基本原则

一是坚持目标导向和问题导向相结合。围绕健康中国建设总体目标，突出重点问题和年度任务要求，合理确定考核内容，避免"大而全"，增强针对性和导向性，强化正向激励、反向倒逼，推动行动有效实施。

二是坚持平稳起步与逐步完善相结合。根据健康中国行动起步阶段特点，充分考虑考核指标的可获得性和考核方式的可操作性，在坚持科学严谨规范的基础上，创新方式方法，简单平稳起步，逐步积累经验、改进完善，力戒形式主义和官僚主义，不求一步到位，确保不增加基层负担。

三是坚持全国通用性与地区差异性相结合。充分考虑健康中国建设总体要求，建立统一的考核体系，突出对各地的共性要求，保障考核的权威性和公平性。同时，充分考虑各地特点和发展水平、发展空间差异，合理确定评价内容和方法，确保考核的客观性和公正性。

（二）试考核主体与对象

根据国务院办公厅《方案》，健康中国行动试考核工作由推进委统筹领导，推进办负责具体组织实施，专家咨询委员会提供技术支撑。为平稳起步，考虑试考核阶段考核对象为全国 31 个省（区、市）和新疆生产建设兵团（下同）。试行期间，暂不将国务院组成部门作为考核对象，采取由国务院相关部门根据"健康中国行动"职责分工每半年向推进委员会述职的形式，推动工作落实。

（三）试考核周期

考虑到健康中国行动相关文件出台时间和新冠肺炎疫情影响，2019 年度试考核周期为 2019 年 7 月 1 日至 12 月 31 日，2020 年度考核周期为 2020 年 1 月 1 日至 12 月 31 日。

第二节　试考核内容

围绕健康中国建设目标任务要求，考虑到 2019 年、2020 年总体处于起步阶段，为通过考核推动建立完善行动组织实施机制和落实各项重点任务，试考核拟采取任务考核和指标考核并重的方式，同时考核各地行动年度工作任务落实情况和主要指标进展情况。

一、试考核指标

（一）试考核指标体系

以国务院办公厅《方案》附件"健康中国行动考核指标框架"确定的 26 项指标为基础，按照《行动》关于"强化对约束性指标的年度考核"的要求，将《行动》主要指标中确定的 4 项约束性指标（"建成无烟党政机关""全国儿童青少年总体近视率""学校眼保健操普及率""三级中医医院设置康复医学科比例"）纳入考核。同时，根据指标年度和分省（区、市）数据可获得性，兼顾指标的代表性和均衡性，考虑考核评价与监测评估充分衔接、定量指标与定性任务考核各有侧重，在征求各专项行动工作组意见基础上，进行了适当调整，删除"建立医疗机构和医务人员开展健康教育和健康促进的绩效考核机制"，将"建立并完善健康科普专家库""建成无烟党政机关"等调整到任务考核之中，形成包括 27 个指标在内的试考核指标体系。27 个指标中，健康影响因素方面 2 个、重点人群健康促进方面 13 个、重大疾病防控方面 5 个、健康服务与保障方面 2 个、健康水平方面 5 个，涉及健康知识普及、全民健身、心理健康促进、妇幼健康促进、中小学健康促进、职业健康保护、老年健康促进、心脑血管疾病和糖尿病防治、传染病及地方病防控等主要行动。

（二）试考核指标权重

鉴于考核指标目前多数缺少年度特别是分省历史数据，故综合采用德尔菲法、层次分析法确定指标权重。综合东部、中部、西部不同地区省份代表和专家赋权结果，适当加大对主要健康指标和约束性指标的权重，形成最终权重结果。从维度看，健康影响因素 14 分、重点人群健康促进 30 分、重大疾病防控 20 分、健康服务与保障方面 14 分、健康水平 22 分；从指标看，权重较高的指标包括"居民健康素养水平""经常参加体育锻炼人数""每千常住人口执业（助理）医师数""个人卫生支出占卫生总费用比重""人均预期寿命"5 个指标。

（三）指标目标值和赋分方法

考虑到行动相关文件出台时间，2019 年度不对指标进行评价。考虑地区间发展水平和发展空间的差异，2020 年度试考核以 2019 年水平为基期，对指标的发展水平和进步幅度分别进行综合评价。约束性指标达到或超过健康中国行动目标值要求得满分，未达到按比例得分；预期性指标以各地的最优值作为标准值，发展水平和进步幅度最优者得满分，其他省份依次按照与最优值的相对比值得分。

二、年度重点任务

（一）试考核内容

根据推进办 2019 年、2020 年度健康中国行动年度工作计划，在征求各专项工作组和相关司局、部门意见基础上，形成了拟纳入考核的年度重点任务。

2019 年度工作任务考核包括文件制定出台情况、组织领导机制建立情况、工作推进机制建立情况、宣传动员情况和支撑保障情况 5 个方面 8 项任务，重在引导推动各地强化政府责任、建立健全行动实施机制。具体考核任务内涵、分值、计算方法、资料提供部门等见附件（略）。需要说明的是，为强化各地党委、政府落实责任，避免健康中国行动考核变成对卫生系统的考核，2019 年度任务考核中设置了"组建或明确推进健康中国行动实施的议事机构""建立工作协调推进机制""加大政府投入力度，强化支持引导"等内容，以推动把健康融入所有政策，形成"大健康、大卫生"工作格局。

2020 年度工作任务考核围绕 15 个专项行动的实施推进，共 19 项重点任务，涉及卫生健康、教育、体育、住房城乡建设、水利等部门，重在引导推动各地加大力度推动重点工作落实。

（二）赋分方法

经广泛征求意见，形成年度重点任务评分细则。总的思路是按照实际完成的工作内容和工作量，侧重考核工作努力程度。通过查阅相关资料，采用按项评价、以项计分的方法进行试考核评定并计算得分。未实施或完成工作目标任务的不得分，部分未完成或缺项的相应扣减得分。

三、试考核程序

为保障指标数据可得性，《试考核工作方案》和《监测评估实施方案》进行了充分衔接，所确定的各项考核指标和重点任务均全部纳入行动年度总体监测内容，监测层级到省级。试考核工作以健康中国行动年度监测为基础，年度重点任务和考核指标的数据均采集于健康中国行动年度监测评估结果，原则上监测数据采集完成时间不迟于 8 月，辅以必要的随机抽查和现场检查复核，确保公平公正，确保不增加基层负担。以监测评估报告为基础，建立督导复核和沟通反馈机制，推进办完成考核工作。具体程序分为以下环节：

1. 印发方案

推进委员办公室根据年度工作计划，制定年度试考核工作方案，明确年度试考核内容和评分细则，经推进委员会审定后下发各地，并同步纳入年度监测评估要求。

2. 监测评估

监测评估工作由推进委统筹领导，各专项行动工作组负责具体组织实施，推进办负责总体监测，专家咨询委员会为监测评估工作提供智力和技术支撑。各地按要求完成省内相关监测评估工作。监测评估结果将作为试考核评分的依据。

3. 督导复核

按要求建立督导制度，每年对各地健康中国行动推进情况开展一次专项督导。根据行动年度监测结果，推进办随机选定不少于 1/3 的省份，抽取专家咨询委员会专家组成复核组，进行实地检查复核。通过座谈交流、查阅资料、现场检查、核对数据等，重点对年度任务落实情况进行复核，形成复核报告。

4. 沟通反馈

综合监测报告、督查复核等情况，推进办对试考核结果进行汇总，对各地进行打分排序，形成初步结果。

5. 结果审定

试考核结果按年度任务、发展水平、发展幅度分别从高到低划分为优秀、良好、待改进 3 个等级（2019 年度只对年度任务试考核得分进行等级划分）。委员会办公室汇总有关情况，形成最终试考核结果，报推进委员会审定，并将结果向各地反馈。各地对试考核结果有异议的，可以向作出试考核结果的机关和部门提出书面申诉，有关机关和部门应当依据相关规定受理并进行处理。

需要说明的是，《试考核工作方案》明确由各责任部门负责本部门指标数据的收集、汇总、核实工作，按时提供并对数据真实性负责。此外，要求加强相关人员、信息平台等基础建设，完善相关统计制度和监测体系，依托信息化和大数据技术，加强分省（区、市）数据的年度调查统计，提高数据的科学性、准确性、一致性和时效性。各地和各相关部门不得篡改、伪造或者指示篡改、伪造相关统计和监测调查数据。对存在上述问题并被查实的地区，将取消其评优资格。

四、试考核结果及其运用

在健康中国行动年度总体监测报告完成后，推进办在 3 个月内完成试考核工作，形成试考核结果并报推进委员会审定。

2019 年度试考核重在确定各地考核指标的基期水平，不进行指标水平排序。因此，2019 年度各地年度重点任务考核得分即为试考核最终得分。

2020 年度试考核以 2019 年水平为基期，对指标的发展水平和进步幅度分别进行综合评价。同时，对各地年度重点任务完成情况进行考核赋分。因此，2020 年度考核结果由年度重点任务得分、指标发展水平得分、指标进步幅度得分三部分构成，三部分拟分别进行排序划挡，暂不进行综合相加。

年度试考核结果拟按年度任务、发展水平、发展幅度分别从高到低进行排序，并划分为优秀、良好、待改进 3 个等级。委员会办公室汇总有关情况，形成最终考核结果，报推进委员会审定。

考虑到试考核阶段重在摸索经验、逐步完善，试考核结果经推进委员会审定后内部通报，暂不作为各地、各部门党政领导班子和领导干部综合考核评价、干部奖惩使用的重要参考。对各地在推进健康中国建设中好的做法和有效经验，及时总结，积极推广。

为保障试考核工作顺利进行，《试考核工作方案》明确了对国务院相关部门和各地的有关要求：国务院相关部门要根据健康中国行动职责分工每半年向推进委员会述职、报告工作进展，同时应根据试考核内容，明确并细化对各地相关业务的具体要求；各地党委、政府要参照本办法，在做好与健康城市评价指标体系充分衔接的基础上，结合本地实际，增加"自选动作"，制定针对下一级党委政府和省（区、市）有关部门的考核办法，开展对所辖市、县和省级有关部门的考核。此外，经过两年试考核探索，将适时组织进行修订，研究完善调整考核内容和指标体系、考核程序等，建立稳定、有效的正式考核机制。

第七章 健康中国行动推进
进展和地方经验

第一节 15 项专项行动实施近年来推进情况

一、健康中国行动组织架构基本成形

国务院成立推进委，统筹推进健康中国行动的组织实施、监测和考核工作。推进委员会由国务院分管领导同志担任主任，由国家卫生健康委主要负责同志、国务院分管副秘书长以及教育、体育等相关部门负责同志担任副主任，由中央宣传部、中央网信办等 35 个部门组成，近期拟将海关总署、中国红十字会总会、中国计生协纳入成员单位，有任务分工的部门达到 54 个。推进委员会设立了专家咨询委员会，为健康中国行动推进实施提供技术支持；下设 15 个专项行动工作组，分别负责健康知识普及、合理膳食、全民健身等 15 项专项行动的具体实施和监测工作。推进办设在国家卫生健康委，下设综合组、宣传组、指导组、监测组、考核组，承担推进委员会的日常工作。

地方层面，全国 31 个省（区、市）和新疆生产建设兵团均已印发健康中国行动实施意见，成立或明确了协调推进机构，并根据各地文件要求，组织成立本地区的专家咨询委员会和专项行动工作组。

31 个省（区、市）和新疆兵团已先后正式出台了本省级健康中国行动实施意见（方案）。约 25 个省份印发或在意见中明确组织实施考核方案。约 19 个省份印发或在意见中明确具体行动方案，安徽省未单独印发具体行动方案，按照《健康中国行动（2019—2030 年）》执行。约 1/4 省份在 15 个行动基础上，结合本省特点新增行动，新增行动中较常见的有：中医药促进健康行动、健康扶贫行动、食品安全放心行动、残疾人健康促进行动、药品安全保障行动、饮用水达标提质行动等。山西省、吉林省、河南省、重庆市、贵州省已印发

推进委员会工作规则。

19 个省（区、市）和新疆兵团均已成立由政府分管领导担任主任的本级推进委员会，并成立推进办；北京、天津、山东等 3 个省市依托爱卫会成立行动推进委员会；河北、上海、江苏、浙江、福建、湖北、西藏、陕西、宁夏等 9 个省（区、市）将行动实施纳入本省（区、市）健康工作领导小组职责统筹推进。约 19 个省份已成立专家咨询委员会，约 10 个省份在筹备或呈报成立专家咨询委员会，约 3 个省份正在审签或已通过审签近期印发文件成立专家咨询委员会。约 16 个省份已成立专项行动工作组，约 13 个省份在筹备或呈报成立专项行动工作组，约 3 个省份正在审签或已通过审签近期印发文件成立专项行动工作组。

二、国家层面专项行动的推进情况

（一）健康知识普及行动

国家卫生健康委积极落实健康科普，特别是"两库一机制"工作任务，印发《国家健康科普专家管理办法（试行）》，按程序遴选、公布国家健康科普专家库第一批成员名单共 1 065 人。启动国家健康科普资源库建设。大力普及健康知识。通过健康科普作品征集大赛等，激发医务和科技工作者等参与健康科普创作的热情，掀起全国健康科普的热潮。

（二）合理膳食行动

国家卫生健康委每年制发《国民营养计划（2017—2030 年）》年度重点工作。组织修订《食品安全国家标准　预包装食品营养标签通则》。制作"减盐"宣传视频并在央视等媒体播放。发布"珍惜粮食、合理膳食""全民分餐制"等倡议。积极推进生命早期 1 000 天营养健康、学生营养改善行动。

（三）全民健身行动

国家体育总局开展《全民健身计划（2016—2020 年）》实施效果评估，起草完成《关于加强全民健身场地设施建设　发展群众体育的意见》，编制《智能固定式健身器材技术规范》。进行第五次国民体质监测和全民健身活动状况调查。开展青少年线上体育赛事活动、青少年"健康包"工程。

（四）控烟行动

国家卫生健康委推动相关工作同国家控烟履约任务衔接。将控烟工作纳入文明城市、卫生城市创建和健康城市建设。进一步加强青少年控烟工作和无烟党政机关建设。指导地方制定完善控烟法律法规，加强控烟执法监督。完善烟草成分和电子烟管制政策，规范优化监测调查和戒烟服务。

（五）心理健康促进行动

国家卫生健康委联合相关部门印发并推进《健康中国行动——儿童青少年心理健康行动方案（2019—2022年）》落实。印发社会心理服务体系建设试点地区名单，增加武汉市为试点地区。探索常见精神障碍防治，制订抑郁症、老年痴呆社区综合防治试点工作方案等。做好应对疫情心理疏导工作。加大精神科医师培养力度。

（六）健康环境促进行动

国家卫生健康委联合生态环境部健全完善国家环境与健康工作领导小组协调工作机制。推进居民饮用水卫生改善、居民环境与健康素养提升、环境与健康制度建设、污染防治等工作。生态环境部公布《中国公民生态环境与健康素养》。

（七）妇幼健康促进行动

国家卫生健康委联合民政部等部门印发《关于加强婚前保健工作的通知》，修订产前筛查和产前诊断标准规范，加强出生缺陷防治人才培训和科普宣传。做好疫情期间孕产妇疾病救治与安全助产工作。制定《新生儿听力筛查与救助工作方案》。

（八）中小学健康促进行动

在8部门联合印发《综合防控儿童青少年近视实施方案》的基础上，教育部会同卫生健康委、体育总局印发了评议考核办法。联合开展学校、托幼机构、校外培训机构教室（教学场所）采光和照明"双随机"抽检。抓好教育系统疫情防控工作。严防严控校园食品安全。

（九）职业健康保护行动

国家卫生健康委联合相关部门印发并推动落实《尘肺病防治攻坚行动方案》，筹备重点行业劳动者职业健康知识知晓情况调查。组织开展新型职业危害、工业化国家工作相关疾病诊断标准分析等研究。推动职业健康达人等工作。编制医护人员等重点职业人群职业健康指南。

（十）老年健康促进行动

国家卫生健康委联合发展改革委、教育部等部门印发《关于建立完善老年健康服务体系的指导意见》，发布《阿尔茨海默病预防与干预核心信息》。配合民政部印发《关于做好 2020 年养老院服务质量建设专项行动工作的通知》，配合工业和信息化部印发《智慧健康养老产品及服务推广目录（2020年版)》。

（十一）心脑血管疾病防治行动

国家卫生健康委积极开展心脑血管疾病综合防控。编发并推广《中国高血压健康管理规范（2019)》。持续推进脑卒中高危人群筛查和干预项目、心血管疾病高危人群早期筛查和综合干预项目。完善卒中中心、基地医院等建设，积极推进二级及以上医院常规开展静脉溶栓技术。加强院前医疗急救体系标准化、规范化建设。联合相关部门，完善公共场所急救设施设备配备标准，科学规范指导自动体外除颤器（AED）配备使用。"推进胸痛中心建设，完善院前院内一体化救治模式。"

（十二）癌症防治行动

10 部门联合组织实施《健康中国行动——癌症防治行动实施方案（2019—2022 年)》；国家卫生健康委组织落实癌症早诊早治项目；组织开展肿瘤防治宣传周等科普活动。扩大儿童肿瘤等大病救治病种。做好在全国县以上医疗机构建立癌症登记报告制度；推广癌症早期筛查、早期诊断、早期治疗，扩大早诊早治覆盖范围和受益人群；扩大健康科普宣传；建立国家、省、市、县四级癌症防治体系；加强科技攻关；保证抗癌药品供应等重点工作。"开展肿瘤多学科诊疗试点工作，建立健全肿瘤治疗的医疗服务新模式。"

（十三）慢性呼吸系统疾病防治行动

国家卫生健康委积极推进建设国家呼吸医学中心。组织实施中国居民慢阻肺监测项目。加强基层慢性呼吸系统防治能力建设，将基层呼吸系统疾病早期筛查干预能力提升纳入中央财政抗疫国债支持的转移支付公共卫生体系建设项目。"幸福呼吸"全国慢阻肺分级诊疗规范化推广等项目，积极探索"健康宣教—筛查—诊断—规范治疗—随访管理—康复"的全流程、规范化慢阻肺健康管理模式。

（十四）糖尿病防治行动

国家卫生健康委组织编写《中国糖尿病健康管理规范（2020）》，印发《国家基层糖尿病防治管理指南》，指导医疗卫生机构开展全人群、全生命周期的糖尿病健康管理服务。指导推广标准化代谢疾病管理中心建设工作，提高糖尿病健康管理同质化、标准化水平。积极开展糖尿病主题宣传活动，全民健康生活方式行动区（县）覆盖率达到92%。加强新冠肺炎疫情防控中的糖尿病患者管理指导。

（十五）传染病及地方病防控行动

国家卫生健康委组织修订《传染病防治法》，贯彻《疫苗管理法》。指导地方做好疫情防控常态化预防接种工作。推进落实《遏制艾滋病传播实施方案（2019—2022年）》，启动第四轮全国艾滋病综合防治示范区工作。落实结核病、地方病防治规划、包虫病等重点寄生虫病防治规划。

三、地方专项行动的推进情况

河北省、山西省、安徽省、河南省、湖北省建立了省级健康科普专家库，重庆市在此前组建的全市健康教育专家库基础上，面向全市各级医疗卫生机构、各有关大专院校和社会服务机构等遴选了一批健康科普专家，江西省草拟了《省级健康科普专家库管理办法》并已进入征求意见阶段。

各省积极推进实施健康中国行动。北京市推出无烟环境营造行动等一系列健康北京行动宣传片，发布《首都市民卫生健康公约》；河北省发布《健康中国河北行动》宣传片，推进全民健身与全民健康融合中心建设试点，制定健康中国行动重点工作台账，开展尘肺病防治攻坚行动；辽宁省出台健康素养促进实施方案；吉林省召开了贯彻落实健康中国行动实施方案新闻发布会；黑龙江省组织召开了健康龙江行动推进会议暨2020年全省卫生健康工作会议；上海市公布140余个新时代健康上海建设典型案例，发布上海市民健康公约，提出"八不十提倡"；浙江省在嘉兴启动健康浙江监测与评价信息系统运行测试；江西省制作了《健康江西，"赣"出精彩》宣传片、《健康素养一分钟》音频、推出首个健康素养基本知识与技能系列科普公益广告动画片《66兔家》、出版《全媒体"健康传播"系列丛书》；湖南省召开健康湖南行动推进委员会和省爱国卫生运动委员会全体会议，并健康湖南行动列入《湖南省省级层面 2020 年督查检查考核计划》；广东省依托省卫生计生系统志愿服务联盟成立健康广东行动志愿者服务队；海南省围绕建设世界水平的健康岛；四川省编制《健康四川行动　倡导健康生活——个人和家庭应知应会 100 条》《健康四川我行动》公益宣传片；陕西省也将健康陕西行动 27 项考核内容和指标列入省委 2020 年度督查考核计划；青海省印发《青海省 2020 年健康素养促进项目实施方案》；新疆生产建设兵团制作了《健康兵团行动》宣传片。

江苏、河南、湖北、四川、宁夏印发了本地区 2020 年工作计划，浙江省制定了三年组织实施方案（2020—2022 年），河北、山西、江西即将印发，吉林等部分省（区、市）正在研究制定当中。

第二节　地方经验

一、各地推动健康中国行动实施

各地积极探索创新，结合实际推进健康中国各专项行动。北京市在全国率先开展老年友善医院创建工作，并将创建工作扩展到全市所有二级以上医院。湖北省以全民营养周和"5·20"中国学生营养日主题宣传活动为契机，开展丰富多彩的线上宣传活动，强化合理膳食对增强免疫、防控疾病的意义。青海省加强糖尿病防治信息化建设，推广运用糖尿病防治中心"智能云"血糖管理系统。黑龙江省牡丹江市推进国家级精神卫生综合管理试点建设，建立"双牵头抓全面、三平台做支撑、四突破求实效"的"234 模式"。江苏省苏州市开设健康"云门诊"、健身"云课堂"、心理"云服务"。"云"助力疫情期间健康知识普及。浙江省衢州市以诗画风光带建设为重点，将健康衢州建设与产业培育、城市品牌打造等方面相互融合、统筹推进。江西省景德镇市在疫情防控时期建立医院"四人组""警药民"三方合作、网格化社区联络点三种慢病管理服务模式，为慢病患者送药上门。陕西省铜川市以职业病防治院为龙头，发起成立由 51 家单位组成的铜川医养结合联盟，统筹医养结合工作标准，推进医养结合人才培养，实现资源共享、共同发展。甘肃省兰州市创新打造"控烟＋互联网"模式，形成控烟志愿者和执法人员互补的社会监督与执法工作网络。

二、典型经验介绍

(一) 北京经验

近年来，北京市以新时代爱国卫生运动为载体，结合疫情常态化防控，大力推进健康北京行动。在市爱国卫生运动委员会机构上，加挂成立健康北京行动推进委员会，认真学习贯彻落实习近平总书记关于爱国卫生批示指示精神，聚焦疫情防控，补齐公共卫生体系和卫生健康政策体系短板，以市委、市政府和疫情防控领导小组名义分别印发《关于加强首都公共卫生应急管理体系建设的若干意见》及其三年行动计划，《深入开展新时代爱国卫生运动三年行动方案》，不断推进健康北京行动之健康政策推进行动和公共卫生体系加强行动。

2020年，为进一步提升广大市民健康素养，将疫情防控成果转化为首都市民卫生健康理念和行为，健康北京行动推进办等10部门聚焦疫情期间市民关注重点，联合起草了《首都市民卫生健康公约》，内容涉及科学健身、心理健康、文明习惯以及保护环境等，积极倡导市民建立健康生活方式。公约征求意见期间，各主要媒体和网络新媒体平台都给予报道和发布，也引起了市民的持续关注，仅市卫生健康委官方网站的点击量就超过4 000次。5月2日正式发布后，全市结合文明行为促进条例、生活垃圾管理条例和北京市控制吸烟条例等，广泛宣传。5月下旬，全市开展"健康北京周"主题宣传活动，宣传首都市民卫生健康公约，倡导推广健康行动，解读健康北京行动和疫情防控知识，在各类媒体多频次播放宣传视频，播放量达500万次，各类网络视听平台点击量达7 400万次。

近年来，北京市分别开展了营在校园平衡膳食行动、餐饮业减盐减油减糖行动、出生缺陷防治"绿芽行动""提升健康素养，乐享银龄生活"老年健康宣传周、百岁老人健康服务行动、老年痴呆筛查、村庄清洁行动、背街小巷精细化整治行动电子烟专项检查等工作，结合疫情常态化防控，全市启动开展了重点场所环境卫生提升行动、健康素养提"素"行动等。全市积极开展居家健身知识和健身方法的普及宣传，推出系列居家健身项目，建设300处足球、篮球、羽毛球等多功能运动场地和30公里社区健走步道，开展了北京市全民健身体育节、北京市体育大会、"和谐杯"乒乓球赛等全民健身活动。全市教育系统结合新时代爱国卫生运动，启动实施健康教育、传染病防控、校园环境改善、食品安全、节能光盘、垃圾分类、控制烟草、厕所革命以及健康促进九大行动，巩固疫情防控成果。

（二）上海经验

2019 年 8 月 28 日，上海出台全国第一个省级中长期健康行动方案——《健康上海行动（2019—2030 年）》。近年来，上海发扬爱国卫生运动优良传统，广泛发动社会各界和全体市民，形成推进健康上海行动的强大合力，着力抓好以下四个环节：

一是方案出台重引领性。方案由 40 多个部门共同编制，体现"健康融入万策"理念，着眼于全方位、全周期保障市民健康，努力创造高品质健康生活。方案基于国家要求、突出上海引领，在国家 15 个行动任务基础上，按照中央对上海的战略定位和要求，增加了健康服务体系优化和长三角健康一体化、健康信息化、健康国际化等内容，最终形成 18 个重大专项行动、100 条举措、177 个监测考核指标。各区结合区域发展定位制定具体行动方案，目前16 个区均已出台行动方案。

二是项目落地有获得感。对接群众健康需求，聚焦重点人群和主要健康问题，实施首批 40 个健康上海行动重点项目。目前进展顺利，成效明显。例如：向全市 800 多万户家庭发放居家健康知识读本；推出全国首个省级健康地图——"健康上海全景电子地图"；完成 22 家区域医疗中心建设；建成 150余家社区智慧健康驿站建设等。最近，又组织各区实施 40 个健康上海行动区域化特色项目，包括 G60 科创走廊健康企业示范带建设；社区健康师—市民身边的健康守护者；医校协作健康校长进校园等特色品牌项目。

三是各方参与促行动力。50 余个市级部门制定健康上海行动举措，并与部门工作深度融合。成立健康上海行动专家咨询委员会，组建 18 个专项行动组。在健康中国行动推进办的支持下，与市委组织部、市委党校联合举办全国首个省级层面"健康融入万策"领导干部专题研讨班。开展新时代健康上海建设典型案例征集推选活动，并汇编出版。健康中国行动推进办组织中央媒体，对健康上海建设情况进行首站巡回报道。近年来，在中央和上海主要新闻媒体刊发相关报道 1 500 余篇次。

四是疫情防控显战斗力。大力开展爱国卫生运动，广泛开展健康科普，助力打赢疫情防控的人民战争。联合住建、生态环境、绿化市容等部门，在全市部署落实环境卫生清洁工作。广泛开展健康科普，通过全行业动员、全社会覆盖、全人群关注、全过程推进、全媒体传播的"五全"手势，筑牢2 400万名市民的疫情"防火墙"。在全国率先发出使用公筷公勺的倡议，组织起草全国首个省级市民健康公约并于5月11日正式发布。开展《餐饮服务单位公筷公勺服务规范》和室外吸烟点设置规范等地方标准研制工作，通过制定地方标准，推进养成健康生活方式。

长期以来，上海高度重视健康上海建设。2003年在全国率先启动特大型城市建设健康城市行动。多年来，上海持续滚动实施健康城市建设、环境保护、全民健身等多轮行动计划，人民健康水平不断提高。2016年全球健康促进大会在上海召开，上海向全球展示了健康促进的中国经验和上海模式，世界卫生组织赞誉上海是健康城市工作的样板城市。《健康上海行动》是健康上海建设的任务书、时间表和路线图，推进健康上海行动是长期任务，近期将重点做好以下工作：一是将健康上海行动与"十四五"规划紧密衔接，在相关规划中明确"十四五"推进健康上海行动的具体任务；二是进一步动员社会各方参与，落实单位、家庭和个人的健康责任；三是开展监测考核，推动健康融入所有政策，形成健康上海"共建共享"格局。

（三）浙江经验

浙江省立足健康浙江体系建设优势，全面推进健康中国行动。浙江省自2016年起即开展健康浙江建设工作，经过几年的努力健康浙江建设四大体系（政策体系、工作体系、指标体系及评价体系）基本建立。健康中国行动发布近年来，浙江省立足前期体系建设优势，做好融合创新文章，全面推进健康中国行动浙江落地。

一是立足健康浙江现有政策体系优势，整体推进26项专项行动实施。整合2016年出台的《健康浙江2030行动纲要》提出的11大国民行动和15项健康中国行动，印发《浙江省人民政府关于推进健康浙江行动的实施意见》，细化提出涵盖全面实行健康影响因素干预、持续改善健康环境、维护全生命周期健康、防控重大疾病、强化医疗卫生服务保障、发展健康产业等六大领域的26项健康浙江专项行动。印发《关于推进健康浙江行动的组织实施方案（2020—2022年）》，围绕确保完成健康中国行动2022年首个阶段性目标，部署各专项行动牵头部门制定行动三年实施方案、各市参照省级制定组织实施方案和专项行动实施方案，进一步压实责任。积极探索重要政策规划、重大项目健康影响评估机制，在 5 个设区市开展健康影响评价评估试点工作，落实财政、金融、用地等要素保障，推动把健康融入所有政策。

二是立足现有工作体系，完善健康中国行动组织架构。健康浙江建设省级层面已成立由省长担任组长、分管省长为副组长、21 个省级部门为成员单位的省委省政府健康浙江建设领导小组及其办公室（主任由浙江省卫生健康委主要领导兼任），市、县层面也均已成立由党委或政府主要负责人为组长、政府分管领导为副组长的健康浙江建设领导小组及其办公室。各级健康浙江建设领导小组及其办公室承担推进委及其办公室的相关职责和日常工作。省级层面组建健康浙江行动专家咨询委员会、各专项行动工作组和专家库。各地参照省级组建咨询组、专项行动工作组和专家库。

三是立足现有指标体系，将健康中国行动指标要求纳入健康浙江考核。浙江率先建立了健康浙江建设考核指标体系、开发健康浙江考核信息管理系统，并于 2018 年进行了试考核。健康中国行动发布后，浙江着眼健全指标体系，将健康中国行动指标和健康浙江考核指标有机整合，把健康中国行动考核框架的 26 个指标和健康中国行动 124 个监测指标中的 11 个约束性指标纳入健康浙江年度考核细则，实行年度考核。同时，紧紧围绕 26 项健康浙江专项行动，分类制定居民健康素养水平、应急救护知识普及率等 91 项指标，提出近 3 年目标和 2030 年远期目标，每年选择部分指标纳入健康浙江年度考核，确保目标任务顺利完成。从 2019 年考核结果来看，23 个健康中国建设主要指标数据明显好于 2018 年，全省 11 个市、84 个县（市、区）、15 个省级部门被评定为优秀，考核结果抄送省委组织部作为考核结果作为地方党政领导班子和领导干部任期实绩考核的重要内容。

四是立足健全评价体系，探索开展健康中国行动、健康浙江行动监测评价工作。完成《健康浙江建设评价指标体系研究》课题研究，构建健康浙江建设评价指标体系，并对全省各市 2018 年度、2019 年度健康浙江建设发展状况开展评价。开展健康浙江区域发展指数研究，拟发布健康浙江区域发展指数，科学反映各地健康建设情况，增强工作针对性。组织编写《2019 年健康浙江建设发展报告》并首次以白皮书形式发布。建立健全健康浙江建设监测体系，建立完善监测评价信息系统，目前正在开展监测指标摸底工作，下一步将结合国家健康中国行动监测工作部署，全面开展健康浙江建设监测评价工作。

（四）湖北经验

近年来，湖北省认真贯彻习近平总书记关于卫生健康重要论述精神，积极推进健康中国战略，实施疾病预防和健康促进系列行动，着力维护人民生命安全和身体健康。

一是以实施健康行动为重点，抓宣教、抓预防。出台《关于推进健康湖北行动的实施意见》《健康湖北行动（2020—2030年）》，开展健康进万家、健康科普大赛、科学健身战疫情等活动，抓好心理援助和危机干预，推进武汉等地控烟立法，落实妇女、儿童、青少年、职业人群和老年群体健康行动，加大重大疾病防控力度，居民健康素养水平达到23%。疫情期间，群众通过自我隔离、申领健康码、参与核酸检测和社区防控，主动参与健康行动。

二是以爱国卫生运动为依托，抓动员、抓防控。把爱国卫生运动融入疫情防控，实施十大行动和五进活动，动员群众参与无疫街道、社区、小区建设。省主要领导参加爱卫月活动，召开到乡镇的动员大会。将重点健康问题和健康行动纳入卫生创建内容，加大推进力度，创成国家卫生乡镇179个。

三是以党建引领基层社会治理为载体，强基层、筑防线。省委出台《关于深化新时代党建引领加强基层社会治理的意见》，把疫情防控、爱国卫生运动、疾控机构与社区联动机制纳入基层社会治理，推进机关企事业单位党员干部下沉社区，充实社区常态化防控队伍，引导居民将扫码、测温、戴口罩、洗手消毒、保持社交距离等好做法成为日常习惯。

四是以完善服务体系为保障，抓建设、抓特色。省委以一次全会形式审议疾控体系改革和公共卫生体系建设，省政府出台疫后重振补短板强功能"十大工程"三年行动方案，将公共卫生体系补短板作为首要工程，三年将投资1 783亿元，实施项目1 216个，努力打造"湖北样板"。

五是以健康湖北建设为引领，抓组织、抓保障。成立由省长任组长的健康湖北领导小组，多次召开省政府常务会、领导小组会、行动推进会、健康校园建设会，2019年将8个主要健康指标列入省委目标考核，2020年健康指标增加到13项。

下一步，湖北省将认真贯彻中央部署和省委要求，大力弘扬伟大抗疫精神，聚焦影响人民健康的重大疾病和突出问题为重点，大力实施健康行动，慎终如始抓好常态化疫情防控，扎实推进疾控体系改革和公共卫生体系建设，不断提高人民健康水平。

（五）陕西经验

陕西省把健康陕西建设上升到全省战略高度，成立了由省长任主任、56个部门主要领导为成员的健康陕西建设工作委员会，坚持以健康问题、健康需求、健康结果为导向，将健康融入所有政策，确立了"突出陕西特色，以健康陕西行动、健康细胞示范建设为载体，落实健康陕西建设各项任务"的工作路径，将健康陕西行动与爱国卫生、综合医改、健康扶贫、乡村振兴等工作深度融合、统筹谋划、一体推进。

夯实工作责任，加强部门联动。在制度设计上，陕西省印发《关于推进健康陕西行动的实施意见》《健康陕西行动（2020—2030年）》等文件，将17个专项行动、130项行动指标细化分解到各部门，将健康陕西行动的27项考核内容和指标列入省委省政府2020年度督查考核计划，将核心健康指标纳入各级党委、政府目标责任考核。在措施落实上，横向成立17个组，开展专项行动的具体实施与监测，纵向加强组织协调，指导市、县建立健全组织机构和工作机制。省政府召开全省推进健康陕西行动暨健康细胞示范建设现场会，进一步强化部门的健康理念和责任，将健康融入所有政策的目标有效实施。

强化宣传引导，广泛社会动员。陕西省多次组织中省媒体到基层采访，利用新媒体矩阵大力宣传典型案例，召开健康陕西行动新闻发布会，开通西安地铁4号线"健康陕西"专列，制作健康陕西公益宣传片，开展丰富多彩的群众活动，营造健康陕西共建共享的良好氛围。

精准研判施策，狠抓疫情防控。新冠肺炎疫情发生后，陕西省充分调动社区、村庄、机关、企业、医院、学校、家庭、军营8类健康细胞的防控力量，构建以社区（村组）为网底、部门行业为支撑、卫生健康为主力，全社会群防群治、联防联控的疫情防控工作格局。举行了2020年秋冬季新冠肺炎疫情防控应急演练，进一步提高全省各级应急指挥决策能力、磨合联防联控工作机制。此外，陕西省还利用创办的《百姓健康》系列健康科普平台，加强健康科普传播，倡导健康生活方式，广泛开展爱国卫生运动，持续推进城乡环境卫生整治，聚焦公共卫生建设，提高应对重大突发公共卫生事件的能力，把疫情防控作为检验健康陕西建设成效的"标尺"，让健康之花开遍三秦大地。